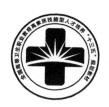

全国高等卫生职业教育高素质技能型
人才培养"十三五"规划教材

供药学、医学检验技术等专业使用

药事管理与法规

主　编　杨家林　易东阳　王　强

副主编　熊　慧　兰小群　谢仲德

　　　　张立婷　王喜梅

编　者　（以姓氏笔画为序）

丁沐淦　广东岭南职业技术学院

王　强　益阳医学高等专科学校

王喜梅　鹤壁职业技术学院

兰小群　广东岭南职业技术学院

孙兴力　永州职业技术学院

刘　芳　长治医学院

司　展　枣庄科技职业学院

杜守京　鹤壁职业技术学院

杨家林　鄂州职业大学

张立峰　邢台医学高等专科学校

张立婷　辽宁医药职业学院

陈　磊　盐城卫生职业技术学院

庞　红　辽宁医药职业学院

易东阳　重庆三峡医药高等专科学校

胡　伟　益阳医学高等专科学校

侯　滢　陕西中医药大学

姜永粮　铁岭卫生职业学院

钱俊轩　鄂州职业大学

谢仲德　重庆三峡医药高等专科学校

熊　慧　鄂州职业大学

华中科技大学出版社

http://www.hustp.com

中国·武汉

图书在版编目(CIP)数据

药事管理与法规/杨家林,易东阳,王强主编. —武汉:华中科技大学出版社,2017.1 (2022.7重印)
全国高等卫生职业教育高素质技能型人才培养"十三五"规划教材. 药学及医学检验专业
ISBN 978-7-5680-1935-4

Ⅰ.①药… Ⅱ.①杨… ②易… ③王… Ⅲ.①药政管理-高等职业教育-教材 ②药事法规-高等职业教育-教材
Ⅳ.①R95

中国版本图书馆 CIP 数据核字(2016)第 139271 号

药事管理与法规
Yaoshi Guanli yu Fagui

杨家林 易东阳 王 强 主编

策划编辑:陈 鹏
责任编辑:陈 鹏 余 琼
封面设计:原色设计
责任校对:曾 婷
责任监印:周治超
出版发行:华中科技大学出版社(中国·武汉)　　电话:(027)81321913
　　　　　武汉市东湖新技术开发区华工科技园　　邮编:430223
录　排:华中科技大学惠友文印中心
印　刷:广东虎彩云印刷有限公司
开　本:880mm×1230mm　1/16
印　张:20.5
字　数:673 千字
版　次:2022 年 7 月第 1 版第 4 次印刷
定　价:48.00 元

前　言

QIANYAN

　　高等职业教育是我国高等教育的重要组成部分,要求培养学生掌握一定理论知识的同时,应重点掌握实际工作中各岗位的职业技能,为了适应我国高等卫生职业教育药学类专业教育教学改革的需要,遵循以就业为导向、以学生为主体、以能力为本位、以培养高端技能型专门人才为核心的指导思想和原则,按照药学、医药营销、中药学、药物制剂技术等专业岗位培养目标,结合执业药师资格考试大纲,确立本课程的教学内容,编写本教材。

　　本教材在内容上作了以下安排和调整:教材编写充分考虑高等卫生职业教育特点,力求做到"新、专、精",力求反映药事管理方面的新进展、新知识、新法规。按照"需用为准、够用为度、实用为先"的原则安排教学内容,将原有的学科体系中药事管理学的内容,进行有机编排和深度融合,按照药事管理工作程序编写了九个工作模块,提炼了二十一个学习项目。各学校可根据实际情况自行作适当调整。

　　为了增强学生学习的主动性、自觉性、目的性及教材内容的可读性、趣味性,激发学生的学习热情,增强学生分析问题和解决问题的能力,在教材中设立了"学习目的、案例引导、知识链接、课堂互动、学习小结、目标检测、实训项目"等模块,希望对老师的教学及学生的学习有所裨益。

　　本教材由鄂州职业大学杨家林老师统稿,孙兴力老师编写学习项目一,杨家林老师编写学习项目二,易东阳老师编写学习项目三,司展老师编写学习项目四,王喜梅老师编写学习项目五,刘芳老师编写学习项目六,张立婷老师编写学习项目七,王强老师编写学习项目八,熊慧老师编写学习项目九,侯滢老师编写学习项目十,陈磊老师编写学习项目十一,张立峰老师编写学习项目十二,兰小群老师编写学习项目十三,庞红老师编写学习项目十四,杜守京老师编写学习项目十五,姜永粮老师编写学习项目十六,谢仲德老师编写学习项目十七,胡伟老师编写学习项目十八,丁沐淦老师编写学习项目十九,钱俊轩老师编写学习项目二十,熊慧老师编写学习项目二十一。

　　由于编者的水平有限,书中可能存在不足之处,敬请使用本教材的广大师生、同行和读者批评指正,提出宝贵意见。

编　者
2016 年 5 月

目 录

MULU

工作模块一
药事管理基础知识

YaoshiGuanli Yu Fagui

学习项目一 药事与药事管理

学习目的

　　通过本项目的学习,使学生对药学事业、药事管理的概念和药事管理学科研究内容及重要性有比较清楚的认识,为进一步学习本课程和以后的实践工作奠定基础。

能力目标

　　能够重视本课程的学习;树立正确的学习态度;培养学生的药品质量意识,具备自觉执行药事法规的能力;能综合运用药事管理与法规的知识指导药学实践工作。

知识目标

　　掌握:药学事业、药事管理、药事管理学科的含义及区别;药事管理的目的、意义和特征。

　　熟悉:药事管理学科研究的内容。

　　了解:药事管理学科目的和意义。

素质目标

　　作为药学人员必须了解药事管理的重要性,规范自身行为,保证人们用药安全、有效、经济,维护人们身心健康。

学习任务一 药学事业与药事管理

 案例引导

药品说明书偷梁换柱谁负责

　　某市食品药品监督管理局在该市某医疗机构检查时,发现该机构药房销售给患者的某种药品没有说明书,随药交给患者的是一份厂家印制的"药品使用说明"。该说明中所述的功能主治超出了该药品经批准的说明书范围。药房负责人称,其在购进该药品时,包装盒里就没有说明书,只有"药品使用说明"。执法人员经进一步调查得知,药品经营企业从厂家购进该药后,打开外包装取出说明书后,放入了厂家提供的"药品使用说明",销售给医疗机构。

　　思考:1. 对该医疗机构的行为如何进行定性处理? 为什么?

　　　　2. 药品生产企业、经营企业是否存在违法行为? 如果是违法行为,如何处罚?

一、药学事业的概述

　　药或药物是用于防病、治病和诊断疾病等的物质。人类在漫长的生存斗争中发现了防治疾病的药物,并逐步形成和发展成为独立的学科——药学。药学是以医学、化学为主要理论基础,研究药物防治疾病的一门科学,是研究药品的来源、性状、作用、用途、生产、经营、使用和管理的科学。药学同其他科学一样,在发展过程中,逐渐形成若干社会群体。若干社会群体相互渗透,相互影响,形成完整的药学体系,即为药学事业(pharmaceutical affair),药学事业简称"药事"。药学学科的发展进一步促进了药学事业的发展壮大。

药学事业泛指一切与药有关的事业,指人们所从事的有一定目标、规模和系统而对社会发展有影响的与药有关的活动。"药事"是一个动态用词,其范围将根据国家与药品相关法律法规、政策等而定,涵盖了与药品有关的所有事项及活动,如药品研制、生产、经营、使用、监督、价格、广告等事项。

准确理解"药事"概念的内涵:

(1)"药事"管理对象:药品的安全、有效、稳定、合理、经济、及时使用等。

(2)"药事"范围:药品研制、生产、经营、使用、监督、价格、广告、储备,以及药学教育、医疗保险等。

■ 知识链接 ■

"药事"概念的来源

我国古代已使用"药事"一词。据《册府元龟》记载:北齐门下省尚药局,有典御药二人,侍御药二人,尚药监四人,总御药之事,反映出当时的药事是指与皇帝用药有关的事项。以后在我国和日本的书籍中常使用"药事"一词,但其含义随着社会的发展而不断变化。

二、药事管理的基本知识

(一)药事管理的概念

药事管理是指国家运用管理学、法学、经济学等学科的理论,依照国家的法律法规对药事进行的监督管理活动。以保证药品质量,保障人体用药安全,维护人民身体健康和用药的合法权益。

药事管理包括宏观和微观两个层面,宏观的药事管理指国家对药事有效治理的监督管理活动,微观的药事管理指药事组织自身内部管理活动。我国药事管理的对象是人用药品,管理的核心是药品质量。

(二)药事管理的目的

药事管理的事项与活动涉及到与药品安全、有效、经济、合理直接相关的,包括药品的研制、生产、流通、使用和监督管理等在内的药学事业各个领域。因此,药事管理的目的是保证公民用药安全、有效、经济、方便、及时,不断提高人民的健康水平,不断提高药事管理组织的经济效益和社会效益。药事管理的宗旨是保证药品质量,保证人体用药安全,维护人民身体健康和用药的合法权益。

(三)药事管理的特点

药事管理的特点主要体现在专业性、政策性、实践性、时效性。

1. 专业性 药事管理是对药学事业的管理。其核心就在于"药品"。药品是一种特殊商品,要想管理好药事工作,必须先熟练掌握药学的基本知识、基础理论和技术方法等专业知识,并能够加以运用;同时,还要具备相关学科的知识理论和方法,如法学、管理学、社会学、经济学、行为科学、心理学等专业知识。因此,药事管理的专业特点首先是药学专业性,其次为其他相关学科的专业性。

2. 实践性 管理离不开实践活动。药事管理的法规、管理办法、行政规章制度的制定都来自于药品生产、经营、使用等各个环节的实践,经过实践总结而成。总结出的法规、管理办法、行政规章制度在实施过程中再接受实践的检验,对不合理的地方,要及时修订、完善,使药事管理工作得到不断提高和发展。

3. 政策性 药事管理是国家按照法律、法规和行政规章对药学事业的管理。主管部门代表国家依法对药事进行管理,在行使管理的过程中,必须要有政策、法律依据。

4. 时效性 药事管理的各种法规来源于实践中,不断加以修订、完善和补充,因此新版法律、法规颁布后,前版即行作废,这就体现了药事管理的时效性。

(四)药事管理的手段

药事管理的手段是指国家依照宪法进行立法;政府依照法律施行相关法律,制定相关的法规;药事基本组织依照法律施行相关管理措施。药事管理具体运用方式:行政方式、法律方式、技术方式和宣传方式。

三、药事管理的主要内容

为保证公众用药安全、有效、经济、合理、方便和及时,在宏观上国家依照宪法通过立法,政府依法通过施行相关法律、制定并施行相关法规和规章,以及在微观上药事组织依法通过施行相关管理措施,对药事活动施行必要的管理。因此,药事管理的内容包括宏观管理和微观管理两个方面。

1. 宏观管理 宏观管理是指国家对药学事业的管理。国家通过制定、颁布法律、法规、文件及管理办法,规范行业行为,加强对药品研制、生产、流通、经营、广告和使用等环节的监督检查,保证药品的安全有效。它包括药品监督管理、基本药物管理、药品储备管理、药品价格管理、医疗保险用药与定点药店管理等。

2. 微观管理 微观管理是指药学事业中各组织内部的管理,包括组织管理、人事管理、财务管理、物质管理、药品质量管理、药品生产管理、技术管理、信息管理等。具体涉及药物研究与药物开发质量管理、药品生产质量管理、药品经营质量管理、药品服务质量管理、药品储备管理、药品价格管理、医疗保险用药销售管理及职业道德范畴的自律性管理等。

四、药事管理的重要性

药品与人们的健康和生命有密切关系,对人类的生存繁衍有重大作用。各国政府和公众,对药品的研制、生产、经营、使用、价格、检验等事项的管理都很重视。药事管理一直受到国家、社会、公众的关注,药事管理的重要性表现在以下几个方面。

1. 加强药事管理,可保证人民用药安全有效 药品的真伪和质量的优劣一般消费者难以辨识,必须有专门的技术人员和经认证的机构按照已颁布的法定药品标准进行检验才能作出评价和鉴定。许多药品还需经上市后监测和再评价才能发现其毒副作用。因此,管理有方就能治病救人、增进健康,若管理不当,轻则导致药源性疾病,重则造成社会问题。不法分子制售假劣药品的违法犯罪活动,会对人民群众的生命安全造成严重威胁,这就决定了各国政府必须采用行政的、法律的方法,对药品的研究开发、生产、销售、广告、价格和使用进行严格管理。药事管理是依法管药。其目的就是为了保证人们用药安全、有效、经济,维护人们身心健康。

2. 加强药事管理,可健全基本医疗保障制度 基本医疗保障制度是社会保障体系的重要组成部分,是全民的安全网、社会的稳定器。建立基本医疗保障制度的目标是让人人享有基本医疗卫生服务。药品供应保障体系是基本医疗保障制度的组成部分,建设药品供应保障体系,重点是建立国家基本药物制度,制定基本药物目录,保证群众的基本用药。要想不断健全基本医疗保障制度,提高全民健康水平,必须加强药事管理。

3. 加强药事管理,可增强医药经济的全球竞争力 由于经济全球化,医药企业之间的竞争更为激烈,体现在国与国之间卫生保健及药事管理的竞争、药品质量管理的竞争、新药的竞争、药学服务的竞争和药学事业道德秩序的竞争上。

各国政府在药事管理实践中,形成了一系列质量管理规范,经立法成为药事管理法规,监督管理药品从研制至上市后监测处理全过程的各个环节,如《药物非临床研究质量管理规范》(GLP)、《药物临床试验质量管理规范》(GCP)、《药品生产质量管理规范》(GMP)、《药品经营质量管理规范》(GSP)、《中药材生产质量管理规范(试行)》(GAP)等,从而增强本国医药企业在全球医药市场的竞争力。

学习任务二 药事管理学

一、药事管理学的定义

药事管理学是适应药学事业科学化管理的需要而产生的,是药学科学的重要组成部分。它的发展和完善将对药学事业的健康发展起到重要的保障与推动作用。药事管理学科是一门正在发展的边缘学科,目前尚无世界公认的扼要定义。本书将药事管理学定义为应用管理学、社会学、法学、经济学与行为科学等多学科的理论与方法,研究药事管理活动及其规律的学科体系,是以药品质量监督管理为重点、解决公众药学服务的应用学科。

二、药事管理学的性质

药事管理学的基础理论和方法来源于现代管理学、社会学、法学、经济学等社会科学,很大程度上具有社会科学的属性;同时,药学科学其他分支学科也是药事管理学的基础理论,因此,药事管理学又具有自然科学属性。

(1) 药事管理学科是药学科学的一个分支学科,与其他药学学科具有同等地位。

(2) 该学科是应用性很强的科学,其基本理论来源除药学其他分支学科理论以外,还来源于社会学、心理学、经济学、管理学和法学。

(3) 该学科在理论指导下的应用特点,表现为药学实践自身的要素和性质与药学实践相关的各种因素的相互作用的复杂性。

(4) 该学科研究的是药学毕业生工作的所有领域中有关药事管理方面的共性问题。

三、药事管理学的研究内容

随着药学科学和药学实践的发展,药事管理学科研究的内容也在不断完善。目前,我国药事管理学科的主要内容有:药事组织,药师管理,药品监督管理,药事法律法规,药品注册管理,药品生产、经营和流通管理,药品使用管理,药品市场和经济管理,药品标识物管理,药学教育管理和中药管理等。

1. 药品监督管理 药品监督管理的目的是保证药品的安全、有效和合理使用,维护人民的身体健康。药品监督管理内容包括研究药品管理的方法,制定药品质量标准,制定国家药物政策、基本药物目录,实施药品分类管理制度、药品不良反应监测报告制度,并对药品质量监督、检验进行研究。

2. 药事管理体制 药事管理体制的形成和发展是以组织理论为指导,设计和建立药事组织机构及制度。药事管理学运用社会科学的理论,分析、比较、设计和建立完善的药事组织机构及制度,优化职能配备,减少行业、部门之间重复的职责设置,提高管理水平。

3. 药事法律法规的制定和实施 采用法律的方法管理药品和药事活动,是大多数国家和政府的基本做法和有效措施。药品和药学实践管理的立法和执法成为药事管理中极为重要的方面。要根据社会和药学事业的发展,完善药事管理法规体系,要及时修订不符合社会时代发展的法律法规。药事法规是从事药学实践工作的基础,药学人员在实践工作中应能辨别合法与不合法,做到依法办事,同时具备运用药事管理与法规的基本知识和有关规定来分析和解决药品生产、经营、使用及管理等环节实际问题的能力。

4. 药品注册管理 制定新药研究评价体系,规范对新药研究的评价;加大对新药制备工艺、质量稳定性、质量标准、药理毒理、临床要求的管理;制定实施管理规范《药物非临床研究质量管理规范》(GLP)、《药物临床试验质量管理规范》(GCP)等;建立公平、高效的评审机制,推动我国新药研发走向规范化、国际化。

5. 药品使用与不良反应监测管理 药品市场中的药害事件频繁发生,合理用药与药品不良反应(事件)监测逐渐引起了世界性的广泛重视。我国积极开展药品使用与药品不良反应监测管理的研究工作,制定了一系列的规章制度,为临床用药提供理论依据,对加强上市药品的安全监督管理,保障公众用药安全、有效、经济、合理具有重要的意义。

6. 药品生产、经营管理 研究国家对药品生产、经营企业的管理和药品企业自身的科学管理,研究制定科学的管理规范,如 GMP、GSP,指导企业的生产、经营活动,以及国家对生产、经营企业是否符合规范的情况组织的认证。

7. 药房管理 药房管理包括称社会性药房管理和医疗机构药房管理,随着市场经济及医疗体制改革的进一步深化,药房的工作已由传统的、单一的供应型向多元化的技术服务型转化,现代药房管理的核心是保证合理用药。这就向广大的药学工作者提出了更高的要求。加强药房的管理要从两方面入手,一是硬件设备,二是软件管理与实施。

8. 药品知识产权保护 药品的研究生产需多学科协作,投资大、风险高、周期长,这也决定了知识产权保护在药品行业中的重要地位,随着经济发展国际化、市场化程度的提高,以及我国药品自主创新战略的确立,对知识产权保护的要求会更高,医药行业对知识产权保护的依赖程度往往高于其他行业。运用法律对药品知识产权进行保护,涉及药品的注册商标保护、专利保护、中药品种保护等内容。

9. 药品信息管理 药品信息管理包括对药品信息活动的管理和国家对药品信息的监督管理。从药事管理的角度来讲,主要讨论国家对药品信息的监督管理,以保证药品信息的真实性、准确性、全面性,以完成保障人们用药安全有效、维护人们健康的基本任务。国家对药品信息的监督管理包括药品说明书和标签的管理、药品广告管理、互联网药品信息服务管理、药品管理的计算机信息化。

10. 药品标识物、价格与广告管理 药品标识物、价格与广告管理,不仅是药品外在质量的主要体现,也是公众选择、购买药品的主要信息来源。研究药品标识物、价格与广告管理,使之更加合理规范,是公众用药安全、有效、经济、合理的重要保证。

11. 中药管理 中药是中华民族的瑰宝,在我国公众的医疗保健中占据重要的位置,中药的资源优势、疗效优势和预防保健优势越来越被国际社会认可。由于我国中药研究水平不够,药理机制表述不清,缺乏量化的数据,不能获得国际的认证和认可,影响了中药国际化、现代化的进程。为保护中医药资源,提高和发展中医药事业,加强对中药管理的研究是时代赋予我们的神圣职责。中药研究的内容主要包括:中药种植、加工、研发、生产、流通、养护保管、使用及知识产权保护等,做好这些工作必将促进中药向科学化、现代化、国际化的方向发展。

四、学习药事管理学的目的和意义

药事管理学在药学科学中所处的地位日趋重要和突出,主要表现为:教育部颁布的药学专业业务培养要求对学生应获得的知识与能力提出了6个方面的要求,其中之一就是要求学生获得药事管理和药事法规的基本知识;药学专业主要课程有16门,专业课6门,药事管理学为其中之一;国家人事部、国家食品药品监督管理总局实施执业药师资格制度,药事管理与法规被列为必考科目。

> ### ▌知识链接▌
>
> #### 执业药师资格考试和药事管理与法规科目
>
> 药事管理与法规是执业药师职责和执业活动所需要的必备知识与能力的重要组成部分,是国家执业药师资格考试的必考科目。
>
> 2015年公布的国家执业药师资格考试《药事管理与法规》考试大纲要求重点掌握药学实践中与合法执业直接相关的法律法规规定,并能够理解国家医药卫生政策的具体要求。药事管理相关知识涵盖了十一个单元的内容:执业药师与药品安全,医药卫生体制改革与国家基本药物制度,药品监督管理体制与法律体系,药品研制与生产管理,药品经营与使用管理,中药管理,特殊管理的药品管理,药品标准与药品质量监督检验,药品广告管理与消费者权益保护,药品安全法律责任,医疗器械、保健食品和化妆品的管理。

1. 学习药事管理学的目的

(1)掌握药事管理学的基本概念,熟悉基本研究方法。通过基本概念和研究方法的学习,使学生在掌握药学专业知识的基础上,优化知识结构。

(2)学习药事管理学的基础知识。通过学习药事活动的基本规律及国家药品监督管理法律、法规、政策、制度,使学生在未来的实践中能够自觉遵守药事管理规范,进而从根本上提升药品的安全性和有效性水平,保障社会公众用药的安全有效。

(3)培养运用药事管理学理论解决药学实践问题的基本技能。通过学习药事管理学,培养学生理论与实际相结合的能力,能够运用药事管理学基本理论与方法分析和解决实际问题。学习药事管理学的根本目的是为指导药学实践服务,即通过药事管理学的理论学习与研究,最终促进药学事业的不断发展。

2. 学习药事管理学的意义

(1)促进药学事业的规范化管理:药学的三大中心任务之一即为药品的规范化管理,药学事业的规范化管理是药事管理工作取得最佳效果和效益的基础,也是实现科学化管理的根本保障。在学习药事管理学的过程中,树立规范化管理的意识是药事管理学教育、教学的基本要求,并为药事管理学更好地指导、规范药学实践做准备。

(2)促进药学事业的法治化管理:药学事业的法治化管理是药事管理工作保障公众用药合法权益的基本要求,也是实现国际化管理的必由之路。药事管理学通过促使药学相关领域依法研制药物、依法生产药品、依法经营药品、依法使用药品和依法实施监督等,从而促进药学事业的法治化建设。

(3)促进药学事业的科学化管理:随着社会经济的发展,我国公众用药安全的需求与医药产业发展的矛盾日益凸显,因此,对药学事业科学化管理的要求日益增强。科学化管理要求我们要探索和研究药学事业的客观规律和自身结构,预测其发展趋势,为药学事业活动与发展提供最佳的决策和管理。药学事业实现科学化管理的主要目的:正确处理公众用药安全、有效、经济、合理的社会利益与营利性药学实践单位的商业利益的关系;努力创建公众药品安全消费的社会环境和健康有序的药品市场竞争环境。

(4)促进药学事业的国际化管理:药学事业的国际化管理是药事管理工作达到规范化、科学化、法治化管理的综合要求,也是实现我国药学事业快速发展并与国际接轨的必然趋势。我国作为一个制药大国,不但具有大量生产化学药品、生物药品等的能力,还拥有独具特色的中药传统药物、方剂等,亟待开发并推进国际市场。对国际药事法规、国外药事管理学等的研究,不但是药事管理学研究的重要内容之一,也是我国药学事业可持续发展的迫切要求。

学习小结

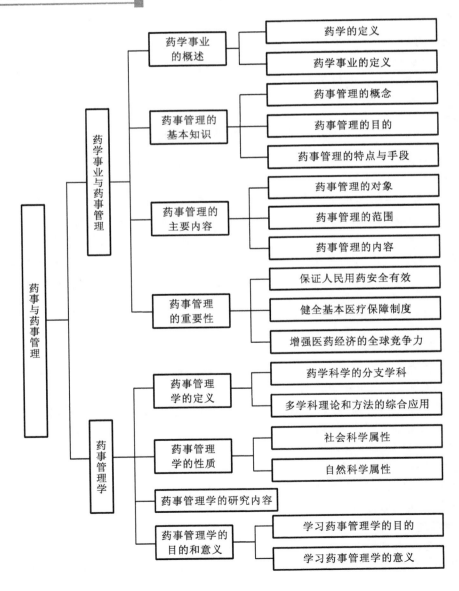

目标检测

一、最佳选择题(每题的备选项中,只有一个最佳答案)

1. 药事管理的宗旨是( )。

A. 保证药品质量,保证人体用药安全,维护人民身体健康

B. 保证药品质量,保证人体用药安全,维护人民身体健康和用药的合法权益

C. 保证药品质量,保证人体用药安全,维护用药的合法权益

D. 保证人体用药安全,维护人民身体健康和用药的合法权益

E. 保证药品质量,维护人民身体健康和用药的合法权益

2. 药事管理学具有哪些性质?( )

A. 自然科学属性   B. 社会科学属性

C. 社会科学和自然科学属性   D. 多学科属性

E. 应用科学属性

3. 我国药事管理的对象是( )。

A. 兽用药品   B. 人用药品   C. 农药   D. 动物用药   E. 医疗器械

4. 下列哪种情况不属于药事管理的主要特点?( )

A. 有效性   B. 专业性   C. 政策性   D. 时效性   E. 实践性

二、配伍选择题(每组题目对应同一组选项,备选可重复选用,也可不选)

A. 药事管理的依据   B. 药事管理的手段

C. 药事管理的目的   D. 药事管理的性质

E. 药事管理的内容

1. 国家的宪法和法律是( )。

2. 宏观药事管理及微观药事管理两大方面是( )。

3. 依照宪法立法,政府依照法律施行相关法律,药事组织依照法律施行相关管理措施的是( )。

三、多选题(每题的备选项中,只有 2 个或 2 个以上正确答案,不得错选或少选)

1. 药事管理的特点有( )。

A. 时效性   B. 专业性   C. 技术性   D. 政策性   E. 实践性

2. 药事管理具体运用方式有( )。

A. 宣传方式   B. 法律方式   C. 劝说方式   D. 技术方式   E. 行政方式

四、简答题

1. 简述药事、药事管理和药事管理学的概念。

2. 药事管理学科研究的内容有哪些?

实训项目

学习药事管理与法规重要性的讨论

【实训目的】

通过课堂讨论和学生发言,要求学生对药事与药事管理加以理解,了解药事管理的重要性,并说出自己的见解。

【实训方式】

课堂讨论。

【实训内容】

对以下案例进行分析、演练及讨论学习药事管理与法规的重要性。

【实训案例】

某市食品药品监督管理局执法人员在对该市医院的监督检查中,发现该医院泌尿专科使用的药品注射用盐酸大观霉素,其外包装上适应证与说明书中适应证表述不一致,外包装中的适应证明确该药可以作为前列腺炎的二线用药,而说明书中的适应证则没有这项疗效,医院提供了厂方的该批药品的国家食品药品监督管理总局生产批件附药品注册标准、当地省食品药品监督管理局的包装说明书备案表。经核实该药品的包装与省食品药品监督管理局备案一致,药品说明书中适应证与药品注册标准中适应证一致,外包装的适应证范围与药品注册标准中适应证范围不一致,增加了对前列腺的治疗。

【实训步骤】

1. 根据班级人数分组,选出一人担任小组长。

2. 以小组为单位课前对本案例进行资料收集和分析。

3. 指导老师根据发言情况进行课堂总结。

4. 学生将案例资料和讨论结果进行归纳整理,并写出书面分析报告。

5. 指导老师根据演练、发言及分析报告情况给出实训考核成绩。

(孙兴力)

学习项目二 药事组织

学习任务一 药事组织概述

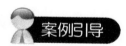 案例引导

碰到可疑的药品该怎么办?

2011 年 11 月 17 日,公安部统一指挥 29 个省份警方发起一场打击假药的"战役"。警方发现,假药遍及全国,涉及几乎所有药品种类,流入药店甚至个别地方的医院、诊所。

思考:在药店发现可疑的药品时,该找哪个部门鉴别药品的真伪?

一、组织

(一)组织的含义

组织是人类社会生活中最常见、最普遍的社会现象,它的产生源于人类的生产斗争和社会斗争。在人与社会的联系中,组织承担着沟通的中介任务。在当代世界,组织的影响已经深入到各个社会生活领域,如社会政治生活、经济生活、文化生活和家庭生活等。人们对组织的认识已久,那么组织的定义是什么呢?

不同的学者从不同的角度出发形成了不同的观点。切斯特·巴纳德(Chester Barnard)将组织定义为有意识地协调两个或多个人活动或力量的系统。曼尼(J. D. Money)认为组织的定义是为了达到共同目

的的所有人员协力合作的形态。布朗(A. Brown)给组织下的定义则是为了推进组织内部各组成成员的活动,确定最好、最有效果的经营目的,最后规定各个成员所承担的任务及成员间的相互关系。路易斯·A·艾伦(Louis A. Allen)将组织定义为为了使人们能够最有效地工作,去实现目标而进行明确责任、授予权力和建立关系的过程。

无论是从哪个角度来定义组织,都可以看到组织具有以下特征。

(1)目的性:组织的目的性体现在组织目标上。任何一个组织都是为一定的目标而组织起来的。

(2)整体性:无论是组织的管理还是组织的活动,都具有系统性、整体性。

(3)开放性:组织作为社会的重要环节,取得稳定发展的条件之一是需要不断地与外界环境进行物质、能量、信息等交换。

因此,我们将组织定义为人们为实现一定的目标,互相协作结合而成的集体或团体。当然,这种定义只是将组织置于社会环境中来讨论,适合于社会管理范畴。

(二)组织的类型

(1)从组织的规模程度去分类,可分为小型的组织、中型的组织和大型的组织。同是医院组织,就有个人诊所、小型医院和大型医院;同是行政组织,就有小单位、中等单位和大单位。按这个标准进行分类是具有普遍性的,无论何类组织都可以进行这种划分。以组织规模划分组织类型,是对组织现象的表面的认识。

(2)按组织的社会职能分类,可分为文化性组织、经济性组织和政治性组织。文化性组织是一种人们之间相互沟通思想、联络感情,传递知识和文化的社会组织,如各类学校、图书馆、博物馆,都属于文化性组织。经济性组织是一种专门以追求社会物质财富为目的的社会组织,它存在于生产、交换、分配、消费等不同领域,工商企业、药品生产企业、银行等社会组织都属于经济性组织。而政治性组织是一种为了某个阶级的政治利益而服务的社会组织,国家的立法机关、司法机关、行政机关、政党、军队等都属于政治性组织。

(3)按组织内部是否有正式分工关系分类,可分为正式组织和非正式组织。政府机关、军队、学校等社会组织内部存在着明确的组织任务分工、组织人员分工和正式的组织制度,那么属于正式组织;相反,一个社会组织的内部既没有确定的机构分工、任务分工和固定的成员,也没有正式的组织制度等,这种组织就属于非正式组织,如学术沙龙、文化沙龙、业余俱乐部等。

二、药事组织

(一)药事组织的含义

药事组织是指为了实现药学的社会任务,经由人为的分工形成的各种形式的药事组织机构,以及药事组织内部、外部相互协作的关系。药事组织在药事管理中具有重要作用和普遍意义,从事药事活动的组织,其行为与公众的生命和健康密切相关。

在现实药事管理实践中,人们往往把药事组织机构、体系、体制,都称之为药事组织。一般来说,"药事组织"的概念有广义和狭义之分。广义的药事组织:以实现药学社会任务为共同目标而建立起来的人们的集合体。它是药学人员相互影响的社会心理系统和运用药学知识和技术的专业技术系统;又是人们以特定形式的结构关系而共同工作的管理系统。狭义的药事组织:为了实现药学社会任务所提出的目标,经由人为的分工形成的各种形式的组织机构的总称。本书中所提及的药事组织概念,以狭义为主。

(二)药事组织的类型

药事组织的具体任务可包括:研制新药、生产供应药品、保证合理用药、培养药师和药学家、管理并组织药学力量,为人类的健康实施全面的药学服务。因此,对于药事组织的分类,也从如下这些角度来进行。

1. 按药学社会任务及组织的性质

(1)行政组织:药品监督管理行政机构、药品行业管理部门。

(2)事业性组织:药品技术监督机构、药学教育和科研机构、医疗机构药房。

(3)企业组织:药品生产企业、药品经营企业。

(4)药学社团组织。

2. 按其社会功能和目标

（1）药品监督管理行政机构。

（2）药品技术监督机构。

（3）药品生产、经营组织。

（4）医疗单位的药事组织。

（5）药学教育和科研组织。

（6）药事社团组织。

 # 学习任务二　药事组织管理体制

一、国家药品组织管理体制的演变与发展

1. 第一阶段（1978—1998 年）　食品药品监管法律法规体系逐步建立，药品监管逐步向法制化、规范化和专业化方向发展。

1978 年，国家医药管理总局成立，统一管理中西药、医疗器械的生产、供应与使用，卫生部负责药政管理。1985 年 7 月 1 日，我国颁布并实施了第一部《中华人民共和国药品管理法》（简称《药品管理法》）。1988 年成立国家中医药管理局负责中药的管理，将中药监管的功能分离出来。

2. 第二阶段（1998—2003 年）　食品药品监管法律法规体系进一步健全，法制建设、法制改革和制度建设得到全面加强。

1998 年 3 月，国务院直属药品监督局（SDA）成立，负责中西药、医疗器械等生产、流通、使用的监督和检验，将技术监督与行政监督统一起来。1998 年 8 月 19 日，国家药品监督管理局正式对外办公。此后，全国省及省以下药品监管机构相继组建，一个统一、权威、高效的药品监督执法体系在我国初步形成。

1998 年，国家对药品行业管理的职能进行了调整，在国家经济贸易委员会下设医药司，履行政府对医药行业管理的职能。将原国家医药管理局、国家中医药管理局、国内贸易部药品生产经营行业管理的职能移交给国家经济贸易委员会医药司。除中央部委设立专门机构进行药品的行业管理外，在省、地（市）、县经济贸易委员会下也设立了医药管理办公室，负责辖区内医药行业的管理工作。

2001 年 12 月 1 日，新修订的《药品管理法》实施，进一步巩固了国家药品监督管理局的行政管理职能。

3. 第三阶段（2003—2008 年）　食品药品安全监管受到前所未有的重视，成为政府社会公共事务管理的重要组成部分。

2003 年，国务院在国家药品监督管理局的基础上组建国家食品药品监督管理局（SFDA），仍然作为国务院直属机构。其主要职责：继续行使国家药品监督管理局的职能，并负责对食品、保健品、化妆品安全管理的综合监督和组织协调，依法组织开展对重大事故的查处。

2008 年，国务院在新一轮政府机构改革中再次对食品药品监管体制进行调整。国家食品药品监督管理局改由卫生部管理，负责食品卫生许可，监管餐饮业、食堂等消费环节食品安全，监管药品的科研、生产、流通、使用和药品安全。卫生部承担食品安全综合监督、组织协调和依法组织开展对重大事故查处，同时还负责组织制定食品安全标准和药品法典，建立国家基本药物制度。

4. 第四阶段（2008—2013 年）　根据《国务院关于部委管理的国家局设置的通知》（国发〔2008〕12号），设立国家食品药品监督管理局（副部级），为卫生部管理的国家局。职责调整为：①取消已由国务院公布取消的行政审批事项；②将药品、医疗器械等技术审评工作交给事业单位；③将综合协调食品安全、组织查处食品安全重大事故的职责划给卫生部；④将卫生部食品卫生许可，餐饮业、食堂等消费环节食品安全监管和保健食品、化妆品卫生监督管理的职责，划入国家食品药品监督管理局。

5. 第五阶段（2013 年至今）　2013 年 3 月 22 日，"国家食品药品监督管理局"（SFDA）改名为"国家食品药品监督管理总局"（CFDA）。这意味着这一新组建的正部级部门正式对外亮相，食品安全过去多头分段管理的"九龙治水"局面结束。国家食品药品监督管理总局是国务院综合监督管理药品、医疗器械、化妆

品、保健食品和餐饮环节食品安全的直属机构,负责起草食品(含食品添加剂、保健食品)安全、药品(含中药、民族药)、医疗器械、化妆品监督管理的法律法规草案,制定食品行政许可的实施办法并监督实施,组织制定、公布国家药典等药品和医疗器械标准、分类管理制度并监督实施,制定食品、药品、医疗器械、化妆品监督管理的稽查制度并组织实施,组织查处重大违法行为。

二、药事组织管理体制机构的设置及职能配置

(一) 药事组织管理体制机构的设置

从药品监督管理角度,可将我国的药事组织划分为如下几类。

1. 药品监督管理行政机构 ①国家食品药品监督管理总局;②省级、自治区、直辖市食品药品监督管理局;③市级食品药品监督管理局;④县级食品药品监督管理局。

2. 药品监督管理技术支撑机构 ①中国食品药品检定研究院;②国家药典委员会;③国家食品药品监督管理总局药品审评中心;④国家食品药品监督管理总局药品评价中心;⑤国家食品药品监督管理总局药品审核查验中心;⑥国家中药品种保护审评委员会;⑦国家食品药品监督管理总局医疗器械技术审评中心。

3. 药事组织机构 ①药学教育、科研组织;②药品生产和经营组织;③医疗机构药事组织;④药品管理行政组织;⑤药学社团组织。

4. 药品监督管理相关部门 药品监督管理相关部门主要有:卫生行政部门、中医药管理部门、发展与改革宏观调控部门、劳动与社会保障部门、工商行政管理部门、海关。

(二) 主要药品监督管理机构职能

1. 国家食品药品监督管理总局(CFDA)

(1) 负责起草食品(含食品添加剂、保健食品)安全、药品(含中药、民族药)、医疗器械、化妆品监督管理的法律法规草案,拟订政策规划,制定部门规章,推动建立落实食品安全企业主体责任、地方人民政府负总责的机制,建立食品药品重大信息直报制度,并组织实施和监督检查,着力防范区域性、系统性食品药品安全风险。

(2) 负责制定食品行政许可的实施办法并监督实施。建立食品安全隐患排查治理机制,制定全国食品安全检查年度计划、重大整顿治理方案并组织落实。负责建立食品安全信息统一公布制度,公布重大食品安全信息。参与制定食品安全风险监测计划、食品安全标准,根据食品安全风险监测计划开展食品安全风险监测工作。

(3) 负责组织制定、公布国家药典等药品和医疗器械标准、分类管理制度并监督实施。负责制定药品和医疗器械研制、生产、经营、使用质量管理规范并监督实施。负责药品、医疗器械注册并监督检查。建立药品不良反应、医疗器械不良事件监测体系,并开展监测和处置工作。拟订并完善执业药师资格准入制度,指导监督执业药师注册工作。参与制定国家基本药物目录,配合实施国家基本药物制度。制定化妆品监督管理办法并监督实施。

(4) 负责制定食品、药品、医疗器械、化妆品监督管理的稽查制度并组织实施,组织查处重大违法行为。建立问题产品召回和处置制度并监督实施。

(5) 负责食品药品安全事故应急体系建设,组织和指导食品药品安全事故应急处置和调查处理工作,监督事故查处落实情况。

(6) 负责制定食品药品安全科技发展规划并组织实施,推动食品药品检验检测体系、电子监管追溯体系和信息化建设。

(7) 负责开展食品药品安全宣传、教育培训、国际交流与合作。推进诚信体系建设。

(8) 指导地方食品药品监督管理工作,规范行政执法行为,完善行政执法与刑事司法衔接机制。

(9) 承担国务院食品安全委员会日常工作。负责食品安全监督管理综合协调,推动健全协调联动机制。督促检查省级人民政府履行食品安全监督管理职责并负责考核评价。

(10) 承办国务院及国务院食品安全委员会交办的其他事项。

2. 省级及下属食品药品监督管理局 在 CFDA 下,有省级、自治区、直辖市食品药品监督管理局、市

级食品药品监督管理局、县级食品药品监督管理局。主要负责行政区域内中西药、保健品、医疗器械的行政监督管理工作。省级食品药品监督管理局在药品监督管理方面的主要职责有如下几项。

（1）制定全省药品安全监督管理政策、规划并监督实施。

（2）负责药品行政监督和技术监督，依法实施药品生产经营和医疗机构制剂配制等许可管理，监督实施药品研制、生产、流通、使用方面的质量管理规范。

（3）监督实施国家药品标准，负责药品、药用包装材料、医疗机构制剂注册的相关工作和监督管理；组织开展药品不良反应事件监测，负责药品再评价和淘汰工作；会同有关部门实施国家基本药物制度，组织实施处方药、非处方药分类管理制度；审批药品广告。

（4）配合有关部门制定全省基本药物采购、配送和目录内药品生产的政策措施。

（5）组织实施中药、民族药监督管理规范，监督实施中药材生产质量管理规范、中药饮片炮制规范，组织实施中药品种保护制度；监管中药材集贸市场。

（6）监督管理药品质量安全，负责监督检验药品质量，发布质量安全信息；负责监管药品质量检验机构。

（7）监督管理放射性药品、麻醉药品、毒性药品、精神药品及药品类易制毒化学品。

（8）组织查处药品研制、生产、流通、使用方面的违法行为。

（9）负责药品行业执业人员资格准入、注册管理和教育培训工作。

（10）领导全省食品药品监督管理机构工作。

（11）开展与食品药品监督管理有关的国际交流与合作。

（12）承办上级交办的其他事项。

3. 中国食品药品检定研究院　中国食品药品检定研究院是全国药品检验的最高技术仲裁机构，是全国药品检验所业务技术的指导中心。负责全国药品、生物制品的监督检验工作；负责全国药品、生物制品和进口药品、生物制品的检验和技术仲裁；承担全国药品、生物制品和进口药品的抽验工作，提供国家药品质量公报所需的技术数据和分析报告；承担国家药品、生物制品标准的技术审核、修订或起草工作；承担新药、新生物制品和进口药品、生物制品的质量标准和有关的技术复核工作；负责药品、生物制品检定用标准物质，包括国家标准品、参考试剂、对照品、特殊试剂、药材对照等的研制、标化和分发等。

4. 国家药典委员会　国家药典委员会是国家食品药品监督管理总局的直属事业单位。国家药典委员会由主任委员、副主任委员、执行委员和委员组成。

国家药典委员会的任务和职责：①制定和修订《中华人民共和国药典》（简称《中国药典》）及其增补本和各类药品标准；②组织制定和修订国家药品标准，以及直接接触药品的包装材料和容器、药用辅料的药用要求与标准；③负责药品试行标准转为正式标准的技术审核工作；④负责国家药品标准及其相关内容的培训与技术咨询；⑤负责药品标准信息化建设，参与药品标准的国际交流与合作；⑥负责《中国药品标准》等刊物的编辑、出版和发行，负责国家药品标准及其配套丛书的编纂及发行；⑦承办国家食品药品监督管理总局交办的其他事项。

5. 药品审评中心　国家食品药品监督管理总局直属事业单位。主要职责：①药品审评中心是国家食品药品监督管理总局药品注册技术审评机构，为药品注册提供技术支持；②按照国家食品药品监督管理总局颁布的药品注册管理有关规章，负责组织对药品注册申请进行技术审评；③承办国家食品药品监督管理总局交办的其他事项。

6. 药品评价中心　国家食品药品监督管理总局直属事业单位。主要职责：①承担国家基本药物目录制定、调整的技术工作及其相关业务组织工作；②承担非处方药目录制定、调整的技术工作及其相关业务组织工作；③承担药品再评价和淘汰药品的技术工作及其相关业务组织工作；④承担全国药品不良反应监测的技术工作及其相关业务组织工作，对省、自治区、直辖市药品不良反应监测中心进行技术指导；⑤承担全国医疗器械上市后不良事件监测和再评价的技术工作及其相关业务组织工作，对省、自治区、直辖市医疗器械不良事件监测机构进行技术指导；⑤承办国家食品药品监督管理总局交办的其他事项。

7. 药品认证管理中心　国家食品药品监督管理总局直属事业单位。主要职责：参与制定、修订《药物非临床研究质量管理规范》（GLP）、《药物临床试验质量管理规范》（GCP）、《药品生产质量管理规范》（GMP）、《中药材生产质量管理规范（试行）》（GAP）、《药品经营质量管理规范》（GSP）和《医疗器械生产质量管理规范》(医疗器械 GMP)及其相应的实施办法等。

8. 国家中药品种保护审评委员会(国家食品药品监督管理总局保健食品审评中心) 国家中药品种保护审评委员会办公室是国家中药品种保护审评委员会的常设办事机构。国家中药品种保护审评委员会与国家食品药品监督管理总局保健食品审评中心实行一套机构、两块牌子管理。涉及保健食品技术审评事项时,以国家食品药品监督管理总局保健食品审评中心的名义实施。主要职责:①负责国家中药品种保护审评委员会的日常工作;②负责组织国家中药保护品种的技术审查和审评工作;③配合国家食品药品监督管理总局制定或修订中药品种保护的技术审评标准、要求、工作程序及监督管理中药保护品种;④负责组织保健食品的技术审查和审评工作;⑤配合国家食品药品监督管理总局制定或修订保健食品技术审评标准、要求及工作程序;⑥协助国家食品药品监督管理总局制定保健食品检验机构工作规范并进行检查;⑦负责化妆品的技术审查和审评工作;⑧配合国家食品药品监督管理总局制定或修订化妆品审评标准、要求及工作程序;⑨承办国家食品药品监督管理总局交办的其他事项。

三、我国药品质量监督管理体制

1. 我国药品质量监督管理的性质 我国药品质量监督管理具有预防性、完善性、促进性、情报性及教育性。

2. 我国药品质量监督管理的原则

(1) 以社会效益为最高准则:药品是防病治病的物质基础,保证人民群众用药安全、有效是药品监督管理工作的宗旨,也是药品生产、经营活动的目的。因此,药品质量监督管理必须以社会效益为最高准则。

(2) 质量第一的原则:药品是特殊商品,药品的质量至关重要,符合质量标准要求,才能保证疗效;否则将无效,以致于贻误病情。因此,质量问题直接关系到患者的生命安全,我们自始至终应该把药品的质量放在首位。

(3) 法制化与科学化高度统一的原则:总结以往经验,要搞好药品监督管理工作,必须对其立法,做到有法可依、有法必依、执法必严、违法必究。同时,必须依靠科学的管理方法,如严格执行《药品生产质量管理规范》、《药品经营质量管理规范》,推广应用现代先进的科学技术等来促进药品监督管理工作。《药品管理法》及《药品管理法实施办法》、《药品生产质量管理规范》的颁布实施就是对药品科学的监督管理赋予了法定性质。

(4) 专业监督管理与群众性的监督管理相结合的原则:为了加强对药品的监督管理,国家设立了药品监督管理机构,专门负责药品监督管理工作。在药品生产、经营企业和医疗单位设立药品质检科室,开展自检活动,还设立了群众性的药品质量监督员、检验员,开展监督工作。这三支力量相结合,发挥着越来越大的作用。

学习任务三　药品生产与经营组织

在我国药品生产、经营组织的典型结构是药品生产企业和药品经营企业,在欧美称为制药公司、社会药房,在日本称为制药株式会社、经营株式会社和社会药局。虽然名称各异,但其主要功能作用都是生产药品和经销药品。

一、企业

(一) 企业的定义

一般来说,企业是指从事生产、流通和服务活动,为社会提供商品(或服务),以盈利为目的而自主经营的,具有法人资格的经济组织。

对企业概念的基本理解如下。

(1) 企业是在社会化大生产条件下存在的,是商品生产与商品交换的产物。

(2) 企业是从事生产、流通与服务等基本经济活动的经济组织。

（3）就企业的本质而言,它属于追求盈利的营利性组织。

（二）企业的特征

所谓企业特征,就是企业自产生以来各行各业、各种类型的企业共同的质的相似,也是区别与非企业的根本所在。企业作为独立的经济组织,一般应同时具备以下特征。

1. 组织性　企业不同于个人或家庭,它是一种有名称、组织机构、规章制度的正式组织;它不同于靠血缘、亲缘、地缘或神缘组成的家族宗法组织、同乡组织或宗教组织,而是由企业所有者和员工主要通过契约关系自由地(至少在形式上)组合而成的一种开放的社会组织。

2. 经济性　企业作为一种社会组织,不同于行政、军事、政党、社团组织和教育、科研、文艺、体育、医卫、慈善等组织,它本质上是经济组织,以经济活动为中心,实行全面的经济核算,追求并致力于不断提高经济效益。而且,它也不同于政府和国际组织对宏观经济活动进行调控监管的机构,它是直接从事经济活动的实体,和消费者同属于微观经济单位。

3. 商品性　企业作为经济组织,又不同于自给自足的自然经济组织,而是商品经济组织、商品生产者或经营者、市场主体,其经济活动是面向、围绕市场进行的。不仅企业的产出(产品、服务)和投入(资源、要素)是商品——企业是"以商品生产商品",而且企业自身(企业的有形、无形资产)也是商品,企业产权可以有偿转让——企业是"生产商品的商品"。

4. 营利性　企业作为商品经济组织,却不同于以城乡个体户为典型的小商品经济组织,它是发达商品经济即市场经济的基本单位,是单个的职能资本的运作实体,是以赢取利润为直接、基本目的,利用生产、经营某种商品的手段,通过资本经营,追求资本增值和利润最大化。

5. 独立性　企业还是一种在法律和经济上都具有独立性的组织,它(作为一个整体)在社会上完全独立,依法独立享有民事权利,独立承担民事义务、民事责任。它与其他自然人、法人在法律地位上完全平等,没有行政级别、行政隶属关系。它不同于民事法律上不独立的非法人单位,也不同于经济(财产、财务)上不能完全独立的其他社会组织,它拥有独立的、边界清晰的产权,具有完全的经济行为能力和独立的经济利益,实行独立的经济核算,能够自决、自治、自律、自立,实行自我约束、自我激励、自我改造、自我积累、自我发展。

二、药品生产企业

药品生产企业,指生产药品的专营企业或者兼营企业。药品生产企业是依法成立的,从事药品生产活动,给社会提供药品、具有法人资格的经济组织。

三、药品经营企业

药品经营企业,指经营药品的专营企业和兼营企业。药品经营企业分为药品批发企业和药品零售企业,前者习惯称为医药公司或中药材公司,后者习惯称为零售药房(药店)。按照所经营品种分为经营西药的医药公司和经营中药材、中成药的中药材公司,西药房和中药房。零售药店又可分为连锁药房和独立药房,以及定点零售药店。

 # 学习任务四　药品监督管理相关部门

一、卫生行政部门

卫生行政部门负责审批与吊销医疗机构执业证书,负责医疗机构麻醉药品和精神药品的管理,负责医疗机构中与实施药品不良反应报告制度有关的管理工作。

二、中医药管理部门

中医药管理部门负责组织中药及民族药的发掘、整理、总结和提高,负责中药和民族医药的技术标准的制定、修订工作。

三、发展与改革宏观调控部门

发展与改革宏观调控部门负责药品价格的监督管理工作。依法制定和调整药品政府定价目录,并对纳入政府定价的药品进行定价和调整;管理国家药品储备;负责宏观医药经济管理。

四、人力资源与社会保障部门

人力资源与社会保障部门负责组织拟定基本医疗保险、生育医疗的药品、诊疗和医疗服务设施的范围及支付标准;组织拟定定点医院、定点药店的管理办法及费用结算办法。

五、工商行政管理部门

工商行政管理部门负责药品生产、经营企业的工商登记、注册,以及监督管理;药品广告监管与处罚;药品流通中各种不正当竞争、损害消费者利益及药品购销中收受回扣的处罚。

六、海关

海关负责药品进口口岸的设置;药品进口与出口的监管。

七、工业和信息化管理部门

工业和信息化管理部门负责拟定和实施生物制药产业的规划、政策和标准;承担医药行业管理工作;承担中药材生产扶持项目管理和国家药品储备管理工作;配合药品监管部门加强对互联网药品广告的整治。

八、商务管理部门

研究制定药品流通行业发展规划、行业标准和有关政策;提高行业组织化程度和现代化水平,建立药品流通行业统计制度,推进行业信用体系建设,指导行业协会实行行业自律,开展行业培训,加强国际合作与交流。

九、公安部门

公安部门负责涉药刑事案件的受理和立案侦查;协同药物监督管理部门打击制售假、劣药品及有关麻醉药品和精神药品生产、销售、使用中的违法犯罪行为。

十、新闻宣传部门

新闻宣传部门负责加强药品安全新闻宣传和舆论引导工作。

十一、监察部门

监察部门负责调查处理药品监督管理人员的违反行政纪律的行为;依法加强监督,对拒不执行国家法律法规、违法违规审批,以及制售假劣药品和医疗器械问题严重的地区和部门,严肃追究有关领导和相关人员的责任。

学习任务五　其他药事组织

一、药学教育组织

药学教育组织的主要功能是教育,是为维持和发展药学事业培养药师、药学家、药学工程师、药学企业家和药事管理干部的机构,属于药学事业性组织。药学教育组织的目标是双重的,既出药学人才,又出药学研究成果。对社会来说,教育的功能是"揭示",而不是"实施",其重要作用只有在长期的发展中才能体现出来。药学教育应不断深化改革,建立教育新体制的基本框架,培养和造就一批高水平的具有创新能力的人才,以主动适应经济社会的发展。

药学教育组织一般比较稳定。它们的子系统基本上可以按学科专业类型划分,或以学历层次划分,也可以根据办学形式划分。我国现代药学教育经历了近百年的发展历程,已形成由高等药学教育、中等药学教育、药学继续教育构成的多层次、多类型、多种办学形式的药学教育体系。

二、药学科研机构

药学科研组织的主要功能是研究开发新药、改进现有药品,以及围绕药品和药学的发展进行基础研究,提高创新能力,发展药学事业。

药学科研组织可分两大类,即独立的药物研究机构或企业与附设在高等院校、大型制药企业、大型医院中的药物研究所(室)。随着改革的深入发展,我国药学教育和药物科研的机构和体制,发生了较大变化。药物科研机构处于从事业性组织向企业化过渡阶段。

三、药学学术团体

(一)中国药学会

成立于 1907 年的中国药学会(Chinese Pharmaceutical Association,CPA),是我国成立较早的学术性社会团体之一。1992 年恢复加入了国际药学联合会(FIP),是亚洲药物化学联合会(AFMC)的发起成员之一。

中国药学会是依法成立的由全国药学科学技术工作者组成的具有学术性、公益性、非营利性的社会团体,是民政部批准登记的法人社会团体,是中国科学技术协会的组成部分,是党和政府联系药学科学技术工作者的桥梁和纽带,是推动中国药学科学技术事业发展的重要社会力量。

中国药学会的宗旨:团结和组织广大药学科学技术工作者,实施科教兴国和可持续发展战略,促进药学科学技术的繁荣与发展、普及与提高,促进药学人才的成长,促进药学科学技术与经济的结合,为我国社会主义现代化建设服务,为药学科学技术工作者服务。

中国药学会的任务:①开展药学科学技术的国内外学术交流,编辑、出版、发行药学学术期刊、书籍,发展同世界各国及地区药学相关团体、药学科学技术工作者的友好交往与合作;②举荐药学人才,表彰、奖励在科学技术活动中取得优异成绩的药学科学技术工作者;③开展对会员和药学科学技术工作者的继续教育培训;④普及推广药学及相关学科的科学技术知识;⑤反映药学科学技术工作者的意见和要求,维护药学科学技术工作者的合法权益;⑥接受政府委托,承办与药学发展及药品监督管理等有关的活动,组织药学科学技术工作者参与国家有关项目的科学论证、科学技术与经济咨询;⑦开展医药科研成果中介服务,组织医药产品展览、推荐及宣传活动,举办为会员服务的事业和活动;⑧依法兴办符合本会业务范围的事业与企业单位。

中国药学会根据药学发展的需要设立专业委员会,选举产生正、副主任委员,现有 15 个专业委员会。中国药学会的办事机构为秘书处。秘书处内设办公室、组织工作部、学术部、编辑出版部、继续教育与科普部、国际交流部、咨询服务部。

(二)药学协会

我国的药学协会主要有中国医药企业管理协会、中国化学制药工业协会、中国非处方药物协会、中国医药商业协会、中国中药协会、中国医药教育协会和中国执业药师协会。

1. 中国医药企业管理协会 中国医药企业管理协会成立于 1985 年,是我国医药工商企业界的社会团体。主要从事人员培训、企业咨询、理论研究、信息服务等项工作,编辑出版了《医药企业管理简讯》、《医药企业》等杂志。

2. 中国化学制药工业协会(China Pharmaceutical Industry Association,CPIA) 中国化学制药工业协会成立于 1988 年,它是全国性的工业行业性、非营利性的社会组织,是化学制药工业全行业的社会经济团体,也是政府与企业之间的桥梁和纽带,承担政府部门委托的行业管理任务。

3. 中国非处方药物协会（China Nonprescription Medicines Association, CNMA） 中国非处方药物协会的前身为中国大众药物协会（CPMA），成立于 1988 年，并加入了世界大众药物协会。该协会也采取团体会员制的组织形式。

CNMA 的任务：①代表会员利益，通过调查研究，向政府有关部门提出有关药品分类管理和非处方药物科研、生产和经营政策法规等方面的建议；②向会员单位提供咨询、培训和信息服务，以促进非处方药物方面的技术进步，提高非处方药物产品质量，确保消费者方便地获得安全、有效的非处方药物产品；③借鉴国内外先进经验，推进非处方药物研究开发和生产经营，宣传使用非处方药物进行自我治疗的知识，传播现代管理方法和手段，促进企业管理现代化；④通过组织研讨会、经验交流会，联合开发、开展医药科研成果中介和推广活动等形式，加强会员间的联系与合作；⑤组织形式多样的对外交流活动，加强与相关国际组织及国家或地区性非处方药物协会及有关企业的联系与合作，以及承担政府部门委托的工作任务。

4. 中国医药商业协会（China Association of Pharmaceutical Commerce, CAPC） 中国医药商业协会成立于 1989 年，是医药商业系统的行业组织。

中国医药商业协会的主要任务：①反映会员要求，协调会员关系，维护会员单位的合法权益；②开展医药流通行业、地区医药经济发展调查研究，向政府部门提出医药流通行业发展规划和重大经济政策、立法方面的意见和建议；③研究市场发展趋势，组织和指导商品交流，促进各种形式的经济合作，引导企业用科学发展观进行科学决策、增强抵御风险能力；④搜集、统计、整理并反馈行业统计、品种、物价等基础资料，开展市场调研预测，编辑协会刊物，进行国内外和行业内外的信息交流；⑤开展咨询服务，提供国内外医药经济技术信息和市场信息，开展国内、国际医药流通企业管理技术交流与经济合作；⑥组织医药流通企业人才、技术和有关专业培训，指导帮助企业改善经营管理，提高企业管理水平；⑦参与制定、修订行业准入、行业管理、市场竞争规则、GSP 认证等行业标准，组织企业贯彻实施；参与药品经营企业市场准入方面的有关工作及资格审查；⑧建立行业自律机制、制定行业道德准则、诚信服务等行规行约，规范行业自我管理行为。协调同行价格争议，维护行业内公平竞争；⑨积极开展国际交往，与国外同类协会和有关行业建立合作交流关系，组织做好对国外先进经验的消化、吸收工作，以及承办政府医药主管部门委托的其他有关事宜。

5. 中国中药协会（China Association of Traditional Chinese Medicine, CATCM） 中国中药协会由原全国中药经济研究会和中国中药企业协会合并组成，2001 年 5 月在北京成立，首批会员单位 392 家。

其主要任务：①制定有关中药行业行规行约；②对新办中药生产经营企业进行前期咨询调研；③参与制定本行业技术标准，并组织实施；④规范中药行业价格；⑤组织开展行业信息统计工作；⑥组织行业技术咨询、培训、协作和技术交流；⑦组织推广中药行业优质服务活动；⑧开展国际间技术交流与合作，以及承担政府有关部门委托的任务。

6. 中国医药教育协会（China Medicine Education Association, CMEA） 中国医药教育协会成立于 1992 年 11 月，是医药教育的全国性群众团体。

CMEA 的主要任务：①参与全国医药教育与培训的规划、计划，以及有关方针、政策的研究和讨论，为有关部门决策提供参考依据和建设性意见；②接受业务主管部门和其他政府有关部门委托的医药教育与培训研究课题或有关的任务；③为我国高等药学院校，各级职业技术学校及各级各类办学机构的教育改革和医药企事业单位的教育和培训提供咨询和服务；④调查研究医药教育与培训工作中的情况和问题，总结推广医药教育改革的成果和经验；⑤参与医药教育和培训的教学活动，举办各种培训进修班，组织编写有关教材；⑥开展医药教育与培训的理论研究和学术交流活动，加强同其他群众团体、组织的联系，参加国内外有关学术团体的活动；⑦开展国际间有关医药教育与培训的学术交流和合作；⑧组织出版医药教育与培训的学术刊物和资料。

7. 中国执业药师协会（China Licensed Pharmacist Association，CLPA） 中国执业药师协会成立于 2003 年 2 月，它是全国执业药师及药品生产、经营、使用单位、医药教育机构、地方执业药师协会等相关单位自愿结成的专业性、全国性、非营利性的社会团体。

中国执业药师协会的主要职责：①宣传、贯彻国家有关法律、法规和政策；②调查统计执业药师及药学业务工作等情况，组织开展临床药学、合理用药及执业药师管理、药品监督管理等方面研究工作；③向政府有关部门提出政策建议，向药品生产、经营、使用单位及执业药师提供药学信息和健康知识服务；维护执业药师的合法权益;④开展执业药师继续教育及考试培训工作;⑤组织开展国内、国际执业药师学术交流与合作;⑥加强执业药师执业行为规范和职业道德建设;⑦接受并开展法律法规规章授权和政府有关部门委托的执业药师管理工作;⑧建立执业药师网站,编辑、出版学术刊物和有关资料等。截至 2015 年 11 月 30日,全国注册执业药师 250180 人,注册总人数较 2015 年 10 月底增加 6901 人,较 2014 年底增加 83676人。其中在社会药店注册人数较 2015 年 10 月底增加 7079 人,较 2014 年底增加 81138 人。

学习任务六　国外药事管理体制及机构

每一个国家的药事管理组织体制都是在其特定的社会制度、国体与政体、医药卫生状况及历史发展背景下逐渐形成的。而且,任何药事管理组织体制都不是固定不变的,特别是在现代各种管理模式、方法和手段日新月异的社会环境中。

药事管理体制的发展也受到药学科学技术的发展水平和现代管理理论创新程度的影响,并不断地走向规范化、科学化、法治化、国际化的发展道路。但无论各个国家的经济文化背景如何,确保公众用药的安全、有效、经济、合理始终是其药事管理组织体制构建的根本目标,这在世界各国已经达成共识。

一、世界卫生组织(World Health Organization,WHO)

世界卫生组织是联合国专门机构,1948 年 6 月成立,总部设立在瑞士日内瓦,下设三个主要机构:世界卫生大会、执行委员会及秘书处。截至 2006 年 5 月,世界卫生组织共有 192 个成员国。

WHO 的宗旨:使全世界人民获得可能的最高水平的健康。提高世界人民健康水平,承担国际卫生工作的指导与协调责任;协助各国政府加强卫生业务,发展与会各国之间的技术合作,并在紧急情况下给予必要的医疗卫生救济;促进流行病、地方病及其他疾病的防治工作;促进营养、环境卫生及食品、生物制品与药物等的国际标准化。

WHO 的专业机构:①顾问和临时顾问;②专家咨询团和专家委员会,共 47 个;③全球和地区医学研究顾问委员会;④WHO 合作中心。

WHO 总部秘书处设有总干事办公室,有总干事和 5 名助理总干事,每位助理总干事分管若干处。有关药品方面由诊断、治疗和康复技术处管理。诊断、防治疾病药物方面的主要工作有如下几项。

(1) 制定药物政策和药物管理规划:要求各国采取行动,选择、供应和合理使用基本药物约 200 种。

(2) 药品质量控制:编辑和出版国际药典;主持药品的统一命名以避免药品商品名称的混乱;出版季刊(药物情报),通报有关药品功效和安全情报。

(3) 生物制品:制定国际标准和控制质量,通过其合作中心向会员国提供抗生素、抗原、抗体、血液制剂、内分泌制剂的标准品,支持改进现有疫苗和研制新的疫苗。

(4) 药品质量管理:制定并经 1977 年世界卫生大会通过《药品生产质量管理规范》(简称 WHO 的GMP)、《国际贸易药品质量认证体制》(简称 WHO 的认证体制,1975 年制定)两个制度,大会建议并邀请各会员国实施和参加。

二、欧盟药事管理组织体制

欧盟的药品管理部门分为欧盟一级和成员国一级。欧盟一级主要集中于法规的制定和单一市场的建立,而成员国一级主要集中在药品的审批、采购、定价的管理等方面。欧盟负责药品事务的政府机构是欧洲联盟药品化妆品管理(Pharmaceuticals & Cosmetics,European Union,PC),隶属于欧洲委员会工业局。PC 负责对欧洲药品评价局(European Agency for the Evaluation of Medicinal Products,EMEA)进行指导。药品评价机构下设有两个委员会:人用药委员会和兽用药委员会。

三、美国药品监督管理体制及机构

美国联邦政府卫生行政的主管部门是美国联邦卫生与人类健康服务部(Department of Health and

Human Services，HHS），是美国政府保护美国人健康并为他们提供基本卫生服务的重要机构。

HHS下设的食品药品管理局（Food and Drug Administration，FDA），是美国联邦政府药品监督管理的工作机构，负责实施药品管理法，对药品进行质量监督的强制性管理工作。

（一）联邦政府（即中央政府）的药品监督管理机构

联邦政府卫生与人类健康服务部下设的食品药品管理局（Food and Drug Administration，FDA），负责全国食品、人用药品、兽用药品、医疗器械用品、化妆品等的监督管理。

FDA的基本职责简单明确：帮助安全有效的产品尽快上市并继续监测产品上市后的安全性，以促进和保护公众健康。

FDA的组织机构如下。

（1）FDA局长办公室（Office of the Commissioner，OC）：行政办公厅局长为FDA的最高领导，其职位由美国总统在参议院同意下委任。该机构主要负责管理整个FDA的事务，包括制定政策、法规、计划，行政管理、外联、风险管理等职能，还直接管理国际项目和官员控诉案件的处理。

（2）6个产品中心：①生物制品评价与研究中心；②器械与放射学健康中心；③药品审评与研究中心；④食品安全与应用营养学中心；⑤兽药中心；⑥国家毒理学研究中心。

（3）8个监管事务办公室（Office of Regulatory，ORA）：其监督管理的产品包括人用药品、人用生物制品、兽用药品、食品、化妆品、医疗机械、放射性机电产品（包括手机、微波炉等）。

（二）美国药典委员会

美国药典委员会为非政府的独立机构，负责制定药品标准，并根据FDA对载入药典的药品质量标准、检验方法等条文的评价和审核，进行药典的审核与修订工作。

美国药典委员会编撰的国家药品标准有《美国药典》（U. S. Pharmacopoeia，USP）、《美国药典》增补版（一般每年两次）、《国家处方集》（National Formulary，NF）。另外，还出版有《配制药剂信息》《用药指导》《美国药物索引》及期刊《药学讨论》等。

美国药典是美国政府对药品质量标准和检定方法进行的技术规定，也是药品生产、使用、管理、检验的法律依据。NF收载了USP尚未收入的新药和新制剂。

（三）美国药房理事会协会及各州药房理事会

1. 全国药房理事会协会（NABP）　NABP是独立的、国际的、公正的协会。它是代表各州药房理事会的唯一专业协会（代表国内各州与新西兰、加拿大、4个澳大利亚州的州药房理事会），帮助各成员理事会制定、推行、执行为确保公众健康的一致水准。

NABP的职责：①制定各州药学教育统一的最低标准；②制定统一药品使用立法的程序；③制定州间药师的发证规定；④提高药学教育的质量；⑤在药师发证及药学服务方面同州、联邦政府、国际相应政府机构及组织的广泛合作。

2. 各州药房理事会（SBP）　（1）SBP的组成：它是依法成立的独立的各州卫生行政机构。根据各州的大小不同，大致由7～9人组成。其中会长由州长征得州议员多数成员同意而任命。

（2）SBP的职责：①管理本州的药房工作；②对药房执照、药师执照、见习药师执照的申请者进行审查、考试和发证；③根据本州"药房法"检查各种违法者，并按条例决定其处罚；④定期对药房进行检查、验收；⑤协助FDA和美国麻醉药物强制管理局（Drug Enforcement Administration，DEA）分支执行其他药政法规；⑥决定药房执照和药师执照的暂停和吊销；⑦根据本州"药房法"颁布实施细则。

（四）美国药学会

美国药学会成立于1852年，它是美国药政职业、行业的社会团体，其主要作用是职业、行业管理。美国药学会下设众多协会、委员会，如美国药学院校协会、药学院校审议委员会、美国医院药房协会、美国零售药房协会和美国制药工业协会等。

四、日本药品监督管理体制及机构

根据日本的药事法，药品和药事监督管理层次分为中央级、都道府县级和市町村级三级。

　　日本的药品监督管理部门称为药务局,它隶属于中央政府厚生劳动省(卫生福利部),负责日本食品、药品、化妆品、生物制品、医疗器械等的管理。地方的各都道府县有卫生主管部局,内设药事主管课。

　　药务局的主要职能:①指导、监督药师的职位、工作;②指导、监督、管理药品,类药品、医疗器械、外科敷料的生产与销售;③指导、监督药物不良反应机构,研究机构,药品推广机构,产品再评价机构的工作;④指导药品、类药品、化妆品、医疗器械的测试、检测、研究;⑤为药品、类药品、医疗器械、化妆品生产商、进口商提供服务;⑥对有毒物质、有害物质的控制;⑦对掺假、标签不当的药品、类药品、化妆品、医疗器械的控制;⑧提供生物制品、抗生素及一些特殊药品的分析服务;⑨控制、监督与麻醉药品、精神药品、大麻,以及对这些药品处理有关的所有活动;⑩鸦片的接收、销售、控制;⑪兴奋剂、兴奋性物质的控制、处置;⑫负责有关药事、麻醉药品、大麻等的执法;⑬负责失血、献血供应控制法案的执法;⑭决定以上各种服务的费用。

　　药务局下设有八个课,分别是计划课、经济事务课、研究开发课、药品和化妆品课、医疗器械课、安全课、督导课及麻醉药品课。

学习小结

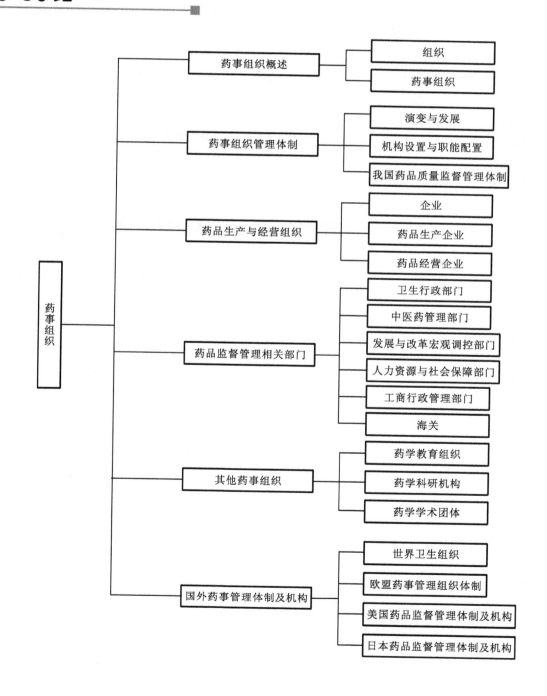

目标检测

一、最佳选择题（每题的备选项中,只有一个最佳答案）

1. 中国药学会是全国药学科学技术工作者组成的社会团体,具有（　　）。

A. 学术性、公益性、专业性　　　　　B. 公益性、全国性、专业性

C. 学术性、公益性、非营利性　　　　D. 全国性、专业性、非营利性

2. 中国药师协会成立的时间是（　　）。

A. 2000 年 2 月　　B. 2001 年 2 月　　C. 2002 年 2 月　　D. 2003 年 2 月

3. 国家药品监督管理部门对药品进行监督管理的环节为（　　）。

A. 研究、生产、经营、价格　　　　　B. 研究、生产、广告、价格

C. 生产、经营、使用、广告　　　　　D. 研究、生产、经营、使用

二、配伍选择题（每组题目对应同一组选项,备选可重复选用,也可不选用）

A. CFDA　　　　B. SFCA　　　　C. SDA　　　　D. FDA　　　　E. DEA

1. 表示国家食品药品监督管理总局的是（　　）。

2. 表示美国食品药品管理局的是（　　）。

三、多选题（每题的备选项中,只有 2 个或 2 个以上正确答案,不得错选或少选）

属于药品监督管理技术机构的是（　　）。

A. 中国食品药品检定研究院　　　B. 国家药典委员会　　　C. 药品审评中心

D. 药品评价中心　　　　　　　　E. 国家食品药品监督管理总局

实训项目

比较中、美、日药品监督管理体制的异同

【实训目的】

通过了解中、美、日药品监督管理体制的异同,使学生对我国药品监督管理体制的理解加深,提高学生分析和解决实际工作问题的能力。

【实训方式】

课堂讨论。

【实训内容】

要求学生按照书上相关内容,指定某一具体药品,比较中、美、日药品监督管理体制对这一药品的监督管理,对产生异同的原因加以分析。

【实训步骤】

1. 根据班级人数分组,选出一人担任小组长。

2. 以小组为单位按照实训的要求进行文献索引及查阅相关资料。

3. 各小组派一名成员进行发言。

4. 指导老师根据发言情况进行课堂总结。

5. 学生将案例资料和讨论结果进行归纳整理,并写出书面分析报告。

6. 指导老师根据发言及分析报告情况给出实训考核成绩。

7. 撰写实训调研报告,具体要求如下。

(1) 字数 1000 字以上。

(2) 对中、美、日各国对该药品不同的监督管理的原因进行分析。

(3) 提出存在的问题及解决措施。

（杨家林）

学习项目三　药品与药品质量监督管理

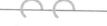

学习任务一　药　　品

 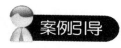案例引导

保健食品不能当药品使用

　　某日,山东德州的张女士向公安局求助,称一个月前花一千余元买了一套保健品,服用后觉得没有任何效果,怀疑是假药,想报案。针对此情况,民警找到张女士并查看了其购买的保健品,发现该保健品外包装上没有"生产批号"和"国药准字"等字样。

　　日常生活中,许多市民也经常遇到像张女士这样的困惑。作为药学工作者,需要提醒广大消费者要特别注意的是,保健食品在市场上名目繁多,但保健食品一定不能当药品使用。如一盒金银花口服液,无论是从名字,还是包装上乍一看就以为它是药品,在专业人员指点下才发现它的包装是"豫卫食健字"。再看看一种复方甘草片,同样是"卫食健字"。还有些保健食品如"排毒养颜胶囊"是非处方药,有人冒用保健食品批准号的方式来标注"排毒养颜胶囊"这个名字,误导消费者。

　　思考:1. 什么是药品?

2. 药品与保健食品的区别？

一、药品的概念

（一）药品的定义

《中华人民共和国药品管理法》（简称《药品管理法》）对药品定义为：药品是指用于预防、治疗、诊断人的疾病，有目的地调节人的生理机能并规定有适应证或者功能与主治、用法和用量的物质，包括中药材、中药饮片、中成药、化学原料药及其制剂、抗生素、生化药品、放射性药品、血清、疫苗、血液制品和诊断药品等。

（二）药品含义

（1）药品的范围有明确规定。药品的法定范围包括中药材、中药饮片、中成药、化学原料药及其制剂、抗生素、生化药品、放射性药品、血清、疫苗、血液制品和诊断药品等。因此可以将药品大致分为三类：①中药，包括中药材、中药饮片、中成药；②化学药，包括化学原料药及其制剂、抗生素；③生物药，包括血清、疫苗、血液制品。从中可知传统药（中药材、中药饮片、中成药）和现代药（化学药品等）均是药品，这和一些西方国家不完全相同。这一规定有利于继承、整理、提高和发扬中医药文化，更利于有效地开发、利用医药资源为现代医疗保健服务。

（2）药品不单指药物成品或者药物制剂，也包括原料药物和中药材。虽然原料药必须经过加工制成某种制剂，大部分中药材亦需要加工制成中药饮片才能供临床应用，原料药也没有规定用于治疗疾病的用法、用量，但在我国《药品管理法》中，也是将其作为药品进行管理的。

（3）药品的使用目的、方法有严格规定。药品的使用目的是用于预防、治疗、诊断人的疾病，有目的地调节人的生理机能，使用方法要求必须遵循规定的适应证或者功能主治、用法和用量。这就与保健品、食品、毒品区别开来，因为保健品、食品、毒品的使用目的显然与药品不同，使用方法也不同。

（4）药品特指人用药品，不包括农药和兽药。此含义与日本、美国、英国等许多国家的药事法、药品法对药品的定义不同，它们的药品定义包括了人用药和兽用药。

（5）《药品管理法》界定的药品包括诊断药品。诊断药品包括体内使用的诊断药品和按药品管理的用于血源筛查的体外诊断试剂和采用放射性核素标记的体外诊断试剂。其他的更多体外诊断试剂在我国是按医疗器械进行管理的。

二、药品的分类

（一）现代药与传统药

1. 现代药　现代药是指用现代医学、药学理论方法和化学技术、生物技术等现代科学技术手段发现或获得的，并在现代医学、药学理论指导下用于预防、治疗、诊断疾病的物质。目前，多数民众俗称为"西药"。根据来源不同，现代药通常分为化学药品、抗生素、生物制品和生化药品，如阿司匹林、青霉素、磺胺、尿激酶、干扰素等。现代药具有以下特点：①用现代医药学观点表述其特性；②能被现代医学使用的药物；③是用合成、分离、提取、化学修饰、生物工程等方法制取的物质；④化学结构基本清楚，有控制质量的标准和方法；⑤用现代医药学理论和方法筛选确定其药效。

2. 传统药　传统药包括中药材、中药饮片、中成药等，是人类在与疾病作斗争的漫长历史过程中发现、使用的，并一般在传统医学、药学理论指导下用于疾病预防、治疗的物质。传统药具有以下特点：①用传统医药学观点和理论表述其特性；②能被传统医学使用的药物；③根据药物的性能组合在方剂中；④在传统医药学理论的指导下应用（最根本的特点）。

（二）处方药与非处方药

为保障人民用药安全有效、使用方便，根据《中共中央、国务院关于卫生改革与发展的决定》，制定了《处方药与非处方药分类管理办法》。根据药品品种、规格、适应证、剂量及给药途径不同，对药品分别按处方药与非处方药进行管理。

1. 处方药　必须凭执业医师或执业助理医师处方才可购买、调配和使用的药品。

2. 非处方药(OTC drugs)　由国务院药品监督管理部门公布的,不需要凭执业医师或执业助理医师处方,消费者即可自行判断、购买和使用的药品。根据药品的安全性,非处方药分为甲、乙两类。

(三)新药与已有国家标准的药品

1. 新药　新药是指未曾在中国境内上市销售的药品。已上市的药品改变剂型、改变给药途径,亦按新药管理。

2. 已有国家标准的药品(仿制药品)　已有国家标准的药品是指国家已批准正式生产,并收载于国家药品标准的品种中。

(四)国家基本药物

基本药物是适应基本医疗卫生需求、剂型适宜、价格合理、能够保障供应,公众可公平获得的药品。政府举办的基层医疗卫生机构全部配备和使用基本药物,其他各类医疗机构也都必须按规定使用基本药物。国家基本药物目录在保持数量相对稳定的基础上,实行动态管理,原则上 3 年调整一次。必要时,经国家基本药物工作委员会审核同意,可适时组织调整、公布。

(五)城镇职工基本医疗保险药品

为了保障职工基本医疗用药,合理控制药品费用,规范基本医疗保险用药范围管理,制定了《基本医疗保险药品目录》。纳入《基本医疗保险药品目录》的药品,应遵循临床必需、安全有效、价格合理、使用方便、市场能够保证供应的原则。

《基本医疗保险药品目录》所列药品包括西药、中成药(含民族药)、中药饮片(含民族药)。西药和中成药列基本医疗保险基金准予支付的药品目录,药品名称采用通用名,并标明剂型。中药饮片列基本医疗保险基金不予支付的药品目录,药品名称采用药典名。

《基本医疗保险药品目录》中的西药和中成药在国家基本药物的基础上遴选,并分"甲类药品目录"和"乙类药品目录"。

(1)甲类药品目录:甲类目录药品是临床必需、使用广泛、疗效好,且同类药品中价格低的药品。"甲类药品目录"由国家统一制定,各地不得调整。

(2)乙类药品目录:乙类目录药品是供临床选择使用、疗效好,比甲类目录中同类药品价格略高的药品。"乙类药品目录"由国家制定,各省、自治区、直辖市可根据当地经济水平、医疗需求和用药习惯,适当进行调整,增加或减少的品种数之和不得超过国家制定的"乙类药品目录"药品总数的 15%。

(六)特殊管理药品

我国《药品管理法》规定,麻醉药品、精神药品、医疗用毒性药品、放射性药品为特殊管理的药品。

三、药品的特殊性

药品是以货币交换的形式到达患者手中,它是一种商品;但药品是以治病救人为目的,所以是特殊商品。药品的特殊性表现在如下几个方面。

1. 专属性　药品的专属性表现在对症治疗,患什么病用什么药。不像一般商品可以互相替代。药品是直接关系到人体健康和生命安危的特殊商品,它与医学紧密结合,相辅相成。处方药只有通过医师的检查诊断,凭执业医师或执业助理医师处方销售、购买和使用。非处方药必须根据病情,按照药品说明书、标签的说明使用或在药师指导下购买和使用。

2. 两重性　药品的两重性是指药品有防病治病的一面,也有不良反应的另一面。药品使用得当则可以达到治病救人目的,反之,则可危害人体健康甚至致命。例如链霉素,使用得当可以抗菌治病,使用不当会导致永久性耳聋。又如杜冷丁是一种镇痛良药,若管理不善或使用不当会使患者成瘾。

3. 质量的重要性　由于药品与人们的生命有直接关系,确保药品质量尤为重要。《药品管理法》规定:药品必须符合国家药品标准。也就是说,法定的国家药品标准是保证药品质量和划分药品合格与不合格的唯一依据。药品只有符合法定质量标准的合格品才能保证疗效,允许销售,否则不得销售。此外,药品质量的重要性还反映在国家推行 GLP、GMP、GSP、GCP 等质量管理制度,以规范药品的研制、生产、流通、使用的行为,实行严格的质量监督管理,确保药品质量。

4. 时限性 人们只有防病治病时才需要用药,但药品生产、经营企业平时应有适当数量的生产和储备。另外,药品均有有效期,一旦有效期到达,即行报废销毁。有的药品有效期很短,且用量少,几乎无利可图,也要保证其生产和供应,并适当储备,以防急用。

学习任务二 药品质量监督管理

一、药品的质量特性

质量特性是指"产品、过程或体系与要求有关的固有特性"。药品质量特性是指药品与满足预防、治疗、诊断人的疾病,有目的地调节人的生理机能的要求有关的固有特性。药品质量特性包括有效性、安全性、稳定性、均一性等四个方面。

1. 有效性(effectiveness) 药品的有效性是指在规定的适应证、用法和用量的条件下,能满足预防、治疗、诊断人的疾病,有目的地调节人的生理机能的要求。有效性是药品质量的固有特性。若对防治疾病没有效,则不能成为药品。但有效性必须在一定前提条件下产生,即有一定适应证、用法和用量。我国对药品的有效性按在人体达到所规定的效应的程度,可分为"痊愈"、"显效"、"有效"。国际上有的国家则采用"完全缓解"、"部分缓解"、"稳定"来区别。

2. 安全性(safety) 药品的安全性是指按规定的适应证和用法、用量使用药品后,人体产生毒副反应的程度。大多数药品均有不同程度的毒副反应,因此,安全性也是药品的固有特性,只有在衡量有效性大于毒副反应,或可解除、缓解毒副作用的情况下才能使用某种药品。如果某种物质对一些疾病治疗有效,但是对人体有致畸、致癌,甚至致死作用,那么该物质就不能成为药品。

3. 稳定性(stability) 药品的稳定性是指在规定的条件下保持其有效性和安全性的能力。所谓规定的条件是指在规定的有效期内,以及生产、储存、运输和使用的条件,稳定性要求在这些条件下药品的各项质量检查指标在合格范围内。稳定性也是药品的固有特性。如某些物质虽然具有预防、治疗、诊断疾病的有效性和安全性,但极易变质、不稳定、不便于运输和储存,也不能作为药品进入医药市场。

4. 均一性(uniformity) 药品的均一性是指药物制剂的每一单位产品都符合有效性、安全性的规定要求,即指药物制剂的单位产品,如每一片药、一支注射剂、一包冲剂、一瓶糖浆等具有相同的品质。由于人们用药剂量与药品单位产品有密切关系,特别是有效成分在单位产品中的含量很少的药品,若每单位药物含量不均一,就可能造成患者用量的不足而失效或用量过大而中毒,甚至导致死亡。所以,均一性是在制剂过程中形成的药物制剂的固有特性。

课堂互动

普通商品的质量特性与药品的质量特性有何不同?

二、药品质量监督管理的性质与作用

药品质量监督管理是指国家药品监督管理主管部门根据法律授予的权力及法定的药品标准、法规、制度、政策,对药品研制、生产、销售、使用的药品质量(包括进出口药品质量)及影响药品质量的工作质量进行的监督管理。

(一)我国药品监督管理的历史沿革

新中国成立后,药品质量监督管理工作开始起步。1950 年卫生部成立了第一届中国药典编撰委员会,组织编印了第一部《中国药典》。1963 年颁布综合性药政管理行政法规《关于药政管理的若干规定》,对药厂进行了一次全国范围的大整顿。改革开发后,医药政策放开,生产流通体制逐步完善,外资进入医药领域,医药产业迅猛发展,我国政府职能也不断变化,先后进行了三次行政管理体制改革,组建了国家医药管理局等专业管理部门,出台了《药品管理法》等法律法规,逐步规范药品管理。

1998年,组建了国家药品监督管理总局,负责对药品(含医疗器械)研究、生产、流通、使用全过程的监督管理,药品集中统一监管体制正式建立。

2003年,我国进行了第五次行政管理体制改革,国务院在国家药品监督管理局的基础上组建国家食品药品监督管理局(SFDA),仍然作为国务院直属机构。其主要职责是继续行使国家药品监督管理局的职能,并负责对食品、保健品、化妆品安全管理的综合监督和组织协调,依法组织开展对重大事故的查处。

2008年,国家食品药品监督管理局改由卫生部管理,负责食品卫生许可,监管餐饮业、食堂等消费环节食品安全,监管药品的科研、生产、流通、使用和药品安全。卫生部承担食品安全综合监督、组织协调和依法组织开展对重大事故查处,同时还负责组织制定食品安全标准和药品法典,建立国家基本药物制度。

2013年,为加强食品药品监督管理,提高食品药品安全质量水平,国家再次对食品药品监管体制进行调整,将国务院食品安全委员会办公室的职责、国家食品药品监督管理局的职责、国家质量监督检验检疫总局的生产环节食品安全监督管理职责、国家工商行政管理总局的流通环节食品安全监督管理职责整合成立国家食品药品监督管理总局(CFDA)。完善了统一权威的食品药品监管机构,建立了最严格的覆盖全过程的监管制度。各省(市、区)参照中央政府机构改革和设置要求,结合各地实际,先后对省以下食品药品监管部门的职责和管理体制进行了调整。

(二)我国药品质量监督管理的性质

我国药品质量监督管理具有预防性、完善性、促进性、情报性及教育性。

(三)我国药品质量监督管理的职责

我国国家食品药品监督管理总局(CFDA)目前下设17个内设机构:办公厅、综合司(政策研究室)、法制司、食品安全监管一司、食品安全监管二司、食品安全监管三司、药品化妆品注册管理司(中药民族药监管司)、医疗器械注册管理司、药品化妆品监管司、医疗器械监管司、稽查局、应急管理司、科技和标准司、新闻宣传司、人事司、规划财务司、国际合作司(港澳台办公室)。其主要职责是对生产、流通、消费环节的食品安全和药品的安全性、有效性实施统一监督管理。具体包括以下方面。

(1)负责起草食品(含食品添加剂、保健食品)安全、药品(含中药、民族药)、医疗器械、化妆品监督管理的法律法规草案,拟订政策规划,制定部门规章,推动建立落实食品安全企业主体责任、地方人民政府负总责的机制,建立食品药品重大信息直报制度,并组织实施和监督检查,着力防范区域性、系统性食品药品安全风险。

(2)负责制定食品行政许可的实施办法并监督实施。建立食品安全隐患排查治理机制,制定全国食品安全检查年度计划、重大整顿治理方案并组织落实。负责建立食品安全信息统一公布制度,公布重大食品安全信息。参与制定食品安全风险监测计划、食品安全标准,根据食品安全风险监测计划开展食品安全风险监测工作。

(3)负责组织制定、公布国家药典等药品和医疗器械标准、分类管理制度并监督实施。负责制定药品和医疗器械研制、生产、经营、使用质量管理规范并监督实施。负责药品、医疗器械注册并监督检查。建立药品不良反应、医疗器械不良事件监测体系,开展监测和处置工作。拟订并完善执业药师资格准入制度,指导监督执业药师注册工作。参与制定国家基本药物目录,配合实施国家基本药物制度。制定化妆品监督管理办法并监督实施。

(4)负责制定食品、药品、医疗器械、化妆品监督管理的稽查制度并组织实施,组织查处重大违法行为。建立问题产品召回和处置制度并监督实施。

(5)负责食品药品安全事故应急体系建设,组织和指导食品药品安全事故应急处置和调查处理工作,监督事故查处落实情况。

(6)负责制定食品药品安全科技发展规划并组织实施,推动食品药品检验检测体系、电子监管追溯体系和信息化建设。

（7）负责开展食品药品安全宣传、教育培训、国际交流与合作。推进诚信体系建设。

（8）指导地方食品药品监督管理工作，规范行政执法行为，完善行政执法与刑事司法衔接机制。

（9）承担国务院食品安全委员会日常工作。负责食品安全监督管理综合协调，推动健全协调联动机制。督促检查省级人民政府履行食品安全监督管理职责并负责考核评价。

（10）承办国务院及国务院食品安全委员会交办的其他事项。

（四）我国药品质量监督管理的技术支撑机构

我国药品质量监督管理的技术支撑机构目前主要有：中国食品药品检定研究院（国家食品药品监督管理总局医疗器械标准管理中心）、国家药典委员会、品种药品审评中心、国家食品药品监督管理总局食品药品审核查验中心、国家食品药品监督管理总局药品评价中心（国家药品不良反应监测中心）、国家中药品种保护审评委员会（国家食品药品监督管理总局保健食品审评中心）、国家食品药品监督管理总局行政事项受理服务和投诉举报中心、国家食品药品监督管理总局执业药师资格认证中心等。

（五）我国药品质量监督管理的原则

1. 以社会效益为最高准则 药品是防病治病的物质基础，保证人民群众用药安全、有效是药品监督管理工作的宗旨，也是药品生产、经营活动的目的。因此，药品质量监督管理必须以社会效益为最高准则。

2. 质量第一的原则 药品是特殊商品，药品的质量至关重要，符合质量标准要求，才能保证疗效；否则将无效，以致于贻误病情。因此，质量问题直接关系到患者的生命安全，我们自始至终应该把药品的质量放在首位。

3. 法制化与科学化高度统一的原则 总结以往经验，要搞好药品监督管理工作，必须对其立法，做到有法可依、有法必依、执法必严、违法必究。同时，必须依靠科学的管理方法，如严格执行《药品生产质量管理规范》、《药品经营质量管理规范》，推广应用现代先进的科学技术等来促进药品监督管理工作。《药品管理法》及《中华人民共和国药品管理法实施条例》（简称《药品管理法实施条例》）、《药品生产质量管理规范》的颁布实施就是对药品科学的监督管理赋予了法定性质。

4. 专业监督管理与群众性的监督管理相结合的原则 为了加强对药品的监督管理，国家设立了药品监督管理机构，专门负责药品监督管理工作。在药品生产、经营企业和医疗单位设立药品质检科室，开展自检活动，还设立了群众性的药品质量监督员、检验员，开展监督工作。这三支力量相结合，发挥着越来越大的作用。

学习任务三　药品标准与药品质量监督检验

一、药品标准

（一）药品标准的定义

药品标准，也称药品质量标准，是指对药品的质量指标、生产工艺和检验方法等所作的技术要求和规范，内容包括药品的名称、成分或处方的组成；含量及其检验方法；制剂的辅料规格；允许的杂质及其限量；以及药品的作用、用法、用量；注意事项；储藏方法等。药品标准是鉴别药品真伪，控制药品质量的依据。中药材、中成药、化学原料药及其制剂、生物制品等根据各自的特点设置不同的标准项目。

药品标准也是对药品的各种检查项目、指标、限度、范围、方法和设备条件等所做的规定，这些规定把能够反映药品质量特性的各种技术参数和指标以技术文件的形式汇编成册。为了保证药品标准的可靠、有效，所有药品标准的具体项目，比如药品的纯度、成分含量、组分、生物等效性、疗效、热原度、无菌度、物理化学性质及杂质限量等指标的检测结果，都应当是可以识别或能够定量的。

（二）药品标准的分类

药品标准分为法定标准和非法定标准两种。法定标准是包括《中国药典》在内的国家药品标准；非法定标准有行业标准、企业标准等。法定标准属于强制性标准，是药品质量的最低标准，拟上市销售的任何药品都必须达到这个标准；企业标准只能作为企业的内控标准，各项指标均不得低于国家药品标准。

（三）药品标准的制定原则

药品标准与药品生产技术和质量管理水平密切相关，药品标准的高低反映了一个国家或者企业的综合实力。一方面，药品标准不能定得过高，导致企业能力所不及，增加额外成本与负担；另一方面，标准也不可降得太低，造成药品质量良莠不齐，给用药者带来伤害。药品标准的制定原则包括以下内容。

（1）坚持质量第一，体现"安全有效、技术先进、经济合理"的原则，尽可能与国际标准接轨，起到促进质量提高，择优发展的作用。

（2）充分考虑生产、流通、使用各环节对药品质量的影响因素，有针对性地制定检测项目，切实加强对药品内在质量的控制。

（3）根据"准确、灵敏、简便、迅速"的原则选择并规定检测、检验方法，既要考虑现阶段的实际水平和条件，又要体现新技术的应用和发展。

（4）标准规定的各种限量应结合实践，要保证药品在生产、储运、销售和使用过程中的质量。

二、国家药品标准

（一）国家药品标准的定义

国家药品标准是国家对药品质量要求和检验方法所作的技术规定，是药品生产、供应、使用、检验和管理共同遵循的法定依据。通常，国家药品标准由政府或政府授权的权威机构组织编撰，政府统一颁布。

我国药品标准经历了多次变化。最新的变化是 2001 年颁布实施的《药品管理法》第 32 条规定"药品必须符合国家药品标准"，明确取消了地方药品标准。原地方药品标准经审查符合《药品管理法》有关规定的，经过批准后上升并纳入国家药品标准，以解决不同地区生产的相同名称药品存在不同标准或者相同药品不同名称的问题。

（二）国家药品标准的分类

国家药品标准包括国家药品监督管理部门颁布的《中国药典》和药品标准，以及经国家药品监督管理部门批准的药品注册标准，其内容一般包含药品质量指标、生产工艺和检验方法等相关的技术指导原则和规范。

1.《中国药典》 国家药典委员会编纂，国家药品监督管理部门批准并颁布。《中国药典》是国家药品标准的核心，是具有法律地位的药品标准，拥有最高的权威性。

2. 国家药品监督管理部门颁布的其他药品标准 为了促进药品生产，提高药品质量和保证用药安全，除《中国药典》规定了国家药品标准外，尚有《国家食品药品监督管理总局国家药品标准》（简称"局颁药品标准"，或"局颁标准"），也收载了国内已有生产、疗效较好，需要统一标准但尚未载入药典的品种，以及与药品质量指标、生产工艺和检验方法相关的技术指导原则和规范。现有《国家食品药品监督管理总局国家药品标准》新药转正标准 1～48 册、《国家食品药品监督管理总局国家药品标准》国家中成药标准汇编（中成药地方标准升国家标准部分）等。这类标准的性质与《中国药典》相似，也具有法律约束力，同样是检验药品质量的法定依据。

3. 药品注册标准 药品注册标准是指国家药品监督管理部门批准给申请人特定药品的标准，生产该药品的生产企业必须执行该注册标准。根据《中华人民共和国标准化法》规定和国际惯例，国家标准是市场准入的最低标准，原则上行业标准高于国家标准，企业标准应高于行业标准。药品注册标准不得低于《中国药典》的规定。

（三）中药饮片炮制规范

中药饮片必须按照国家药品标准炮制。考虑到各地中药习惯用法不同和医疗机构制剂的特殊性，国家规定中药饮片和医疗机构制剂标准作为省级地方标准仍允许保留,可以作为有法律效力的药品标准。《药品管理法》规定,中药饮片有国家药品标准的,必须按照国家药品标准炮制;国家药品标准没有规定的,才可以按照省级药品监督管理部门制定的炮制规范炮制。省、自治区、直辖市人民政府药品监督管理部门制定的炮制规范应当报国务院药品监督管理部门备案。

> ### ▌知识链接▌
>
> #### 2015 年版《中国药典》
>
> 《中国药典》于 1953 年编纂出版第一版以后,于 1963 年、1977 年分别编纂出版,从 1985 年起每 5 年修订颁布新版药典,现行版为 2015 年版《中国药典》。
>
> 2015 年版《中国药典》是新中国成立以来组织编制的第十版药典,分为四部出版,一部为中药,二部为化学药,三部为生物制品,四部为附录(通则)与辅料。2015 年版《中国药典》收载品种 5608 余种,其中新增 1082 余种,基本覆盖国家基本药物目录品种、国家医疗保险目录品种和临床常用药品,更加适合于临床用药的需求。新版药典主要特点有:①增加了药典第四部,药典标准更加系统化、规范化;②增加了检测药品限量指标,进一步提升了药品安全保障水平;③增设了专属性检验项目设定,进一步提升药品有效性控制能力;④完善了药用辅料标准,进一步提高了药物制剂质量。

三、药品质量监督检验

(一) 药品质量监督检验的定义

药品质量监督检验是指国家药品检验机构按照国家药品标准对需要进行质量监督的药品进行抽样、检查和验证,并发出相关质量结果报告的药品技术监督过程。

药品质量监督检验是药品监督管理的重要组成部分,是依法应用检验的方式客观地评价接收监督管理的药品是否符合国家药品标准,确保上市药品质量的活动。药品质量监督离不开检验,检验的目的是为了监督,因此,开展药品质量监督检验的技术必须是可靠的,数据必须是真实的。

(二) 药品质量监督检验的性质

国家对药品质量监督管理的手段之一就是监督检验,这种监督检验与药品生产检验、药品验收检验的性质不同。药品监督检验具有第三方检验的公正性,因为它不涉及买卖双方的经济利益,不以盈利为目的。药品监督检验是代表国家对研制、生产、经营、使用的药品质量进行的检验,具有比生产检验或验收检验更高的权威性。

(三) 药品质量监督检验的类型

药品质量监督检验根据其目的和处理方法不同,可以分为抽查检验、注册检验、指定检验和复验等类型。

1. 抽查检验 简称抽验,是国家依法对生产、经营和使用的药品质量进行有目的的调查和检查的过程,是药品监督管理部门通过技术方法对药品质量合格与否作出判断的一种重要手段。该检验属于药品监督管理部门的日常监督,是对已上市销售药品进行的监督检验,属于强制性检验。

根据《药品质量抽查检验管理规定》,抽查检验分为评价抽验和监督抽验。评价抽验是药品监督管理部门为掌握、了解辖区内药品质量总体水平与状态而进行的抽查检验工作。它是一种以科学理论为基础,以数理统计为手段的药品质量评价抽验方式,准确、客观地评价一类或一种药品的质量状况;监督抽验是药品监督管理部门在药品监督管理工作中,为保证人民群众用药安全而对监督检查中发现的质量可疑药品所进行的有针对性的抽验。评价抽验的抽样工作可由药品检验机构承担;监督抽验的抽样工作由药品监督管理部门承担,然后送达所属区划的药品检验机构检验。

药品抽查检验分为国家和省(自治区、直辖市)两级。国家药品抽验以评价抽验为主,省级药品抽验以监督抽验为主。抽查检验结果由国家和省级药品监督管理部门发布药品质量公告,国家药品质量公告应当根据药品质量状况及时或定期发布。对由于药品质量严重影响用药安全、有效的,应当及时发布;对药品的评价抽验,应给出药品质量分析报告,定期在药品质量公告上予以发布。

2. 注册检验 注册检验包括样品检验和药品标准复核。样品检验是指药品检验所按照申请人申报或者国家食品药品监督管理总局核定的药品标准对样品进行的检验。药品标准复核是指药品检验所对申报的药品标准中检验方法的可行性、科学性,设定的项目和指标能否控制药品质量等进行的实验室检验和审核工作。其目的是为了证明原检验数据和结果的可靠性和真实性,以确保药品的质量。

药品注册检验由中国食品药品检定研究院或者省级药品检验所承担。进口药品的注册检验由中国食品药品检定研究院组织实施。

3. 指定检验(国家检定) 指定检验是指国家法律或国家药品监督管理部门规定某些药品在销售前或者进口时,必须经过指定药品检验机构进行检验。《药品管理法》规定下列药品在销售前或者进口时,必须经过指定药品检验机构进行检验,检验不合格的,不得销售或者进口:①国家药品监督管理部门规定的生物制品;②首次在中国销售的药品;③国务院规定的其他药品。对于这些药品,虽然已经取得药品生产批准证明文件,并经药品生产企业检验合格,但是,如果在销售前没有经过药品检验机构对其药品实施检验,仍然会认定该销售行为是违法行为。

4. 复验 药品抽验当事人对药品检验机构的检验结果有异议,可按照法律法规的规定向相关的药品检验机构提出的复核检验。当事人对药品检验机构的检验结果有异议的,可以自收到药品检验结果之日起7日内提出复验申请,逾期不再受理复验。复验的样品必须是原药品检验机构的同一样品的留样,除此之外的同品种、同批次的产品不得作为复检的样品。复验申请应向原药品检验机构或原药品检验机构的上一级药品检验机构提出,也可以直接向中国食品药品检定研究院提出,除此以外的其他药品检验机构不得受理复验申请。

四、药品质量公告

(一)药品质量公告的定义

药品质量公告是指由国务院和省级药品监督管理部门向公众发布的有关药品质量抽查检验结果的通告。《药品管理法》第66条规定,国务院和省、自治区、直辖市人民政府的药品监督管理部门应当定期公告药品质量抽查检验的结果。药品质量公告是药品监督管理的一项重要内容,也是药品监督管理部门的法定义务,药品抽查检验的结果应当依法向社会公告。

(二)药品质量公告的作用

药品质量公告是药品质量抽验结果的反馈。通过药品质量公告,可以指导药品监督管理部门查处不合格药品,对不合格药品起到控制作用,防止已经出现质量问题、尚未处理的药品再次流入市场,实施对药品质量的后续跟踪管理;同时,向全社会公布药品质量的信息,及时使社会公众了解药品质量的状况,引起公众对药品质量的关注与重视,增强自我保护意识,从而保障公众的健康权益;又使各地各级药品监督管理部门之间实现信息共享,以便通过国家和各省的药品质量公告对本辖区内的药品实现更有针对性、更高效的监管;另外,还起到了对药品生产企业有效的警示作用,促进药品生产企业不断改进生产工艺,提升技术水平,完善质量管理,提高药品质量。

(三)药品质量公告的发布权限

国家药品质量公告应当根据药品质量状况及时或定期发布。对由于药品质量严重影响用药安全、有效的,应当及时发布;对药品的评价抽验,应给出药品质量分析报告,定期在药品质量公告上予以发布。省药品质量公告的发布由各省级药品监督管理部门自行规定。省级药品监督管理部门发布的药品质量公告,应当及时通过国家药品监督管理部门网站向社会公布,并在发布后5个工作日内报国家药品监督管理部门备案。

(四)药品质量公告的发布内容

药品质量公告应当包括抽验药品的品名、检品来源,检品标示的生产企业、生产批号,药品规格、检验机构、检验依据、检验结果、不合格项目等内容。从保障公众用药安全,对药品实行规范管理的角度出发,药品质量公告的重点是不符合国家药品标准的药品品种。

国家药品质量公告发布前,涉及内容的核实由省级药品监督管理部门负责。省级药品监督管理部门可以组织省级药品检验机构具体落实。核实结果应当经省级药品监督管理部门加盖印章予以确认后按要求报中国食品药品检定研究院汇总。在核实中,对企业反映的情况,应当查证其购销记录、生产记录等原始文件,必要时,应当进行进一步的调查予以确认。对接到不合格报告书后已经立案调查的,核实工作可与立案调查工作结合进行。省级药品质量公告涉及外省不合格药品的应当及时通知相关的省级药品监督管理部门协助核实。公告不当的,必须在原公告范围内予以更正。

五、药品质量管理规范

药品质量的差异直接关系到人体的生命安危。因此,为保障人体用药安全,维护人民身体健康和用药的合法权益,我国药品监督管理部门制定了一系列质量保证制度,如 GLP、GCP、GMP、GSP、GAP 等来规范药品研制、生产、经营、使用的行为。现分别简介如下。

1. **《药物非临床研究质量管理规范》** 其英文全称为 Good Laboratory Practice,简称 GLP。为了提高药物非临床研究的质量,确保实验资料的真实性、完整性和可靠性,保障人民用药安全,并与国际上的新药管理相接轨,依据《药品管理法》有关条款的规定,国家药品监督管理部门制定了《药物非临床研究质量管理规范》。GLP 是为申请药品注册而进行的非临床研究必须遵守的规定。要求药物研究过程中,药物非临床安全性评价研究机构必须执行药物非临床研究质量管理规范。

药品非临床研究是指为评价药品安全性,在实验室条件下,用实验系统进行的各种毒性试验,包括单独给药的毒性试验、反复给药的毒性试验、致癌试验、生殖毒性试验、致突变试验、依赖性试验、局部用药的毒性试验及与评价药物安全性有关的其他毒性试验。国家药品监督管理部门要求:自 2007 年 1 月 1 日起,未在国内上市销售的化学原料药及其制剂、生物制品;未在国内上市销售的从植物、动物、矿物等物质中提取的有效成分、有效部位及其制剂和从中药、天然药物中提取的有效成分及其制剂;中药注射剂的新药非临床安全性评价研究必须在经过 GLP 认证,符合 GLP 要求的实验室进行。

2. **《药物临床试验质量管理规范》** 其英文全称为 Good Clinical Practice,简称 GCP。为了保证药物临床试验过程的规范,结果科学可靠、保护受试者的权益并保障其安全,制定了《药物临床试验质量管理规范》。GCP 是进行各期临床试验、人体生物利用度或生物等效性试验时必须遵守的规定。

药品临床试验是指任何在人体(患者或健康志愿者)进行的药品系统性研究,包括方案设计、组织、实施、监查、稽查、记录、分析总结和报告。以证实或揭示试验用药品的作用及不良反应等,对正确评价新药的安全有效、保证合格药品上市起到积极的保证作用。

3. **《药品生产质量管理规范》** 其英文全称为 Good Manufacturing Practice,简称 GMP。GMP 是在药品生产过程实施质量管理,保证生产出优质药品的一整套系统的、科学的管理规范,是药品生产和质量管理的基本准则。

GMP 的内容很广泛,人们从不同角度来概括其内容:①从专业性管理的角度:可以把 GMP 分为两大方面。一方面是质量控制,是对原材料、中间品、产品的系统质量控制,主要办法是对这些物质的质量进行检验,并随之产生了一系列工作质量管理。另一方面是质量保证,对影响药品质量的、生产过程中易产生的人为差错和污物异物引入,进行系统严格管理,以保证生产合格药品。②从硬件和软件系统的角度:可以将 GMP 分为硬件系统和软件系统。硬件系统主要包括人员、厂房、设施、设备等的目标要求,这部分涉及必需的人财物的投入,以及标准化管理。软件系统主要包括组织机构、组织工作、生产工艺、记录、制度、方法、文件化程序、培训等。

4. **《药品经营质量管理规范》** 其英文全称是 Good Supply Practice,简称 GSP。GSP 是药品经营企业质量管理的基本准则,适用范围是中国境内经营药品的专营或兼营企业。GSP 的基本原则:药品经营企业应在药品的购进、储运、销售等环节实行质量管理,建立包括组织结构、职责制度、过程管理和设施设备等方面的质量体系,并使之有效运行。

药品经营过程的质量管理,是药品生产质量管理的延伸,是控制、保证已形成的药品质量的保持,也是药品使用质量管理的前提和保证。药品经营过程质量管理的目的是,控制和保证药品的安全性、有效性、稳定性;控制和保证假药、劣药及一切不合格不合法的药品不进入流通领域,不到使用者手中;做到按质、按量、按期、按品种、以合理的价格满足医疗保健的需求。

5.《中药材生产质量管理规范》 其英文全称是 Good Agriculture Practice,简称为 GAP。GAP 是对中药材生产全过程进行规范化的质量管理制度,它和 GLP、GCP、GMP、GSP 共同形成较为完备的药品质量规范化管理体系。GAP 目前在欧共体、美国、日本等国家受到广泛的重视,并成为国际共识和药材生产质量发展的方向。

六、国家药品编码

为加强药品监督管理、确保公众用药安全,依据《药品注册管理办法》,对批准上市的药品实行编码管理。2009 年 6 月 16 日,国家食品药品监督管理局印发《关于实施国家药品编码管理的通知》,对批准上市的药品实行编码管理。长期以来,由于药品种类繁多,名称复杂(如有中文名、英文名、拉丁文名等),国家一直未能制定统一的编码。国家药品编码管理告别了我国医药领域尚未有统一的药品编码的历史,对于加速医药物流信息化进程将起到巨大的推动作用。

(一)国家药品编码的适用范围

国家药品编码是指在药品研制、生产、经营、使用和监督管理中由计算机使用的表示特定信息的编码标识。国家药品编码以数字或数字与字母组合形式表现,适用于药品研究、生产、经营、使用和监督管理等各个领域,以及药品电子政务、电子商务的信息化建设、信息处理和信息交换。

(二)国家药品编码的编制

1. 国家药品编码编制的原则 药品编码遵循科学性、实用性、规范性、完整性与可操作性的原则,同时兼顾扩展性与可维护性。

2. 国家药品编码编制的分类 国家药品编码分为本位码、监管码和分类码。本位码用于国家药品注册信息管理,在药品包装上一般不体现。药品首次注册登记时赋予本位码,是国家批准注册药品唯一的身份标识。监管码用于药品监控追溯系统,直接体现于药品包装(大、中、小)上,可供识读器识读并反映相关产品信息的编码。分类码用于医保、药品临床研究、药品供应及药品分类管理等,在药品包装上不体现。

3. 国家药品编码本位码编制规则 药品本位码由药品国别码、药品类别码、药品本体码、校验码依次连接而成,共 14 位。前 2 位为国别码,"86"代表在我国境内生产、销售的所有药品。第 3 位为类别码,"9"代表药品。4 到 13 位为药品本体码,本体码的前 5 位为药品企业标识,根据企业法人营业执照、药品生产许可证,遵循一照一证的原则,按照流水的方式编制;本体码的后 5 位为药品产品标识,是指前 5 位确定的企业所拥有的所有药品产品。药品产品标识根据药品批准文号,依据药品名称、剂型、规格,遵循"一物一码"的原则,按照流水的方式编制。校验码是国家药品编码本位码中的最后一个字符,通过特定的数学公式来检验国家药品编码本位码中前 13 位数字的正确性,计算方法按照"GB 18937"执行。国家药品编码本位码结构见图 3-1。

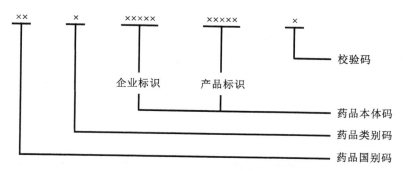

图 3-1 国家药品编码本位码结构

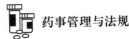

（三）国家药品编码的发布及变更

国家药品编码本位码由国家食品药品监督管理总局统一编制赋码,药品在生产上市注册申请获得审批通过的同时获得国家药品编码,在生产、经营、使用和监督管理过程中使用。任何单位和个人不得伪造、冒用、擅自转让国家药品编码。企业可在国家食品药品监督管理总局政府网站数据查询栏目中的国产、进口药品数据库通过输入药品名称、批准文号、企业名称等关键信息查询药品本位码。

药品注册信息发生变更时,国家药品编码本位码进行相应变更,行政相对人有义务配合药品监管部门及时更新国家药品编码相关信息。药品批准证明文件被注销时,国家药品编码同时被注销。药品编码变更、注销后,原有国家药品编码不得再被使用。国家药品编码及变更信息在国家食品药品监督管理总局政府网站上统一发布。

学习任务四　药品安全管理

一、药品安全的重要性

药品安全是重大的民生和公共安全问题,事关人民群众身体健康和社会和谐稳定。狭义的药品安全问题是指按规定的适应证和用法、用量使用药品后,人体产生不良反应的程度。广义的药品安全问题是指药品质量问题、不合理用药和药品不良反应等。从社会管理的角度看,药品安全问题还包括药品质量对人生命健康安全的影响及药品安全事件引发的一系列社会问题。

安全的药品是人们认为它对人体损害的风险程度在可接受的水平,是一种"可接受"的有临床疗效的药品。所以说,药品安全是一个相对的概念,取决于上市前对药品安全评价的认知局限性,也取决于对药品风险与收益量化评价的艰难性。药品安全相对性体现在整个药品的研发过程中。在这个过程中,不追求"零风险",而要求对风险的有效控制,使其控制在可接受的范围内。药品的最终上市是利益与风险权衡的结果。

目前我国已进入全面建成小康社会的决定性阶段,经济发展和社会进步对药品安全有更高的要求,人民群众对此有更高的期待,药品安全的重要性更加凸显。中国共产党第十八届三中全会通过的《中共中央关于全面深化改革若干重大问题的决定》,明确将食品药品安全监管纳入国家公共安全体系。

1. 药品安全是重大的民生问题　随着生活水平不断提高,药品安全是人民群众最关心、最直接、最现实的利益问题,成为政府保障和改善民生的重要任务。如果药品安全保障不好,GDP 增速再快老百姓的满意度也不会高,我们的小康社会也是不全面的、不完善的,是名不符实的。

2. 药品安全是重大的经济问题　我国13亿多人口,有着其他任何国家都无法比拟的、越来越大的药品消费需求。近年来,医药健康产业发展增速很快,只要质量安全不出问题,它就能成为扩大内需、促进经济持续健康发展的强大动力;否则,人民群众就会丧失消费信心,就会严重打击相关产业、影响经济持续健康发展。

3. 药品安全是重大的政治问题　在现代传媒高度发达、公众对健康安全高度关心的时代背景下,药品安全问题具有显著的放大效应。一旦出现事件,即使是个别的不大的事件,也会在国内外迅速传播扩散,成为公众关注的热点、媒体聚光的焦点。如果应对不力、处置不当,个别问题、局部问题就会演变为全局性问题,酿成重大的公共危机,将直接影响政府的公信力,带来严重的政治后果。

二、药品安全管理

药品产业链长,有研发、生产、流通和使用等多个环节,每个环节都存在着可能危害消费者的风险。药品安全管理就是药品安全的风险管理,最核心的要求就是要将事前预防、事中控制、事后处置有机结合起来,坚持预防为先,发挥多元主体作用,落实好各方责任,形成全链条管理,切实把药品安全风险管控起来。

（一）药品安全风险的特点、分类

药品安全风险为人们使用药品后，产生能引起人体生理与生化机能紊乱等有害反应的可能性，以及损害发生的严重性的结合。药品安全风险客观存在，这主要是由于药品具有两重性，一方面可以防病治病，另一方面也可能引起不良反应，使用不当会危害人体健康。任何药品的安全性都是相对的，药品本身就具有不可避免的安全风险。

1. 药品安全风险的特点　①复杂性：一方面，药品安全风险存在于药品生命周期的各个环节，受多种因素影响，任何一个环节中出现问题，都会破坏整个药品安全链；另一方面，药品安全风险主体多样化，即风险的承担主体不只是患者，还包括药品生产者、经营者、医生等。②不可预见性：由于受限于当代的认识水平与人体免疫系统的个体差异，以及有些药品存在蓄积毒性的特点，药品的风险往往难以预计。③不可避免性：囿于人类对药品认识的局限性，药品不良反应往往会伴随着治疗作用不可避免的发生，这也是人们必须要承担的药物负作用。

2. 药品安全风险的分类　①自然风险：又称"必然风险"、"固有风险"，是药品的内在属性，属于药品设计风险。药品安全的自然风险是客观存在的，和药品的疗效一样，是由药品本身所决定的，来源于已知或者未知的药品不良反应。②人为风险：属于"偶然风险"的范畴，是指人为有意或无意违反法律法规而造成的药品安全风险，存在于药品的研制、生产、经营、使用各个环节。人为风险属于药品的制造风险和使用风险，主要来源于不合理用药、用药差错、药品质量问题、政策制度设计及管理导致的风险，是我国药品安全风险的主要因素。

（二）药品安全风险管理的主要措施

药品安全风险管理是一系列药物警戒行动和干预，旨在识别、预防和减少药品相关风险，是对药品整个生命周期全面和持续降低风险的过程，旨在实现效益风险最小化。药品安全风险管理是一项非常复杂的系统工程，需要全社会共同参与，需要多方合作和充足的资源，需要明确药品研发机构、生产企业、经营企业和使用单位等风险管理主体的责任。在我国，加强药品安全风险管理的措施主要有以下三个方面。

1. 健全药品安全监管的各项法律法规　现有的对药品上市前的注册审评、药品上市后的不良反应监测，以及对存在安全隐患的药品实行召回，对已上市药品进行再评价等法律法规，是我国药品安全风险管理的法律基础。应当将风险管理的理念融入到立法当中，完善法律法规、规范性文件和指南等，以覆盖药品安全风险管理的全过程，从而对药品整个生命周期中的风险进行全程监控。

2. 完善药品安全监管的相关组织体系建设　目前国家食品药品监督管理总局下设有药品化妆品注册管理司、药品化妆品监管司、药品评价中心、药品不良反应监测中心等机构，形成了我国药品安全监管的行政和技术支撑体系。

3. 加强药品研制、生产、经营、使用环节的管理　药品研发机构应当加强药物研究质量管理，监管部门应当严格药品注册管理，避免药品的研发缺陷，做好上市前药品风险管理；药品生产企业应当负起药品整个生命周期的安全性监测和风险管理工作，依据药品上市后的临床应用安全信息及时完善、修订药品的质量标准，监管部门应当加强《药品生产质量管理规范》执行的监督管理，防止出现"只审批、不监管；重审批、轻监管"的局面；药品经营企业承担药品流通环节的风险管理责任，制定流通环节的风险管理计划，积极配合有关部门采取药品安全风险干预措施，监管部门应当加强药品流通监管，遵循《药品经营质量管理规范》对药品流通环节进行药品安全风险控制；使用单位应当承担药品使用过程中的风险管理责任。药品的使用是药品安全风险管理中最重要的一个环节，使用单位在临床用药过程中应当做好药品安全性事件信息的识别、报告、分析、评价工作，并积极配合有关部门的药品安全风险干预措施，包括药品不良反应（ADR）监测及药品召回等，保障用药安全。

学习小结

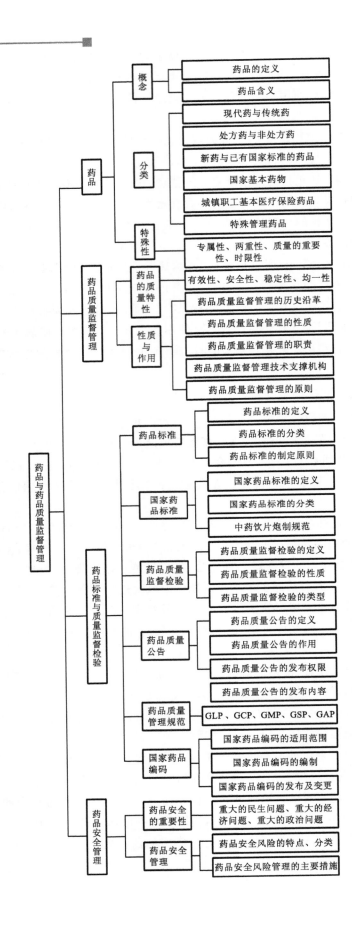

目标检测

一、最佳选择题（每题的备选项中，只有一个最佳答案）

1. 下列项不属于药品范围的是（   ）。

A. 中药材　　　　B. 化学原料　　　　C. 血清　　　　D. 兽药

2. 根据我国《药品管理法》规定，下列哪项不属于特殊管理的药品？（   ）

A. 麻醉药品　　　B. 生物制品　　　　C. 精神药品　　　D. 放射性药品

3. 药品质量特性不包括（   ）。

A. 有效性　　　　B. 稳定性　　　　　C. 经济性　　　　D. 均一性

4. 2015 版《中国药典》由（   ）部构成？

A. 1　　　　　　B. 2　　　　　　　C. 3　　　　　　　D. 4

5. 药品安全风险的特点不包括（   ）。

A. 复杂性　　　　B. 不可预见性　　　C. 不稳定性　　　D. 不可避免性

二、配伍选择题（每组题目对应同一组选项，备选可重复选用，也可不选用）

A. GAP　　　　B. GLP　　　　C. GCP　　　　D. GMP　　　　E. GSP

1.《药物非临床研究质量管理规范》简称（   ）。

2.《中药材生产质量管理规范》简称（   ）。

3.《药品生产质量管理规范》简称（   ）。

A. 附录　　　　B. 中药材　　　　C. 药用辅料　　　　D. 生物制品　　　　E. 化学药物

4. 2015 版《中国药典》一部主要包括（   ）。

5. 2015 版《中国药典》二部主要包括（   ）。

6. 2015 版《中国药典》三部主要包括（   ）。

三、多选题（每题的备选项中，只有 2 个或 2 个以上正确答案，不得错选或少选）

1. 我国药品质量监督管理的性质有哪些？（   ）

A. 预防性　　　B. 完善性　　　　C. 促进性　　　　D. 情报性　　　　E. 教育性

2. 药品的特殊性表现在（   ）。

A. 预防性　　　　　　　　　B. 专属性　　　　　　　　　C. 两重性

D. 质量的重要性　　　　　　E. 时限性

3. 药品质量监督检验根据其目的和处理方法不同，可以分为（   ）。

A. 抽查检验　　　B. 送检　　　　C. 注册检验　　　　D. 指定检验　　　　E. 复验

实训项目

药品检验类型的调研

【实训目的】

通过了解实训单位的药品检验工作，使学生对药品检验类型加以区别，提高学生分析和解决实际工作问题的能力。

【实训单位】

各级药品检验机构。

【实训步骤】

1. 根据班级人数分组；根据实训单位，要求学生准备相关的资料。

2. 对学生进行安全性教育。

3. 严格按照实训单位的要求进行调研，并遵守实训单位的规章制度。

4．撰写实训调研报告，具体要求如下。

（1）字数 1000 字以上。

（2）对实训单位的药品检验情况进行分析。

（3）提出存在的问题及解决措施。

（易东阳）

工作模块二
药学从业人员管理

Yaoshi Guanli Yu Fagui

学习项目四　药学技术人员

学习目的

　　本项目对药学技术人员管理情况进行了概述,介绍了药师的定义、类型与职责,重点介绍了执业药师资格制度。药师为人类提供药学服务,对保障人们的健康发挥了重大作用。学习此项目,可引导学生学习如何成为一名合格的药师。

能力目标

　　通过学习药学技术人员相关知识,将来成为一名合格的药师,为患者提供健康服务。

知识目标

　　掌握:药师与执业药师的定义、药师的职责、执业药师资格获得的途径。

　　熟悉:药师的类型和功能,执业药师考试与注册管理制度、执业药师的职责、继续教育的相关规定。

　　了解:药学技术人员的含义。

素质目标

　　在工作中自觉遵守法律法规,认真履行药学技术人员工作职责,对药品质量负责,保证人民用药安全有效。

学习任务一　药学技术人员的概述

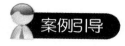

不按处方发药

　　上海市某医院药房自负盈亏,由于药房工作人员疏忽,在某月月中发现某些药物数量发出量比处方数字多,从而会导致药房药物月底盘点时数量减少,如果如实上报,就会给药房所有人员带来经济损失。药房主任和药房其余药师人员决定,将某种注射剂薄芝糖肽(有江苏某地产和江西产,其中江苏价格高),在发药时,一律发放低价的江西产,来弥补亏空。

　　思考:请分析药师的行为是否正确。药学技术人员的职责有哪些?

一、药学技术人员的概念

　　药学技术人员是指取得药学类等相关专业学历,依法经过国家有关部门考试考核合格,取得专业技术职务证书或执业药师资格,遵循药事法规和职业道德规范,从事与药品的生产、经营、使用、科研、检验和管理有关实践活动的技术人员。其包括药师、执业药师、临床药师等。

二、药学技术人员的分布与配备

药学技术人员分布在各个药事部门,如药品生产、经营、质量控制、储藏、调配、使用和药物研究等药学部门。

1951年中华人民共和国卫生部发布了《药师暂行条例》及《医士、药剂士、助产士、护士、牙科技士暂行条例》。以后我国对卫生技术人员实行技术职称评定制度,卫生部发布了《卫生技术人员职称及晋升条例》、《医院工作制度与工作人员职责》等规章,对药学技术人员的资格、职称、职责等作了具体规定。

目前,我国药学技术人员的数量不足是一个突出的问题。另一方面,对药学技术人员的结构、使用、考核、培训、晋升等管理,以及充分发挥其积极性和作用,同样也存在许多问题,亟待解决。

《药品管理法》自从1985年颁布实施以来,药学技术人员的配备管理已引起广泛重视,成为药品生产企业、药品经营企业及医疗机构的药剂科能否存在的关键因素,同时,也成为药政、药检机构能否履行其职责、贯彻《药品管理法》的关键问题。许多药品生产、经营企业、医疗单位,药检机构和药政、医药管理部门已开展药学人员需求预测,制定药学人员发展规划,制订培训计划,建立培训基地。

 学习任务二 药 师

一、药师的定义

药师泛指受过高等药学专业教育,依法通过有关部门的考核合格后取得资格,从事药学专业技术工作的人员。

药师是药品生产、质量控制、经营、储藏、调配、使用和药物研究等药学工作的实践者和执行者。为了人类的健康,保证用药的安全、有效、合理,药师在药学领域的不同岗位上发挥着重要作用,因此,多数国家都通过建立药师管理制度,规范药师的资格、职责和权利。

二、药师的类型

按划分的依据不同,药师可分为如下几类。

(1) 根据所学专业可分为:西药师、中药师、临床药师。

(2) 根据职称职务可分为:药师、主管药师、副主任药师、主任药师。

(3) 根据工作单位可分为:药房药师(包括医院药房药师和社会药房药师)、药品生产企业的药师、药品经营企业的药师、药品监督管理部门的药师、药物科研部门的药师、药品检验所药师等。

(4) 根据是否依法注册可分为:执业药师、药师。

三、药师的职责

(一) 医疗机构药师的职责

1. 调配处方 调配处方是药学技术服务的重要组成部分,是保证患者合理、安全、有效用药的关键环节。

2. 提供专业建议 向临床医护人员提供有关药学专业理论和技术方面的知识和信息,以及向患者提供药物使用咨询和指导等服务。

3. 管理药品 对医疗机构医疗、科研所需药品进行采购、储存、分配、质量检查与控制,以及药品使用的统计和经济分析等。

4. 提供临床药学服务 提供药学保健,开展药物治疗监测及药物的评价,进行药品不良反应监测等临床药学服务工作。

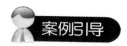

小张是医院药房的一名药师。在星期六上午,工作非常繁忙。由于病号非常多,没有对医师的处方进行仔细审核,直接进行调配,发放给患者,并且发放的时候也不说明用法用量。

思考:小张的做法正确与否,为什么?

（二）社会药房药师的职责

1. 供应合格的药品　其主要任务是根据有关法律法规及患者的意愿提供非处方药,根据医生处方调剂、供应处方药。

2. 提供用药指导　向用药者提供用药指导,保证其合理、安全地使用药品。

3. 管理药品　负责对所经营药品的采购、储存、保管,并保证药品的质量。

4. 提供相关的卫生保健服务　为用药者提供合理的用药建议、保健常识。

（三）生产企业药师的职责

1. 质量保证　按照法律法规的规定,承担药品生产过程中的质量控制和检验等技术工作,保证生产合格药品。

2. 质量控制　对原材料、中间品、产品进行质量控制,对影响药品质量、生产全过程中易产生的人为差错和污物异物引入等问题进行严格管理,杜绝不合格产品流入下道工序,甚至进入药品市场。

3. 制订计划　依据市场需求,制订生产计划,保证供应足够药品。

4. 追踪调查　追踪药品上市后的使用信息,及时、妥善处理不良药品事件。

（四）流通领域药师的职责

（1）构建药品流通渠道,沟通药品供需环节。

（2）合理储运药品,保证药品在流通过程中的质量。

（3）保证药品流通渠道规范有序,杜绝假、劣药品进入市场。

（4）与医疗专业人员沟通、交流,传递药品信息。

（五）科研部门药师的职责

（1）分析、评价新产品开发的方向、前景和潜力。

（2）确定新产品的性质和剂型。

（3）设计、筛选处方和生产工艺。

（4）通过临床前研究确定新产品研制方法、质量标准、药理毒理,并指导按照国家批准的生产工艺试制新产品。

（5）通过临床研究,确定新产品质量、有效期,药品不良反应等。

（6）研究确定新药的原料、辅料及直接接触药品的包装材料容器。

（7）根据新药管理要求获得新产品的批准,并确保新产品正式生产的质量。

（六）药品监督管理部门药师的职责

（1）执行国家医药政策和药事管理的法律法规。

（2）监督管理药品的研制、生产、经营、使用及监督管理等领域中的药学技术人员、药事组织和药品的质量,确保公众的健康利益,保障药学事业正常、有序的发展。

学习任务三　执业药师管理制度

一、我国执业药师资格制度实施概况

执业药师是指经全国统一考试合格,取得执业药师资格证书并经注册登记,在药品生产、经营、使用单位中执业的药学技术人员。

所谓的执业资格是指政府对某些责任较大、社会通用性强、关系公共利益的专业实行准入控制,是依法独立开业或从事某一特定专业学识、技术和能力的必备标准。国家执业药师资格制度纳入全国专业技术人员执业资格制度范围,其性质是对药学技术人员的执业准入控制。

药师执业的行为直接关系到人们的用药安全,关系到人们的生命和健康。为加强对药师业行为的管理,国家主管部门相继颁布了一系列法规条例。1984 年制定、颁布的《药品管理法》对药师的地位和执业范围作了规定。为了贯彻《药品管理法》,1994 年我国开始实施执业药师资格制度,国家人事部和国家医药管理局发布了《执业药师资格制度暂行规定》、《执业药师资格考试实施办法》、《执业药师资格认定办法》等,标志着我国执业药师制度走上国际化、法制化管理的轨道。1999 年国家人事部、国家药品监督管理部重新修订了《执业药师资格制度暂行规定》、《执业药师资格考试实施办法》、《执业药师注册管理暂行办法》。随着执业药师资格制度的不断完善,我国的执业药师资格制度将进入法制化、规范化发展的轨道。

二、执业药师资格考试与注册管理

(一)执业药师资格考试管理

执业药师资格考试实行全国统一大纲、统一命题、统一组织的考试制度。一般在每年 10 月份举行一次,规定两年为一个考试周期,即参加全部科目考试的人员须在连续两个考试年度内通过全部科目的考试。国家食品药品监督管理总局负责组织拟定考试科目、考试大纲和考试命题工作,编定培训教材、建立考试试题库,按照培训与考试分开的原则,统一规划并组织考前培训。人事部负责组织审定考试科目、考试大纲和试题,会同国家食品药品监督管理总局对考试工作进行监督、指导并确定合格标准。考试科目包括药学(或中药学)专业知识(一)、药学(或中药学)专业知识(二)、药事管理与法规、综合知识与技能 4 个科目。药学专业知识(一)包括药理学、药物分析学;药学专业知识(二)包括药剂学、药物化学。中药学专业知识(一)包括中药学、中药药剂学;中药学专业知识 (二)包括中药鉴定学、天然药物化学。

▌知识链接▐

执业药师考试免试条件

按照国家有关规定,评聘为高级专业技术职务,并具备下列条件之一者,可免试药学(或中药学)专业知识(一)、药学(或中药学)专业知识(二)。

(1) 中药学徒、药学或中药学专业中专毕业,连续从事药学或中药学专业工作满 20 年。

(2) 取得药学、中药学专业或相关专业大专以上学历,连续从事药学或中药学专业工作满 15 年。

课堂互动

小李毕业于一所药学本科院校(本科学历),在某医院从事化学药品的调剂工作已有 15 年,并且也已取得相应的高级职称。

思考:如果他今年参加执业药师考试,需要参加的考试科目有哪几门?

(二)执业药师注册管理

执业药师资格实行注册制度。国家食品药品监督管理总局为全国执业药师资格注册管理机构;各省、自治区、直辖市人事部门对执业药师注册工作有监督、检查的责任;省、自治区、直辖市食品药品监督管理局为执业药师资格注册机构。

1. 申请注册的条件 申请注册者,必须同时具备以下条件。

(1) 取得执业药师资格证书。

(2) 遵纪守法,遵守药师职业道德。

(3) 身体健康,能坚持在执业药师岗位工作。

(4) 经所在单位考核同意。

2. 有下列情况之一者不予注册 不具有完全民事行为能力;受刑事处罚后不满 2 年;受取消执业药师资格处分后不满 2 年;国家规定不宜从事执业药师业务的其他情形。

3. 注册程序 首次申请注册的申请人填写执业药师首次注册申请表,并按规定提交有关材料。注册机构应当自受理注册申请之日起 30 个工作日内,对符合条件者根据专业类别进行注册。经批准注册者,由各省级药品监督管理部门在执业药师资格证书中的注册情况栏内加盖注册专用印章,发给国家药品监督管理部门统一印制的执业药师注册证。

4. 注册的范围

(1)执业药师只能在一个省、自治区或直辖市注册。

(2)执业药师变更执业地区、执业范围应及时办理变更注册手续。

5. 变更注册 执业药师变更注册执业地区、执业单位或执业范围时,须到原执业药师注册机构办理变更注册手续,填写执业药师变更注册登记表。

6. 注册有效期 执业药师注册有效期为三年。有效期满前三个月,持证者须到原执业注册机构申请办理再次注册手续。再次注册者,除须符合首次注册的规定外,还须有参加继续教育的证明。逾期不办理者,执业药师注册证自动失效,不能再以执业药师身份执业。

7. 注销注册 执业药师有下列情形之一的,由所在单位向注册机构注销注册手续。

(1)死亡或被宣告失踪的。

(2)受刑事处罚的。

(3)受取消执业资格处分的。

(4)受开除行政处分的。

(5)因健康或其他原因不能或不宜从事执业药师工作的。

三、执业药师职责

《执业药师资格制度暂行规定》明确规定了执业药师的职责、权利和义务。

(1)执业药师必须遵守职业道德,忠于职守,以对药品质量负责,保证人民用药安全、有效为基本准则。

(2)执业药师必须严格执行《药品管理法》及相关法规、政策,对违法行为或决定,有责任提出劝告制止、拒绝执行,并向上级报告。

(3)执业药师在执业范围内负责对药品质量的监督和管理,参与制定、实施药品全面质量管理及对本单位违反规定的处理。

(4)执业药师负责处方的审核及监督调配,提供用药咨询与信息,指导合理用药,开展治疗药物的监测及药品疗效的评价等临床药学工作。

四、执业药师继续教育

执业药师继续教育是针对取得执业药师资格的人员进行的有关法律法规、职业道德和专业知识与技能的继续教育。继续教育的目的是使执业药师保持良好的职业道德,以患者和消费者为中心,开展药学服务;不断提高依法执业能力和业务水平,认真履行职责,维护广大人民群众身体健康,保障公众用药安全、有效、经济、合理。接受继续教育是执业药师的义务和权利。因此,执业药师必须自觉参加继续教育,获得规定的学分,这是执业药师再次注册的必要条件之一。

1. 管理机构

(1)国家食品药品监督管理总局:履行全国执业药师继续教育管理职责,制定执业药师继续教育政策及管理办法,监督检查省、自治区、直辖市药品监督管理的执业药师教育工作。

(2)省、自治区、直辖市食品药品监督管理部门:履行本辖区执业药师继续教育管理职责,加强对本辖区执业药师继续教育的监督检查和指导。

2. 继续教育内容、形式

(1)继续教育内容:包括与执业药师执业活动相关的需要更新、补充的药事管理政策法规、药学职业道德、药学专业知识与技能等内容。

（2）继续教育形式：继续教育分为必修、选修、自修三类。

①必修内容：属于必须进行更新、补充的继续教育内容。每年继续教育内容为5学分。

②选修内容：属于执业药师根据需要选择的进行更新、补充的继续教育内容。每年继续教育选修内容为5学分。

③自修内容：属于执业药师根据需要在必修、选修之外自我选定的与执业活动相关的继续教育内容。执业药师再注册时，须提交自修内容的有关材料。

3.学分要求　具有执业药师资格的人员每年参加继续教育获取的学分不少于15学分，注册三年内累计不少于45学分。其中自修和选修内容每年不少于10学分，自修学习内容可累计获取学分。

学习小结

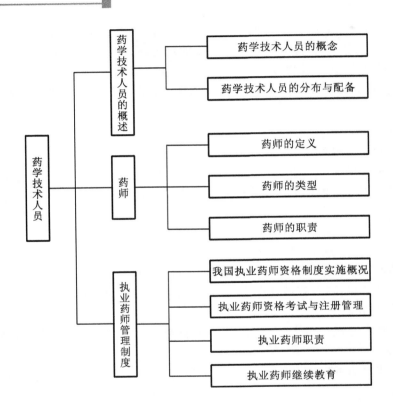

目标检测

一、最佳选择题（每题的备选项中，只有一个最佳答案）

1. 执业药师资格的注册管理机构为（　　）。

A. 国家药品质量监督局　　　　　B. 国家食品药品监督管理总局　　　　C. 国家人事部

D. 国家卫生部　　　　　　　　　E. 省级食品药品监督管理局

2. 执业药师资格考试属于（　　）。

A. 主任药师资格准入考试　　　　B. 执业药师资格准入考试　　　　　C. 职业资格准入考试

D. 药师资格准入考试　　　　　　E. 主管药师资格准入考试

3. 执业药师注册有效期为（　　）。

A. 1年　　　　B. 2年　　　　C. 3年　　　　D. 5年　　　　E. 7年

4. 执业药师参加继续教育每年不得少于（　　）。

A. 10学分　　　B. 15学分　　　C. 20学分　　　D. 25学分　　　E. 45学分

5. 执业药师注册机构为（　　）。

A. 国家食品药品监督管理总局　　　　　B. 省、自治区、直辖市药品监督管理局

C. 市级药品监督管理部门　　　　　　　D. 省级卫生行政部门

E. 省、自治区、直辖市人事部门

二、配伍选择题（每组题目对应同一组选项，备选可重复选用，也可不选用）

A. 主管药师　　　　　B. 药师　　　　　C. 药士　　　　　D. 执业药师　　　　　E. 药学学士

1. 医院药学技术人员职称最高的是（　　　　）。

2. 药学本科毕业可获得（　　　　）。

A. 1 年　　　　　B. 3 年　　　　　C. 5 年　　　　　D. 7 年　　　　　E. 2 年

3. 本科学历毕业考执业药师需要（　　　　）。

4. 专科学历毕业考执业药师需要（　　　　）。

三、多选题（每题的备选项中，只有 2 个或 2 个以上正确答案，不得错选或少选）

1. 执业药师资格实行注册制度，申请注册者必须同时具备的条件是（　　　　）。

A. 取得执业药师资格证书　　　　　　　B. 遵纪守法，遵守药师职业道德

C. 身体健康，能坚持在执业药师岗位工作　　D. 经所在单位考核同意

E. 学历证明

2. 执业药师有下列哪些情形的，由所在单位向注册机构办理注销注册手续？（　　　　）

A. 被宣告失踪的　　　　　　　　　　　B. 受刑事处罚的

C. 受取消执业资格处分的　　　　　　　D. 执业药师注册证到期的

E. 因健康或其他原因不能或不宜从事执业药师工作的

3. 下列符合执业药师行为规范的行为有（　　　　）。

A. 维护患者的健康利益　　　　　　　　B. 按规定进行注册

C. 提供各类用药咨询　　　　　　　　　D. 对其调配的药品负责

E. 对于执业过程中他人秘密，不得无故泄露

4. 执业药师资格考试科目为（　　　　）。

A. 药学专业知识（一）　　　　　　　　B. 药学专业知识（二）

C. 药事管理与法规　　　　　　　　　　D. 综合知识与技能

E. 药剂学

5. 执业药师注册的执业范围主要包括（　　　　）。

A. 药物研究　　　B. 药品生产　　　C. 药品经营　　　D. 药品使用　　　E. 药品监督

实训项目

药学从业人员的调研

【实训目的】

通过了解实训单位的药学技术人员的分布与配备情况，熟悉药师的职责，掌握执业药师资格制度，使学生进一步明确学习目的，端正学习态度，增强作为一名药学工作人员的责任感。

【实训单位】

药品生产、经营企业及医疗机构。

【实训内容】

要求学生了解实训单位的药学技术人员的分布与配备情况，药师履行职责情况，执业药师注册管理制度、继续教育等问题。

【实训步骤】

1. 根据班级人数分组；根据实训单位的要求让学生准备相关的资料。

2. 对学生进行安全性教育。

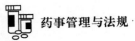

3．严格按照实训单位的要求进行调研，并遵守实训单位的规章制度。

4．撰写实训调研报告，具体要求如下。

（1）字数 1000 字左右。

（2）对实训单位的药学从业人员情况进行分析。

（3）提出存在的问题及解决措施。

（司　展）

学习项目五　职业道德准则

学习任务一　药学职业道德

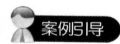 案例引导

药学人员收受药品回扣案

安徽省某镇中心卫生院原药库负责人××,利用其 2011 年 3 月至 2014 年 4 月任该院药库负责人期间,利用采购药物职务之便,多次收受多家药商、医药代表的回扣款共计 44.7 万元。该县卫生局给予××开除公职处分,来安县人民法院以受贿罪判处××有期徒刑十年零六个月,并处没收个人财产 5 万元,追缴其违法所得。

思考:你如何看待药品回扣问题?

一、职业道德与药学职业道德

(一)职业道德

职业道德就是同人们的职业活动紧密联系的符合职业特点所要求的道德准则、道德情操与道德品质的总和,它既是本职人员在职业活动中的行为标准和要求,同时又是职业对社会所负的道德责任与义务。职业道德的特点主要表现为如下三个方面。

1. 职业性和成熟性　职业道德是在职业实践的基础上产生和发展的,它依赖于职业活动。同时,人们在职业道德方面的意识和行为,是在家庭、学校及社会教育影响下形成的,道德意识和道德行为随着社

会文明的进步而发展,使一个人的道德行为趋向成熟。

2. 稳定性和连续性 职业活动是一个比较稳定而连续不断的发展过程,职业道德的稳定性和连续性正是由职业活动的这一特性所决定的。

3. 多样性和实用性 不同职业往往从本职业的具体条件和人们的接受能力,采用一些简明的具体形式,明确提出本职业的道德规范。职业道德能在职业实践中发挥出作用,具有较大的实用性,能使从事本职业的人们明确努力方向和职业责任,使人们的言行规范化,统一到共同的正确方向上。

(二)药学职业道德

每种职业都担负着一种特定的职业责任和职业义务,由于各种职业的职业责任和义务不同,从而形成各自特定的职业道德的具体规范。药学职业道德作为一种特殊的职业道德,除了具有一般职业道德的特点之外,还具有自身的特点。

1. 药学职业道德的特点 药学职业道德要求药学工作人员具有扎实的药学知识与技能,在药学工作中不得半点马虎,否则,就会出现差错,轻则增加患者的痛苦,重则危及患者的生命。同时,药学工作人员还应当具有对社会、公众及人类健康的高度责任感和献身精神。关心患者,热忱服务,一视同仁,平等对待;语言亲切,态度和蔼;尊重人格,保护隐私。

2. 药学职业道德的作用

(1)激励:药学职业道德包括对药学职业认识的提高,职业情感的养成,职业意志的锻炼,职业理想的树立,以及良好的职业行为和习惯的形成等内容。

(2)促进:药学职业道德在协调医药行业内部关系,完成和树立医药行业新风貌方面有着直接的促进作用。医药人员通过药学职业道德的自我教育,发扬优良传统,不断完善自身职业行为操守。

(3)调节:医药领域涉及工业、农业、商业、行政等诸多方面的外部关系,以及医药行业内部的各种关系,难免会发生某种利害冲突和意见分歧。药学职业道德则可以在思想、感情、作风和行为等方面起到能动的调节作用。

(4)约束:药学职业道德原则和规范都严格地要求药学工作人员在履行自己的职业任务时,应当顾大局、讲原则、守信用、公平竞争、诚实待人、廉洁奉公。对于各种歪风邪气有着显著的约束作用。

(5)督促和启迪:医药行业需要道德觉悟和专业才能的辩证统一,方能做好本职工作。专业才能是搞好药品生产、经营和药学服务的基础,道德觉悟则是搞好药品生产和医药服务的动力。

二、药学职业道德的基本原则

药学职业道德的基本原则是调整药学工作人员与患者之间、药学工作人员与社会之间、药学工作人员相互之间的关系必须遵循的根本指导原则。药学职业道德的基本原则被概括为以下三点。

(一)提高药品质量,保证药品安全有效

提高药品质量、保证药品安全有效,是维护人民身体健康的重要前提,也是医药事业的根本目的。生产、经营、使用都是提高医药质量,增进药品疗效,保障人民用药安全的重要环节。为了维护公众健康,药学工作人员一方面必须努力发展药品生产,增加品种,满足公众对身体健康的需要;另一方面要提高药品质量,保证用药安全有效。药学工作人员虽然不同于医师,但是,也要与患者直接打交道。药学工作是实现医疗救死扶伤的重要组成部分,是医疗活动的重要基础。

(二)实行社会主义的人道主义

人道主义作为伦理道德原则,在医药道德领域内,具有十分重要的意义。社会主义医药人道主义继承了传统医药人道主义的精华,在新的历史条件下,表现为对患者的尊重和关心,预防和治疗疾病,保障人人享有用药的平等权利。

(三)全心全意地为人民健康服务

为人民服务是对社会主义各种职业的共同要求,是所有职业都应该遵守的根本宗旨。药学工作人员更应该把为人民服务作为职业活动的出发点,真正把患者的利益放在首位,待患者如亲人,想患者之所想、

急患者之所急,竭尽全力为患者服务。药学工作人员要做到全心全意为人民防病治病服务,既要有良好的职业道德,又要有精湛的医药技术,二者缺一不可。

三、药学职业道德的基本内容

1. 药学工作人员对服务对象的职业道德规范

(1)仁爱救人,文明服务:药学工作人员对服务对象一定要有仁爱之心,同情、体贴患者,关心他们的疾苦;对患者、服务对象极端负责,始终把人民的利益放在至高无上的位置,尊重患者、服务对象的人格,满腔热情地为他们服务。

(2)科学严谨,理明术精:药学是一门科学,药学工作人员要以科学的"求真"态度和扎实的药学专业知识从事药学实践活动。任何马虎或一知半解不仅仅会有损药学的严谨,还可能危害人们的生命健康,造成极为严重的后果。

(3)济世为怀,清廉正派:药学事业是一项解除患者痛苦,促进人体健康的高尚职业。在工作中应当抵制各种诱惑,一心一意只为患者的健康服务;不能利用自身在专业上的优势欺诈患者,牟取私利。

2. 药学工作人员对社会的职业道德规范

(1)坚持公益原则,维护人类健康:药学工作人员在实践中运用自己掌握的知识和技能为患者、服务对象工作的同时,还肩负着对社会公共利益的维护责任。药学工作人员应当坚持做到对服务对象负责与对社会负责的高度统一。

(2)宣传医药知识,承担保健职责:药品应用不仅在于治疗疾病,还特别要强调其预防疾病发生的作用。提高人口质量和生活质量已成为药学工作人员的社会职责,为确保药品对人的健康既不构成威胁又能起到治疗、预防作用,要求医药人员必须自觉履行向社会宣传医药知识,实现社会公众合理用药。

(3)勇于探索创新,努力提高业务水平:解除人类疾病之痛苦,不断满足广大人民群众日益增长的对健康的需求,不断在科学发展的道路上探索新理论、新技术、新产品是药学工作人员的使命和职责。在服务社会的过程中,坚持科研创新、服务创新和管理创新。

3. 药学工作人员之间的职业道德规范

(1)彼此尊重,同护声誉:药学工作人员应与共事的同仁、医务工作人员和护理人员保持良好的业务关系,尊重他人的价值和能力。在防病治病过程中,大家做到各负其责,通力合作,遇事不推诿,不各自为政,不计较个人得失,相互督促,相互帮助,共同维护集体的荣誉和提升社会对药学工作的认同感。

(2)敬德修业,共同进步:药学工作人员要孜孜不倦地钻研业务知识,除了向书本与实践学习之外,还应当虚心向各位同仁学习。周围的同仁中,尽管年龄、性别不同,经验、能力有别,但每个人都会有自己的优点,应当以谦虚的态度,取他人之长,补自己之短。在同仁寻求指点和帮助时,应当主动热情地给予配合和支持,实现共同提高。

 # 学习任务二 药学领域的道德要求

一、药品生产领域的道德要求

1. 保证生产,社会效益与经济效益并重 药品生产企业要急患者之所急、想患者之所想,保证药品的生产和供应,及时为临床和社会提供数量足够的合格药品。

2. 质量第一,自觉遵守规范 药品质量关系人们生命安全,为保证药品质量,药品生产的全过程必须自觉遵守和执行药品GMP的规范,这既是法律责任,也是道德的根本要求。

3. 保护环境,保护药品生产者的健康 药品生产过程中的"三废"对环境极易造成污染,环境保护已经成为药品生产企业不可推卸的社会责任。

4. 规范包装,如实宣传 药品包装应具备保护药物、便于储存和运输、便于使用等功能。药品包装所附的说明书应实事求是,并将相应的警示语或忠告语印制在药品包装或药品使用说明书上。任何扩大药品疗效或适应证、隐瞒药品不良反应、通过包装设计夸大药品的作用、过度包装或采用劣质包装等行为都是不道德的,也是违法的。

5. 依法促销,诚信推广 药品促销应符合国家的政策、法律或一般道德规范。所有药品的促销口号必须真实合法、准确可信。促销宣传资料应有科学依据,经得起检验,没有误导或不实语言,也不会导致药品的不正确使用。为医师、药师提供课程资料,不能以经济或物质利益为目的进行促销。药品广告中不得含有不科学的表示功效的断言或者保证用词,不得含有其他不恰当的语言、名义和形象。

二、药品流通领域的道德要求

药品在流通领域的各环节,各有关部门都必须坚持全心全意为人民服务的宗旨,确保药品安全、有效、经济的原则,维护人民的健康,保障防病治病的需要,认真负责,尽心尽职,树立良好的道德形象。

（一）药品批发的道德要求

1. 规范采购,维护质量 在全面审核供货商合法性的基础上,有选择地与质量信誉好的企业订立采购合同,在必要时,进行深入细致的现场考察。采购的药品要逐一验收,并有完备的验收记录。在库药品应当按规定储存,按要求设置温、湿度与色标管理,药品仓库应当具备冷藏、避光、通风、防火、防鼠和防盗的设备和措施,并准确发货。

2. 热情周到,服务客户 面对医疗机构或社会药店,必须具备认真负责、服务热情周到、实事求是、信誉第一、依法营销的道德责任,以保证人民防病治病用药的安全有效。

（二）药品零售的道德要求

1. 诚实守信,确保药品质量 布置明亮整洁的店堂环境,药品按规定陈列,明码标识药价。销售药品时,不夸大药效,不虚高定价,实事求是地介绍药品的疗效、副作用与不良反应。注意保护消费者的隐私。对于不能进行自我药疗的患者,提供寻求医师帮助的建议。

2. 指导用药,做好药学服务 在零售药房的药品销售过程中,做好药学服务工作。坚持执业药师在岗,严格自觉地按照药品分类管理的规定,处方药必须凭医师处方才能调配,非处方药可以不需要凭医师处方即可销售;同时应耐心向用药者进行用药指导。在有条件的地方,建立有私密空间的咨询室(台),并为购药者建立药历。随时注意收集并记录药品不良反应,建立不良反应报告制度和台帐,并按规定上报,做到时时把消费者的利益放在首位。

三、医院药学工作的职业道德要求

1. 合法采购,规范进药 医院药品采购要坚持质量第一的原则,按照国家有关规定,从合法有证的单位采购药品,对采购的药品严格执行验收制度;在药效相同情况下,选择质量保证、价格合理的药品,坚决杜绝不正之风。

2. 精心调剂,热心服务 处方调剂的道德规范包括:审方仔细认真,调配准确无误;配药后配药人与审核人认真核对;发药时,要耐心向患者讲明服用方法与注意事项,语言通俗易懂,语气亲切。

3. 精益求精,确保质量 在库的药品应当精心保管和定期养护,对于有特殊储存要求的药品应当严格按规定储存,并认真做好记录。医院配制的制剂也要确保质量,制剂室也要符合相关的规定。

4. 维护患者利益,提高生活质量 药品不良反应是危害人们身体健康的重要因素。医院药师要具有高度的社会道德责任感,从维护人类生命健康的角度,主动地报告药品不良反应。在深入临床的过程中,始终以患者为本,维护患者的利益,真诚地、主动地、热情地为患者提供药学服务;以精湛的专业知识参与临床实践,帮助临床医师正确选择药品,指导患者合理用药,为患者解除痛苦,提高生活质量。

四、中国执业药师职业道德准则与服务规范

（一）中国执业药师职业道德准则

随着执业药师在保证公众用药安全有效及提升公众药学保健水平方面的作用日益突出,以及执业药师立法工作的推进,建立中国执业药师的职业道德秩序,树立起中国执业药师的良好形象,是中国执业药

师的责任与使命。为此,中国执业药师协会制定了我国首部《中国执业药师职业道德准则》(2006年10月发布,2009年6月修订)。主要内容如下。

1. 救死扶伤,不辱使命 执业药师应当将患者及公众的身体健康和生命安全放在首位,以专业知识、技能和良知,尽心、尽职、尽责为患者及公众提供药品和药学服务。

2. 尊重患者,平等相待 执业药师应当尊重患者或者消费者的价值观、知情权、自主权、隐私权,对待患者或消费者应不分年龄、性别、民族、信仰、职业、地位、贫富,一律平等相待。

3. 依法执业,质量第一 执业药师应当遵守药品管理法律、法规,恪守职业道德,依法独立执业,确保药品质量和药学服务质量,科学指导用药,保证公众用药安全、有效、经济、合理。

4. 进德修业,珍视声誉 执业药师应当不断学习新知识、新技术,加强道德修养,提高专业水平和执业能力;知荣明耻,正直清廉,自觉抵制不道德行为和违法行为,努力维护职业声誉。

5. 尊重同仁,密切协作 执业药师应当与同仁和医护人员相互理解,相互信任,以诚相待,密切配合。建立和谐的工作关系,共同为药学事业的发展和人类的健康奉献力量。

课堂互动

举例说明目前存在违背执业药师职业道德准则的行为有哪些?

（二）执业药师药学服务规范

执业药师药学服务规范,是指执业药师在药学服务过程中应当遵守的道德标准和行为规范,是执业药师职业道德准则的具体表现和补充,可以规范执业药师的执业行为。当前我国还没有发布统一的执业药师药学服务规范,但已有部分省、市出台相关规范并实施。根据执业药师的职责、定位和参考国内外已发布的服务规范,执业药师药学服务规范主要内容应当包括以下内容。

1. 奉献知识,维护健康 执业药师应以自己的药学知识和经验,竭尽全力为公众提供必要的药学服务,以维护公众的生命健康和用药安全为最高道德准则和行为规范。

2. 在岗执业,标识明确 执业药师应在职在岗,并按规定着装,统一佩戴胸卡,不得在执业场所以外从事经营性药品零售业务及药学服务,药学服务告示要明确。

3. 诚信服务,一视同仁 执业药师应尽全力满足患者的用药咨询需求,不得在药学专业服务的项目、内容、费用等方面欺骗患者;应客观告知患者使用药品可能出现的不良反应,不得虚假宣传药品疗效和药品风险。除特殊情况,不得拒绝为患者提供药学服务。执业药师应尊重患者隐私,不得无故泄露,平等对待患者,不得有任何歧视性或其他不道德的行为。

4. 持续提高,注册执业 执业药师应主动接受继续教育,不断完善和更新专业知识,关注与执业活动相关的法律法规的变化,以不断提高执业水平。执业药师执业应按规定进行注册,并在注册单位为公众提供药学服务。

5. 履职尽责,指导用药 执业药师应负责所执业单位的药品质量和药学服务,并依法组织制定、修订并监督实施各项管理制度,妥善保管各类记录,不得非法购进、储藏药品,不得调配、推销质量不合格药品。对于国家特殊管理的药品,应遵守相关法律法规的规定,拒绝任何危害患者生命安全和健康、违反法律或社会伦理道德的购药要求。

执业药师应按规定指导公众合理使用处方药与非处方药,并进行处方审核和提供用药咨询。执业药师应注意收集药品不良反应信息,执行药品不良反应报告制度。

6. 加强交流,合作互助 执业药师应加强与同行、医护人员以及患者之间的联系。同行之间要同业互助,共同维护执业药师的威信和声誉。执业药师应加强与医护人员的交流与合作,积极参与用药方案的制定、修订过程,提供药学支持。与患者保持良好的沟通,做好药学服务。

7. 行为自律,维护形象 执业药师不得以牟取自身利益或所在执业单位的利益为目的,利用自己的职业声誉,向公众进行误导性或欺骗性的宣传和推荐;不得私自收取回扣、礼物等不正当收入;不得利用执业药师身份开展或参与不合法的商业活动;不得利用各种手段提供虚假信息或夸大自己的专业能力;不得将执业药师资格证书、执业药师注册证等证件交于其他人或机构使用。

8. 热心公益,普及知识 执业药师应积极参加执业药师自律组织举办的有益于职业发展的活动,不断提高职业道德水准;参加有益于公众的药事活动,大力宣传和普及安全用药知识和保健知识,提供药学服务。

学习小结

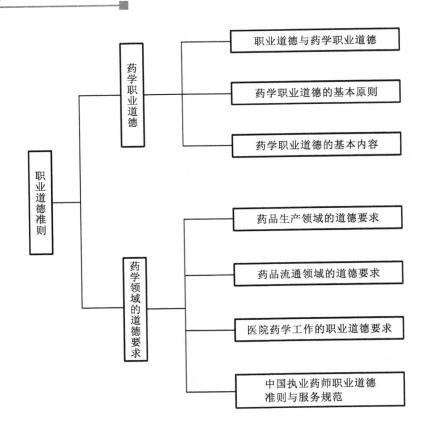

目标检测

一、最佳选择题(每题的备选项中,只有一个最佳答案)

1. 根据《执业药师职业道德准则》的要求,若在咨询中知晓本单位甲药师的处方调配存在不当之处,执业药师应( )。

A. 向患者说明甲药师的专业能力的不足,借机宣传自己的专业能力

B. 应联系甲药师等待其本人回来予以纠正

C. 为尊重同行,应告知患者等待甲药师上班时间再来咨询

D. 应积极提供咨询,并给予纠正

E. 药品已经售出,应拒绝纠正,但可以为其提供其他安全、有效的药品

2. 执业药师的执业行为决定其( )。

A. 为公众提供药品的质量

B. 为公众提供药学服务的质量

C. 为公众提供药品和药学服务的质量

D. 执业的一言一行

E. 符合公众健康利益

3. 药品调剂配发中,药学人员的职业道德责任是( )。

A. 保证患者在用药过程中的安全

B. 保证患者在用药过程中的有效

C. 保证患者在用药过程中的经济

D. 保证患者在用药过程中的合理

E. 保证患者在用药过程中的安全、有效、经济

二、配伍选择题(每组题目对应同一组选项,备选可重复选用,也可不选用)

A. 提高药品质量,保证药品安全、有效

B. 救死扶伤,不辱使命

C. 在岗执业,标识明确　　　　　　　　　D. 依法促销,诚信推广

E. 规范包装,如实宣传

1. 药学职业道德的基本原则是( )。
2. 中国执业药师职业道德准则是( )。
3. 执业药师药学服务执业行为规范是( )。

三、多选题(每题的备选项中,只有 2 个或 2 个以上正确答案,不得错选或少选)

1. 药学职业道德的作用包括( )。

A. 激励　　　　　B. 促进　　　　　C. 调节　　　　　D. 约束　　　　　E. 督促和启迪

2. 我国执业药师职业道德准则的内容有( )。

A. 救死扶伤,不辱使命　　　　　B. 尊重患者,平等相待　　　　　C. 依法执业,质量第一

D. 进德修业,珍视声誉　　　　　E. 尊重同仁,密切协作

3. 药品生产领域的道德要求有( )。

A. 保证生产,社会效益与经济效益并重　　　　　B. 质量第一,自觉遵守规范

C. 保护环境,保护药品生产者的健康　　　　　D. 规范包装,如实宣传

E. 依法促销,诚信推广

实训项目

药学领域职业道德的调研

【实训目的】

通过对药学领域职业道德的问卷调查研究,学生能进一步明确药学工作人员的职业道德要求,以便将来成为一名德才兼备的执业药师。

【实训内容】

要求学生运用所学药学领域的职业道德理论知识,设计调查问卷进行市场调查,并对调查结果进行分析讨论。

【实训方式】

问卷调查。

【实训地点】

社区。

【实训步骤】

1. 根据班级人数分组,每组选出一人担任小组长。
2. 各小组长负责各组的调查问卷内容的设计、打印。
3. 深入社区进行调查问卷的发放、填写和收集工作。
4. 课前以小组为单位对调查问卷进行整理、分析和讨论。
5. 课堂上各小组派一名成员对调研报告进行小结发言。
6. 指导老师根据发言情况进行课堂总结。
7. 学生将调查问卷和分析讨论结果进行归纳整理,并写出书面调研报告。
8. 撰写实训调研报告,具体要求如下。

(1) 字数 1000 字左右。

(2) 对调查问卷进行统计分析。

(3) 提出存在的问题及解决措施。

9. 指导老师根据发言及调研报告情况给出实训考核成绩。

(王喜梅)

工作模块三
药品管理立法

YaoshiGuanli YuFagui

学习项目六　行政法的相关知识

学习目标

学习目的

　　本项目介绍了法律的概念和渊源、法律的效力和适用原则、违法与法律责任和行政法的相关内容。旨在使同学们了解法律的概念与基本内容,能自觉遵守法律,并初步具备运用所学法律知识和有关的规定来分析解决基本问题的能力,为后面进一步学习药品管理法的相关内容打下基础。

能力目标

　　能运用所学法律知识和有关的规定来分析解决基本法律问题,提高学法守法的自觉性;学会运用法律武器,维护自身及他人的合法权益。

知识目标

　　掌握:法律、违法的相关定义、法律效力和适用原则。

　　熟悉:药品法律的渊源和分类,以及法律责任的有关内容。

　　了解:行政许可、行政强制、行政处罚、行政复议与诉讼的有关内容。

素质目标

　　熟练应用药事法规的构成内容,判断其效力等级并在实践中加以运用。

学习任务一　法的基本知识

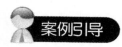

法规遇到潜规则

　　某制药公司因经营需要,决定到 A 地开拓市场,并委派了企业经营负责人。当该公司负责人在 A 地药品监督管理部门办理相关手续时,却被告知要先办理准销证和准入证,否则一律按劣药论处。该企业负责人在办理准销证和准入证过程中,却遭到百般刁难,尽管该企业产品通过了 GMP 质量认证,但该地仍以种种借口拖延办证时间,并要收受巨额办证费用。该负责人在进一步调查后得知事情真相:原来该地已经有一家制药企业生产酮类产品,为保护本地产品,一直严禁外地产品进入。该公司觉得这是典型的地方保护主义行为,遂向其上级药品监督管理部门进行举报。

　　思考:1. 本案有何违法行为,应当依据《反不正当竞争法》还是《药品管理法》处理?

　　2. "县官不如现管"的现象在各行业一直受人诟病,国家法规在地方上难以接地气,反而受制于地方规定,如何在法制建设上解决这一现象?

一、法律概念和渊源

(一)法律概念

1. 法律定义 法律是由国家制定或认可并由国家强制力保证实施的,以权力义务为调整机制,以人的行为关系为调整对象,反映了由特定物质生活条件所决定的统治阶级的意志,其目的在于确认、保护和发展对统治阶级有利的社会关系和社会秩序的行为规范体系。表现为宪法、法律(狭义)、法令、行政法规、条例、规章等各种成文法和不成文法。狭义的法律是指拥有立法权的国家权利机关全国人民代表大会和全国人民代表大会常务委员会依照立法程序制定和颁布的规范性文件,是法的主要表现形式。

2. 法律体系 法律体系是指由一国现行的全部法律规范按照不同的法律部门分类组合而形成的一个呈体系化的有机联系的统一整体。一般认为,我国的法律体系主要由以下几个法律部分构成。

(1)宪法:宪法又称国家法,在法律体系中居于核心地位。宪法是国家的根本大法,具有最高法律效力,是制定其他法律的基础和根据。

(2)行政法:行政法是有关国家行政管理活动的法律规范的总称。它主要规定国家行政管理体制,国家行政机关人员的选拔和使用,国家行政管理活动的基本原则,国家行政管理的职权范围、活动方式,以及对国家公职人员和公民的行政违法行为的制裁等。

(3)刑法:刑法是关于犯罪、刑事责任和刑罚的法律规范的总称。

(4)民法:民法是调整平等主体公民之间、法人之间、公民和法人之间财产关系和人身关系的法律规范的总称。

(5)经济法:经济法是调整国家经济主管机关、经济组织、事业单位在国民经济管理中发生的经济关系的法律规范的总和。

(6)诉讼法:诉讼法是关于诉讼程序的法律规范的总和。我国目前的诉讼法律部门主要由三大类诉讼法构成:刑事诉讼法、民事诉讼法、行政诉讼法。

(7)劳动法:劳动法是调整劳动关系及由此产生的其他关系的法律规范的总称。

(8)婚姻法:婚姻法是调整婚姻关系和家庭关系的法律规范的总称。

(9)环境法:环境法是关于保护环境和自然资源、防治污染和其他公害的法律规范的总称。

(10)军事法:军事法是调整国防建设和军事方面法律关系的法律规范的总和。

(二)法律渊源

法律渊源是法学上的一个术语,是根据法律效力来源不同而形成的各种法律规范的外在表现形式。在我国,法律渊源是以宪法为核心的制定法形式,我国社会主义法律渊源可分为以下几类。

1. 宪法 宪法是由全国人民代表大会依特别程序制定和修改,集中反映统治阶级的意志和利益,规定国家制度、社会制度的基本原则,具有最高法律效力的根本大法,是其他法的立法依据或基础,其他形式的法必须符合宪法的规定或精神,否则无效。

宪法是我国最高的法律渊源。《中华人民共和国宪法》第二十一条规定:国家发展医疗卫生事业,发展现代医药和我国传统医药,鼓励和支持农村集体经济组织、国家企业事业组织和街道组织举办各种医疗卫生设施,开展群众性的卫生活动,保护人民健康。这是药事管理法律体系中最根本的法律依据。另外,国家设立的各种药事管理机构活动的基本原则、职权划分,也都应当遵循宪法的原则性规定。

2. 法律 这里所说的法律专指由全国人民代表大会和全国人民代表大会常务委员会制定颁布的规范性法律文件,即狭义的法律,其法律效力仅次于宪法,是制定法规和规章的依据。

在药事管理领域中,《中华人民共和国药品管理法》是由全国人民代表大会常务委员会制定颁布的,对药品的研制、生产、流通、使用和监督管理各个方面做了全面系统的规定,是药品管理方面的基本法律。

3. 行政法规 行政法规是国家最高行政机关国务院根据宪法和法律制定的规范性文件的总称,其法律地位和法律效力仅次于宪法和法律,但高于地方性法规和法规性文件。行政法规的名称为条例、规定和办法。对某一方面的行政工作作出比较全面、系统的规定,称"条例";对某一方面的行政工作作出部分的规定,称"规定";对某一项行政工作作出比较具体的规定,称"办法"。

　　药事管理行政法规是国务院为领导和管理全国药事管理工作,根据宪法和法律制定的关于药事活动的规范性文件,如《中华人民共和国药品管理法实施条例》《麻醉药品和精神药品管理条例》《医疗用毒性药品管理办法》《放射性药品管理办法》等。

　　4. 行政规章　行政规章是国务院各部、委、局根据法律、行政法规及国务院的决定或命令,在本部门的权限内,所颁布的规范性法律文件,亦称部委规章。其法律效力低于宪法、法律和行政法规。

　　国家食品药品监督管理总局作为《中华人民共和国药品管理法》的主要执法机关,为了保障公众用药安全、有效、经济、合理,依据药事管理法律、行政法规及国务院的委托授权制定了涵盖了药事活动的各个领域的行政规章。这些行政规章把药事管理法律和行政法规的规定进行落实并形成具体化的主要法律性文件。这些法律性文件是构成药事管理法律体系的主要部分,如《药品注册管理办法》《药品生产质量管理规范》《药物临床试验质量管理规范》《药品不良反应报告和监测管理办法》《处方药与非处方药流通管理暂行规定》等。

　　5. 地方性法规　地方性法规是指依法由省、自治区、直辖市的人民代表大会及其常委会制定和修改,在本行政区域内具有法律效力的规范性文件的总称,且不得与宪法、法律和行政法规等相抵触,并报全国人民代表大会常务委员会备案,如《云南省药品监督管理条例》《黑龙江省药品监督管理条例》等。

　　6. 自治法规　自治法规是根据《中华人民共和国宪法》和《中华人民共和国民族区域自治法》的规定,民族自治地方的人民代表大会所制定的自治条例和单行条例,其适用范围是该民族自治地方,如《玉树藏族自治州藏医药管理条例》《阿坝藏族羌族自治州野生中药材、菌类植物资源保护管理条例》等。

　　7. 国际条约　国际条约指我国与外国缔结、参加、签订、加入、承认的双边、多边的条约、协定和其他具有条约性质的文件。这些文件的内容在我国同样具有约束力,也是我国法律的渊源。例如,我国于1985年加入联合国《1961年麻醉品单一公约》《1971年精神药物公约》,1989年加入《联合国禁止非法贩运麻醉药品和精神药物公约》,成为这三个公约的缔约国之一,这些公约对我国便具有法律约束力。

二、法律效力和适用原则

(一)法律效力

　　法律效力即法律约束力,是指法律的生效范围和适用范围,即法律对什么人、什么事、在什么领域和什么时间有约束力。

　　法律生效范围包括如下几个方面。

　　1. 空间效力　空间效力是指法律在什么地方发生效力,指法律生效的地域(包括领海、领空),通常全国性法律适用于全国,地方性法规仅在本地区有效。

　　2. 时间效力　时间效力是指法律开始生效的时间和终止生效的时间,以及法律对其生效以前的事件和行为有无溯及力。时间效力一般有三个原则:不溯及既往原则;后法废止前法的原则;法律条文到达时间的原则。

　　3. 对人的效力　对人的效力是指法律适用于什么样的人,如有的法律适用于全国公民,有的法律则只适用于一部分公民。对人的效力又分为属地主义、属人主义和保护主义。属地主义:不论人的国籍如何,在哪国领域内就适用哪国法律。属人主义:不论人在国内或国外,是哪国公民就适用哪国法律。保护主义:任何人只要损害了本国的利益,不论损害者的国籍与所在地如何,都要受到该国法律的制裁。

　　我国的法律效力以属地主义为主,以属人主义和保护主义为辅。我国法律效力规定:在中国境内外的中国公民,在中国领域内的外国人和无国籍人,一律适用我国的法律。

(二)法律适用原则

　　我国法律适用原则:①上位法优于下位法,如我国的基本法为《中华人民共和国宪法》,是我国的最高法律,任何法律的制定均不得违背宪法;②特别法优于一般法,如《中华人民共和国产品质量法》用以规范一般产品的质量要求,但对于药品这种特殊产品的质量,由《中华人民共和国药品管理法》来进行统一规范和要求;③新法优于旧法,如新的《中华人民共和国药品管理法》于2001年2月28日通过并公布,自2001年12月1日开始实施后,1984年9月20日通过并自1985年7月1日起实施的《中华人民共和国药品管理法》就自动失效。

课堂互动

《中华人民共和国产品质量法》和《中华人民共和国药品管理法》均由全国人民代表大会常务委员会制定,效力等级相同,但前者是一般法,后者是特别法。请问:当对同一事项两者均有规定,但两者之间发生冲突时,应适用哪一法律的规定?为什么?

三、违法与法律责任

(一)违法

违法是指国家机关、企业事业组织、社会团体或公民,因违反法律的规定,致使法律所保护的社会关系和社会秩序受到破坏,依法应承担法律责任的行为。广义的违法包括违法和犯罪。

违法依其性质和危害程度的不同,可分为:①刑事违法:触犯刑事法规依法应受刑罚处罚的行为,即犯罪。②民事违法:违反民事法规的行为,给国家机关、社会组织或公民个人造成某种利益损失的行为。③行政违法:违犯行政管理法规的行为,包括公民、法人违犯国家行政管理法规的行为及国家机关工作人员执行职务时的轻微违法行为或违反纪律的行为。

(二)法律责任

法律责任是指因实施违法行为而应负的法律上的责任。根据违法行为所违反的法律的性质,法律责任分为行政责任、刑事责任、民事责任等。①行政责任:违反行政管理法规的规定,应该承担行政法律所规定的责任。行政责任分为行政处分和行政处罚。其中行政处分包括警告、记过、记大过、降级、撤职、开除等。行政处罚包括警告、罚款、没收违法所得、没收非法财物、责令停产停业、暂扣或吊销许可证、暂扣或者吊销执照、行政拘留等。②刑事责任:因实施刑事法律禁止的行为所必须承担的由司法机关代表国家所确定刑事法律规定的责任。③民事责任:违反民事法规侵害他人权益在民事上应当承担的法律责任。

学习任务二　药品监督管理行政法律制度

一、行政许可

(一)定义

行政许可是指在法律一般禁止的情况下,行政机关根据公民、法人或者其他组织的申请,经依法审查,通过颁发许可证、执照等形式,赋予或确认其从事某种活动的法律资格或法律权利的一种具体的行政性管理行为。

(二)分类

从行政许可的性质、功能和适用条件的角度来说,行政许可大体可以划分为以下五类。

1. 普通许可　普通许可是准许符合法定条件的相对人行使某种权利的行为。凡是直接关系国家安全、公共安全的活动,基于高度社会信用的行业的市场准入和法定经营活动,直接关系到人身健康、生命财产安全的产品、物品的生产及销售活动,都适用于普遍许可,如游行示威的许可,烟花爆竹的生产与销售的许可等。

2. 特许　特许是行政机关代表国家向被许可人授予某种权力或者对有限资源进行有效配置的管理方式。主要适用于有限自然资源的开发利用、有限公共资源的配置、直接关系公共利益的垄断性企业的市场准入,如出租车经营许可、烟草专卖许可等。

3. 认可　认可是对相对人是否具有某种资格、资质的认定,通常采取向取得资格的人员颁发资格、资质证书的方式,如执业药师、律师、医师的资格证,税务代理资质证等。

4. 核准　核准是行政机关按照技术标准、经济技术规范,对申请人是否具备特定标准、规范的判断和确定。其主要适用于直接关系公共安全、人身健康、生命财产安全的重要设备、设施的设计、建造、安装和使用,以及直接关系人身健康、生命财产安全的特定产品、物品的检验、检疫,如药品、食品的核准。

5. 登记 登记是行政机关对个人、企业是否具有特定民事权利能力和行为能力的主体资格和特定身份的确定。如法人或者其他组织的设立、变更、终止;工商企业注册登记、社会团体登记等。

二、行政强制

(一)定义

行政强制,是指行政机关为了预防或制止正在发生或可能发生的违法行为、危险状态及不利后果,或者为了保全证据、确保案件查处工作的顺利进行而对相对人的人身、财产予以强行强制的一种具体行政行为。

行政强制包括行政强制措施和行政强制执行。行政强制措施,是指行政机关在行政管理过程中,为制止违法行为、防止证据损毁、避免危害发生、控制危险扩大等情形,依法对公民的人身自由实施暂时性限制,或者对公民、法人或者其他组织的财物实施暂时性控制的行为。行政强制执行,是指行政机关或者行政机关申请人民法院,对不履行行政决定的公民、法人或者其他组织,依法强制履行义务的行为。

(二)行政强制措施的种类

1. 限制公民人身自由 实施限制人身自由的行政强制措施不得超过法定期限,实施行政强制措施的目的已经达到或者条件已经消失,应当立即解除。

2. 查封场所、设施或者财物。

3. 扣押财物 查封、扣押限于涉案的场所、设施或者财物,不得查封、扣押与违法行为无关的场所、设施或者财物;不得查封、扣押公民个人及其所扶养家属的生活必需品;当事人的场所、设施或者财物已被其他国家机关依法查封的,不得重复查封。

4. 冻结存款、汇款 冻结存款、汇款应当由法律规定的行政机关实施,不得委托给其他行政机关或者组织;其他任何行政机关或者组织不得冻结存款、汇款;冻结存款、汇款的数额应当与违法行为涉及的金额相当;已被其他国家机关依法冻结的存款、汇款,不得重复冻结。

5. 法律规定的其他行政强制措施。

(三)行政强制执行的方式

当事人在法定期限内不申请行政复议或者提起行政诉讼,又不履行行政决定的,没有行政强制执行权的行政机关可以自期限届满之日起三个月内,申请人民法院强制执行。行政强制执行的方式有以下几种。

(1)加处罚款或者滞纳金。

(2)划拨存款、汇款。

(3)拍卖或者依法处理查封、扣押的场所、设施或者财物。

(4)排除妨碍、恢复原状。

(5)代履行:行政机关依法作出要求当事人履行排除妨碍、恢复原状等义务的行政决定,当事人逾期不履行,经催告仍不履行,其后果已经或者将危害交通安全、造成环境污染或者破坏自然资源的,行政机关可以代履行,或者委托没有利害关系的第三人代履行。

(6)法律规定的其他强制执行方式。

三、行政处罚

(一)定义

行政处罚是指具有行政处罚权的行政主体为维护公共利益和社会秩序,保护公民、法人或其他组织的合法权益,依法对行政相对人违反行政法律法规而尚未构成犯罪的行政行为所实施的法律制裁。

(二)分类

行政处罚的种类,主要是指行政处罚机关对违法行为的具体惩戒制裁手段。根据《中华人民共和国行政处罚法》和其他法律、法规的规定,中国的行政处罚可以分为以下几种。

1. 人身罚 人身罚也称自由罚,是指特定行政主体限制和剥夺违法行为人的人身自由的行政处罚。这是最严厉的行政处罚。人身罚主要是指行政拘留和劳动教养。

(1)行政拘留:也称治安拘留,是特定的行政主体依法对违反行政法律规范的公民,在短期内剥夺或限制其人身自由的行政处罚。

(2)劳动教养:行政机关对违法或有轻微犯罪行为,尚不够刑事处罚且又具有劳动能力的人所实施的一种处罚改造措施。

2. 行为罚 行为罚又称能力罚,是指行政主体限制或剥夺违法行为人特定的行为能力的制裁形式。它是仅次于人身罚的一种较为严厉的行政处罚措施。

(1)责令停产、停业:行政主体对从事生产经营者所实施的违法行为而给予的行政处罚措施。它直接剥夺生产经营者进行生产经营活动的权利。只适用于违法行为严重的行政相对方。

(2)暂扣或者吊销许可证和营业执照:行政主体依法收回或暂时扣留违法者已经获得的从事某种活动的权利或资格的证书。目的在于取消或暂时中止被处罚人的一定资格、剥夺或限制某种特许的权利。

3. 财产罚 财产罚是指行政主体依法对违法行为人给予的剥夺财产权的处罚形式。它是运用最广泛的一种行政处罚。

(1)罚款:行政主体强制违法者承担一定金钱给付义务,要求违法者在一定期限内交纳一定数量货币的处罚。

(2)没收财物(没收违法所得、没收非法财物等):行政主体依法将违法行为人的部分或全部违法所得、非法财物包括违禁品或实施违法行为的工具收归国有的处罚方式。

4. 申诫罚 申诫罚又称精神罚、声誉罚,是指行政主体对违反行政法律规范的公民、法人或其他组织的谴责和警戒。它是对违法者的名誉、荣誉、信誉或精神上的利益造成一定损害的处罚方式。

(1)警告:行政主体对违法者提出告诫或谴责。

(2)通报批评:对违法者在荣誉上或信誉上的惩戒措施。通报批评必须以书面形式作出,并在一定范围内公开。

四、行政复议与行政诉讼

(一)定义

行政复议,是指公民、法人或者其他组织认为行政主体的具体行政行为违法或不当侵犯其合法权益,依法向主管行政机关提出复查该具体行政行为的申请,行政复议机关依法对该具体行政行为进行合法性、适当性审查,并作出行政复议决定的一种法律制度,是公民,法人或其他组织通过行政救济途径解决行政争议的一种方法。

行政诉讼是个人、法人或其他组织认为国家机关作出的行政行为侵犯其合法权益而向法院提起的诉讼。行政诉讼是诉讼的一种有效方法。

(二)行政复议与行政诉讼的区别

行政复议和行政诉讼都是因具体行政行为引起,以解决行政争议为直接目的,对行政机关的行政管理进行监督,对行政相对人遭到违法和不当行政行为侵害给予救济的法律制度。但是两者仍有原则上的区别。

1. 性质不同 行政复议是一种行政行为,行政诉讼属于司法行为。

2. 受理机关不同 行政复议是由作出具体行政行为的行政机关所属的人民政府或其上一级主管部门受理,而行政诉讼则是人民法院受理。

3. 受理范围不同 人民法院所受理的行政案件,只是行政相对人认为行政机关的具体行政行为侵害其合法权益的案件。而复议机关所受理的则既有行政违法的案件,也可以有行政不当案件。凡是能够提起行政诉讼的行政争议,行政相对人都可以向行政机关申请复议,而法律规定行政复议裁决为终局决定的,当事人不得提起行政诉讼。

4. 审查力度不同 人民法院只能对行政主体的具体行政行为的合法性进行审查,而行政复议机关不仅审查具体行政行为是否合法,而且还要审查其是否适当。

5. 审理程序不同 行政复议程序简便、迅速、灵活;行政诉讼公开开庭审理,程序复杂且需要更多的成本,但公正的可靠性大。行政复议实行一裁终局制度;而行政诉讼实行二审终审制度等。

6. 处理不同 审理依据和对所涉及的抽象行政行为之间矛盾的处理不同。

行政复议与行政诉讼是两种不同性质的监督,且各有所长,不能互相取代。

学习小结

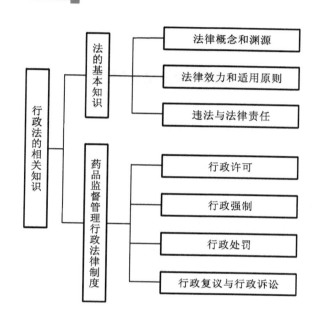

目标检测

一、最佳选择题(每题的备选项中,只有一个最佳答案)

1. 我国的基本法是( )。

A.《中华人民共和国药品管理法》　　　　　　B.《中华人民共和国刑法》

C.《中华人民共和国宪法》　　　　　　　　　D.《中华人民共和国民法》

2. 行政拘留属于行政处罚中的哪一类?( )

A. 人身罚　　　　B. 行为罚　　　　C. 财产罚　　　　D. 申诫罚

3. 行政机关根据公民、法人或者其他组织的申请,经依法审查,准予其从事特定活动的行政性管理行为属于( )。

A. 行政复议　　　B. 行政许可　　　C. 行政诉讼　　　D. 行政处罚

二、配伍选择题(每组题目对应同一组选项,备选可重复选用,也可不选用)

A. 行政责任　　　B. 民事责任　　　C. 行政处分　　　D. 违宪责任　　　E. 刑事责任

1. 药品监督管理部门发现甲药品经营企业销售假药,吊销其药品经营许可证,属于( )。

2. 个体医师使用假药造成患者健康受损,被判处有期徒刑和罚款,属于( )。

3. 药品监管人员玩忽职守被撤职、降级,属于( )。

A. 法律　　　　　B. 行政法规　　　C. 部门规章　　　D. 司法解释　　　E. 现行宪法

4. 药品管理法是由全国人大常委会审议通过并颁布的( )。

5. 国务院颁布的《药品管理法实施条例》属于( )。

6.《药品包装标签和说明书管理规定》是由国家食品药品监督管理总局发布的( )。

7. 最高人民法院和最高人民检察院颁布（　　　）。

三、多选题（每题的备选项中，只有 2 个或 2 个以上正确答案，不得错选或少选）

1. 法律效力包含（　　　）。

A. 空间效力　　　B. 时间效力　　　C. 对人的效力　　　D. 执行的效力　　　E. 约束的效力

2. 食品药品监督管理部门施行的行政许可有（　　　）。

A. 药品生产质量管理规范认证　　　　　B. 药品经营质量管理规范认证

C. 核发药品生产许可证　　　　　　　　D. 核发药品经营许可证

E. 执业药师注册

实训项目

药事法律法规的检索

【实训目的】

通过在线查询、检索我国现行药事法律法规，要求学生掌握我国现行法律法规体系和效力等级，培养学生获取药事法律法规信息的能力。

【实训方式】

在线查询、检索、课堂讨论。

【实训内容】

登陆国家食品药品监督管理总局、中国食品药品化妆品法规等网站，查询、检索我国现行药事法律规范。要求学生查询、检索至少包括法律、行政法规、行政规章、地方法规 2 个，尽量涉及药事管理的不同方面，并进行分析及课堂讨论。

【实训步骤】

1. 根据班级人数分组。

2. 以小组为单位，课前对实训内容进行了解，确定其查询检索内容。

3. 根据确定检索内容，进行任务分配。要求学生辨别其表现形式、制定机关、效力范围，确定效力等级。

4. 各小组查询、检索完毕后派一名成员对检索结果进行小结发言。

5. 指导老师根据发言情况进行课堂总结。

6. 学生将检索内容和讨论结果进行归纳整理，并写出书面分析报告。

7. 指导老师根据检索、发言及分析报告情况给出实训考核成绩。

（刘　芳）

学习项目七 药品管理法及实施条例

学习任务一 药品管理立法概述

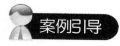

回收老批号药品作原料生产药品案

2004 年,某制药有限公司将从市场上回收的本公司所产的四个不同批次的板蓝根颗粒(共 74 件)拆装混合后,再加入板蓝根浸膏等进行加工,并生产出颗粒 40 余桶。

现场检查中还查获相关的生产计划单、原料检验报告单数份。这些资料显示,这四个批次用作生产原料的成药颗粒,其原始生产日期在时间跨度上达一年以上。经进一步核查证实,该公司今年以来先后从市场回收了本厂生产的"板蓝根颗粒"10 个批次,共 185 件,标值约 10 万元。其中,已下达生产计划、被拆装混合作原料待用的"板蓝根颗粒"有 8 个批次,均被拆装混合后,加入板蓝根浸膏,重新制粒生产成新批号药品。至案发时,已生产板蓝根颗粒(批号 20040601-1)53 件,并有板蓝根颗粒中间品 224 kg,正在加工生产。尚有 199.55 kg 库存老批号产品待加工、生产。

思考:1. 制药公司的上述行为是否违法? 应如何定性?

2. 按照我国《药品管理法》的相关规定,应如何对该制药公司进行处罚?

一、药品管理立法的概念

药品管理立法(Legislation of Drug Administration),又称药事法律的制定,是指国家立法机关依据法定的权限和程序,制定、认可、修订、补充和废除药品管理法律规范的活动。

1. 药品管理法立法权限 立法权限划分的制度称为立法体制,各国根据其国家性质和国家政权组织形式和结构形式,确定由哪些国家机关行使制定、修改或废止法律、法规的权力。

根据我国宪法及立法的规定,我国立法权限划分如下:①全国人民代表大会及其常务委员会行使国家立法权,全国人民代表大会制定和修改刑事、民事、国家机构的和其他的基本法律,全国人民代表大会常务委员会制定和修改除应当由全国人民代表大会制定的法律以外的其他法律;②国务院根据宪法和法律,享有行政法规的制定权;③省、自治区、直辖市的人民代表大会及其常务委员会可以制定地方性法规,民族自治地方的人民代表大会有权制定自治条例和单行条例;④特别行政区有权保留原来的法律或制定本行政区的新法律;⑤国务院各部、委员会及具有行政管理职能的直属机构,在本部门权限范围内制定部门规章,省、自治区、直辖市和较大的市人民政府可以制定地方政府规章。

2. 药品管理法立法程序 我国现行的立法程序分为四个阶段:①法律草案的提出;②法律草案的审议;③法律草案的通过;④法律的公布。

3. 药品管理法立法原则 药品管理法立法必须遵循的具体原则:实事求是,从实际出发;规律性与意志性相结合;原则性与灵活性相结合;统一性与协调性相结合;现实性与前瞻性相结合;保持法的稳定性、连续性与适时立、改、废相结合;总结本国经验与借鉴外国立法相结合。

二、药事管理立法的基本特征

药事管理立法具有以下四个特征。

1. 立法目的是维护人民健康 制定药品管理法,依法加强对药品的监督管理,其根本目的,还是为了保证药品质量,保障人体用药安全,维护人民身体健康。

2. 以药品质量标准为核心的行为规范 药事管理立法是规范人们在药品研究、生产、经营、使用等领域的行为,因为药品本身的特殊性,这些行为必须确保药品的安全、有效。现代药事管理通过制定和颁布法律、法规、药品质量标准及保证药品质量的工作标准等以规范人们的行为。

3. 药品管理立法的系统性 现代社会药品管理立法活动日益频繁,药事法规也不断增加,内容更加详细、精确并紧密衔接,主要包括药品质量、过程质量、工作质量、药品质量控制和质量保证的管理质量,国内药品质量、进出口药品质量等管理立法,从事药品和药事工作无一不受到系统的法律约束。

4. 药品管理法内容国际化的倾向 由于药事管理法的客体主要是药品和控制药品,随着药品的国际贸易和技术交流日益频繁,客观环境要求国际社会统一标准。因此,各国药事管理法的内容越来越相似,这是现代药事管理法的一个基本特征。

三、我国药品管理立法的发展

我国现代药品管理立法,始于1911年辛亥革命。新中国成立后,经过50多年的建设与发展,到2005年,我国在药品管理方面的立法已有法律1部、行政法规10部、行政规章30余部、规范性文件200多部,再加上地方性法规、规章,构成了我国药品监督管理的法律体系,使药品监督管理工作基本上实现了有法可依。

我国药品管理立法的发展大约经历了3个阶段。

(一)1911—1948年制定颁布的药政法规

1911年辛亥革命,推翻了清王朝。1912年中华民国南京临时政府成立后,在内务部设卫生司,下设4个科,第四科主管药政管理工作。之后,在国民政府时期,先后制定颁布了一些有关药品管理的法规,如

1929年1月颁布的《药师暂行条例》,1929年8月公布了《管理药商规则》,1929年4月公布了《修正麻醉药品管理条例》,1930年4月公布了《修正管理成药规则》,1937年5月公布了《细菌学免疫学制品管理规则》,1943年9月公布了《药师法》。

（二）1949—1983 年新中国药政法规规章的建设

新中国成立后,药政法规建设工作得到了较大的发展。1949—1983 年,我国在药政法规建设方面的工作可分为以下 3 个时期。

1. 建国初期药事法规的建设（1949—1957 年） 主要配合戒烟禁毒工作和清理旧社会遗留下来的伪劣药品充斥市场的问题,国家制定、颁布、实施了有关法规。1950年2月24日,政务院发布了《严禁鸦片烟毒的通令》;1950年11月1日,卫生部发布了《关于管理麻醉药品暂行条例的公布令》;1950年11月12日,政务院发布了《关于麻醉药品临时登记处理办法的通令》。在一年之内,政务院和卫生部先后三次颁布法规文件,提出了对麻醉药品的管理办法,限期禁绝吸食、贩卖、种植和私存鸦片等毒品;对于社会上存留的鸦片,要求限期登记收购或上缴医疗单位使用。1952年,卫生部发布了《关于抗疲劳素药品管理的通知》;1954年6月1日,对外贸易部、卫生部发布了《关于资本主义国家进口西药检验管理问题的指示》;1956年6月1日,卫生部发布了《关于加强卫生部门药检机构对药厂产品质量监督的通知》;1956年12月17日卫生部下发了《关于抗生素类药品管理原则的通知》。以上法规文件的施行,对加强药品管理,避免假劣药品的混进,保证人民用药安全起到了积极的作用。

2. 以药品质量管理为核心,加强药品法规建设（1958—1965 年） 随着我国制药工业的发展,药品质量监督管理的问题日益重要。在总结经验的基础上,国家有关部门制定了一系列加强药品管理的规章。1958年10月31日,国务院发布了《关于发展中药材生产问题的指示》。1959年7月13日,中共中央批转卫生部党组《关于药品生产管理及质量问题的报告》。该报告指出,为制止制造药品方面的混乱现象,凡没有经过卫生行政部门批准,非制药单位不准制造药品,西药厂的产品均应有药品标准规格,并经卫生行政主管部门审批才能投入生产,没有检验过的药品或经检验不合药用的药品,不准收购或市售。1959年7月30日,卫生部、化学工业部和商业部联合发出了《关于保证与提高药品质量的指示》,进一步强化了药品质量监督检验工作。1962年3月2日,卫生部下发了《关于加强中药质量管理的通知》;1962年8月11日,卫生部发布了《关于进一步加强中药质量管理的通知》;1962年12月7日,卫生部发布了《关于不得使用中药材原植物的非药用部分供药用的通知》;1963年5月31日,卫生部、化学工业部、商业部、财政部、公安部五部联合下发了《关于加强麻醉药品管理严防流失的联合通知》;1963年10月15日,卫生部、化学工业部、商业部联合下发了《关于药政管理的若干规定》(草案);1964年4月20日,卫生部、商业部、化学工业部联合下发了《管理毒药、限制性剧药暂行规定》;1964年6月15日,卫生部下达试行《关于医院药剂工作的若干规定(草案)》。

3. 规范药品法规、规章,为制定法律奠定基础（1978—1983 年） 1978年7月30日,国务院以国发[1978]154号文批转卫生部关于颁发《药政管理条例(试行)》的报告,并随文颁发了《药政管理条例(试行)》。该条例11章、44条,对药品生产,新药的临床、鉴定和审批,药品质量标准,药品供应,药品使用,采种制用中草药,药品检验,麻醉药品和毒剧药品,药品宣传等内容作了规定。1981年5月22日,国务院以国发[1981]87号文下发了《关于加强医药管理的决定》,计28条。该决定对确保医药产品质量;切实整顿医药企业和产品;严格药政管理,健全药事法制;医药事业实行统一管理;加强中药材生产管理,认真保护药源;做好医药商品供应,加强市场管理;努力发展医药科研、情报和教育;加强对医药事业的领导等方面作了规定。以上两个法规是这一时期的纲领性文件。

这一时期,国务院及有关部门还制定了一系列药品管理的规章。如1978年9月13日,国务院以国发[1978]176号文颁发了《麻醉药品管理条例》;1979年2月24日,卫生部、国家医药管理总局下发了《新药管理办法(试行)》;1979年6月8日,国务院以国发[1979]144号文批转卫生部等单位《关于在全国开展整顿药厂工作的报告》;1980年4月22日,国务院以国发[1980]93号文批转国家医药管理总局《关于中药广开生产门路的报告》;1980年9月17日,国务院批转卫生部、公安部、工商行政管理总局、国家医药管理总局《关于加强药政管理禁止制售伪劣药品的报告》;1981年4月30日,卫生部下发了《医院药剂工作条例》;1982年5月20日,卫生部颁发了《关于加强生物制品和血液制品管理的规定(试行)》等法规文件。

1949年10月新中国成立至1983年12月,经过34年的努力工作,我国药品法规建设取得了明显的成绩,药品管理的法规框架已经建立。涉及特殊管理的药品,抗生素、生物制品、血液制品的管理,中药材管理,药品生产管理,医药商品经营管理,药品质量检验,药品宣传管理,新药管理,药政管理等方面。这些法规、规章、规范性文件的制定和实施,对加强药品质量管理,规范药品生产、供应、使用、检验工作,发展药品生产,保证供应,打击制售假劣药品的活动,维护人民身体健康和生命安全发挥了重要的作用,也为制定我国的药品管理法律做了基础准备。

(三)1984—2005年制定实施药品管理法律,依法管理药品

《中华人民共和国药品管理法》(简称《药品管理法》)由中华人民共和国第六届全国人民代表大会常务委员会第七次会议于1984年9月20日通过,自1985年7月1日起施行。《药品管理法》是新中国成立后我国颁布的管理药品的第一部法律。从1985年7月1日起施行至2001年11月30日的十余年间,在保证药品质量、保障人民用药安全有效、打击制售假劣药品行为等方面发挥了重要作用,使我国的药品监督管理工作走上了有法可依的轨道。

(四)修订颁布《药品管理法》,公布《药品管理法实施条例》

《药品管理法》自1985年7月1日正式实施以来,随着我国改革开放的不断深入和社会主义市场经济的不断发展,药品研究、生产、流通、使用都出现了许多新情况和新问题,药品监督管理体制发生了重大变化。首次颁布实施的《药品管理法》已经不能适应现实需要,为了更好地加强药品监督管理,保障人体用药安全,维护人民身体健康和用药的合法权益,对首次颁布实施的《药品管理法》进行修订十分必要。

2001年2月28日,《药品管理法》经第九届全国人大常委会第二十次会议修订通过,以中华人民共和国主席令第四十五号公布,自2001年12月1日起施行。

2002年8月4日,国务院第360号令公布了《药品管理法实施条例》,于2002年9月15日起施行。

《药品管理法》的修订及《药品管理法实施条例》的公布,是我国药品管理立法的重大进展,为我国加入WHO后药业的发展奠定了法律基础。

学习任务二　《药品管理法》及《实施条例》的主要内容

一、《药品管理法》的法律框架

现行的《药品管理法》共有10章106条,其法律框架为:第一章总则(共6条),第二章药品生产企业管理(共7条),第三章药品经营企业管理(共8条),第四章医疗机构的药剂管理(共7条),第五章药品管理(共23条),第六章药品包装的管理(共3条),第七章药品价格和广告的管理(共9条),第八章药品监督(共9条),第九章法律责任(共29条),第十章附则(共5条)。

《药品管理法》的主要内容概括如下。

1. 总则　《药品管理法》的总则是国家管理药品的纲领性规定和总的原则。

(1)立法目的:《药品管理法》第1条规定,为加强药品监督管理,保证药品质量,保障人体用药安全,维护人民身体健康和用药的合法权益,特制定本法。本法的立法目的包括了四个层面的内容:①加强药品监督管理;②保证药品质量;③保障人体用药安全;④维护人民身体健康和用药的合法权益。

维护人民身体健康和用药的合法权益是制定药品管理法的最根本目的。为了实现这一目的,就要保障人体用药安全;为了保障人体用药安全,必须保证药品质量;而为了保证药品质量,必须加强药品监督管理。

(2)适用范围:《药品管理法》的适用范围是本法所适用的效力范围。它包括:①地域范围,本法的地域范围是在中华人民共和国境内,即我国的边境范围内。香港、澳门特别行政区按照其法律规定办理。

②对象范围,是从事药品研制、生产、经营、使用和监督管理的单位或者个人。

（3）国家发展药品的方针政策：①国家发展现代药和传统药,充分发挥其在预防、医疗和保健中的作用。现代药和传统药都是我国医药事业的重要组成部分,在疾病的预防和治疗中发挥着重要的作用,努力发展现代药和传统药,坚持中西药并重,是我国医药卫生工作中一贯坚持的方针。②保护野生药材资源,鼓励培育中药材。中药材是生产中药饮片和中成药的基本原料,没有中药材就没有中药饮片和中成药。保护、开发和合理利用中药材资源,是促进我国中医药事业持续发展的重要方面。③鼓励研究和创制新药。研究开发新药是发展药品的主要途径,是提高我国药品市场竞争力的关键,是防治疾病,保护人民身体健康的客观要求。我国已加入了WTO,对药品的研制必须从仿制走向创新,在自主知识产权的新药开发方面必须加大投入,才能在竞争中立于不败之地。《药品管理法》将鼓励研究和创制新药列入总则中,把保护和鼓励公民、法人开发新药品种的积极性作为一项基本原则,充分显示我国政府在这方面的鼓励政策。

（4）药品监督管理的体制及职能设置：国务院药品监督管理部门主管全国药品监督管理工作,省、自治区、直辖市人民政府药品监督管理部门负责本行政区域内的药品监督管理工作。国务院有关部门和地方各级人民政府有关部门在各自职责范围内负责与药品有关的监督管理工作。《药品管理法》规定的有关部门涉及到药品价格主管部门、卫生行政部门、中医药管理部门、工商行政管理部门、海关、监察部门、经济综合部门。这些部门在国务院规定的职责范围内分别负责药品的价格、医疗机构依法执业、中药材和中药饮片的科研、药品生产经营企业的工商登记、药品广告、药品经营中的有关规定、进口口岸设置、法律责任、执行国家制定的药品行业发展规划及产业政策等与药品有关事项的监督管理工作。

（5）药品检验机构的设置及职责：药品监督管理部门可以设置药品检验机构,也可以确定药品检验机构。药品监督检验机构的职责是承担依法实施药品审批时所需的药品检验工作和药品质量监督检查过程中所需的药品检验工作。

2. 药品生产企业管理

（1）开办药品生产企业的法定程序：开办药品生产企业,须经企业所在地省、自治区、直辖市人民政府药品监督管理部门批准并发给药品生产许可证,企业凭许可证到工商行政管理部门办理登记注册。

（2）药品生产许可证的法律要求：药品生产许可证应标明有效期和生产范围,其有效期为5年,有效期满前6个月应申请换发药品生产许可证。药品生产许可证上标明的生产范围是指药品生产企业申请许可证时所申报的生产内容,经省级药品监督管理部门核准后标明于许可证上。药品生产企业要严格按核准的生产范围组织生产。

（3）开办药品生产企业必须具备的条件：《药品管理法》规定了开办药品生产企业应该具备以下4项条件。①人员条件：具有依法经过资格认定的药学技术人员、工程技术人员及相应的技术工人。②硬件条件：要求药品生产企业具有与其药品生产相适应的厂房、设施和卫生环境。③质量管理条件：要设立质量管理和质量检验的机构,配备专门人员,必要的仪器设备。④软件条件：要建立健全保证药品质量的规章制度。

省级药品监督管理部门审核批准开办药品生产企业,除严格按照以上4条执行外,还应当符合国家制定的药品行业发展规划和产业政策,防止重复建设。

（4）依法实施《药品生产质量管理规范》：《药品管理法》规定企业按照《药品生产质量管理规范》组织生产,药品监督管理部门按照规定对药品生产企业是否符合《药品生产质量管理规范》的要求进行认证,对认证合格的发给认证证书。

（5）药品生产企业生产药品应遵守的规定：①药品生产遵循的依据：《药品管理法》规定,除中药饮片的炮制外,药品必须按照国家药品标准和国务院药品监督管理部门批准的生产工艺进行生产,改变影响药品质量的生产工艺的,必须报原批准部门审核批准。②药品生产必须有记录：记录必须完整准确,其内容应当包括药品名称、剂型、生产日期、批次、操作步骤等。③对中药饮片炮制的规定：中药饮片是指在中医药理论的指导下,根据调剂和制剂的需要,对中药材进行特殊加工炮制后的制成品。《药品管理法》第10条第2款规定,生产中药饮片必须按照国家药品标准炮制,国家药品标准没有规定的,必须按照省、自治区、直辖市人民政府药品监督管理部门制定的炮制规范炮制。④对生产药品所需原料、辅料的规定：《药品管理法》第 11 条规定,生产药品所需的原料、辅料必须符合药用要求。原料和辅料是药品质量的源头,是生产质量合格药品的最基本因素。要保证原料、辅料的质量,重点应当从购进和储存的环节上把关,药品生产企业应当建立相应的管理制度,确保其质量。⑤对药品出厂前质量检验的要求:为了保证药品质量,药品生产企业必须进行质量检验,药品必须符合国家药品标准才准出厂,这是药品生产企业为保证人民健康应尽的责任。药品生产企业必须执行出厂检验制度,决不能让质量不合格的药品流入市场。对部分没有国家药品标准的中药饮片,则必须按照省级药品监督管理部门制定的炮制规范炮制才得出厂。⑥对委托生产药品的规定:药品生产企业接受委托生产药品的前提必须是依法经过国家药品监督管理部门或者由其授权的省级药品监督管理部门批准。未经批准的药品生产企业不可以生产除本企业以外的其他药品品种。

3. 药品经营企业的管理

(1) 开办药品经营企业的法定程序:药品经营企业包括药品批发企业和药品零售企业。①开办药品批发企业,须经企业所在地省级药品监督管理部门批准并发给药品经营许可证,申报企业凭药品经营许可证到工商行政管理部门办理登记注册。②开办药品零售企业,须经企业所在地县级以上地方药品监督管理部门批准并发给药品经营许可证,企业凭许可证到工商行政管理部门办理登记注册。

(2) 药品经营许可证的法律要求:药品经营许可证应标明有效期和经营范围,其有效期为 5 年,有效期满前 6 个月应向原审核部门申请换证。药品经营许可证上标明的经营范围是指企业在申报许可证时申报的经营范围,并经药品监督管理部门审核批准后标明于许可证上。药品经营企业应按照批准的经营范围经营。

(3) 开办药品经营企业必须具备的条件:《药品管理法》规定了开办药品经营企业应该具备 4 项条件。①人员条件:具有依法经过资格认定的药学技术人员。②硬件条件:营业场所、设备、仓储设施、卫生环境条件要与经营企业所经营的药品相适应。③质量管理条件:要求企业具有与所经营药品相适应的质量管理机构或者人员。④软件条件:要建立健全保证药品质量的规章制度。此外,要求各级药品监督管理部门在审批药品经营企业时,应当遵循合理布局和方便群众购药的原则。

(4) 依法实施《药品经营质量管理规范》:药品经营企业必须按照《药品经营质量管理规范》经营药品,药品监督管理部门按照规定对药品经营企业是否符合《药品经营质量管理规范》的要求进行认证,依法发放认证证书。

(5) 对企业购销药品、保管药品的规定:《药品管理法》第 17 条至第 21 条对此作了规定,概括起来有以下 5 点。

①购进药品进行质量控制:包括两方面的内容。a. 药品经营企业购进药品,必须建立并执行进货检查验收制度,验明药品合格证明和其他标识,包括验明供货方的许可证和营业执照,索取所购进药品的检验合格报告单和质量标准,验明药品的批准文号和生产批号,进口药品应有符合规定的、加盖了供货单位质量检验机构原印章的进口药品注册证和进口药品检验报告书复印件。验收药品质量时,除验明药品合格证明外,还应按规定同时检查包装、标签、说明书等项内容。b. 对不符合规定要求的药品,不得购进。如不得从不具备法定资格的药品生产、经营企业或个人处购进药品,不得购进无药品批准文号的药品等。

②购销记录必须真实完整:购销记录是药品经营企业购销活动的客观凭证,也是药品经营企业质量管理的重要内容之一。在出现问题时,购销记录是查对、参考的依据。依据《药品管理法》第 18 条的规定,购销记录应包括:药品的通用名称;药品剂型、规格、生产批号、有效期;药品的生产厂商;药品的购(销)货单位、购(销)货数量、购(销)价格;购(销)日期及国务院药品监督管理部门规定的其他内容。

③销售药品的规定:包括三个方面的内容。a. 准确无误,正确介绍药品,详细说明药品的用法、用量和注意事项。b. 调配处方必须经过核对,严格按照处方进行调配,不可自作主张地改动处方或随意进行替换。拒绝调配不符合要求的处方,包括有配伍禁忌的处方或者超剂量的处方。对不符合要求的处方,要退回处方让医师进行更改。c. 销售中药材必须标明产地。

④药品保管、出入库检查制度:要求药品经营企业应当制定和执行药品保管制度。合理储存药品,是药品保管的关键环节。出入库检查制度是防止差错事故发生的重要措施。

⑤城乡集贸市场出售中药材的规定:《药品管理法》第 21 条规定,除国务院另有规定的品种之外,城乡集市贸易市场可以出售中药材;城乡集市贸易市场在一定限制条件下,可以出售中药材以外的药品。这样规定既方便城乡居民购药的需求,又加强了对经营者的管理。根据本条规定,在城乡集贸市场销售中药材以外的药品,必须同时满足三个条件:持有药品经营许可证的药品零售企业;在规定的范围内销售;设点出售药品。具体实施办法由国务院制定。

4. 医疗机构的药剂管理

(1)医疗机构配备药学技术人员的规定:医疗机构是指依据《医疗机构管理条例》的规定,经登记取得医疗机构执业许可证书的机构。医疗机构必须配备依法经过资格认定的药学技术人员,强调了医疗机构药学技术人员不仅需要必要的专业知识,更需要一定的专业技能、实践经验和真才实学,并经一定的程序审批。"依法经过资格认定"是指国家正式大专院校毕业,经过国家有关部门考试考核合格后发给的专业技术职务证书及"执业药师"证书的药学技术人员。依照《药品管理法》规定,医疗机构应由药学技术人员直接从事药剂技术工作,包括调剂、制剂、采购药品、分发药品、保管药品、检验药品、开展药学监护、临床治疗咨询、药物不良反应监测、药物经济学研究等。非药学技术人员不得直接从事药剂技术工作,只能从事一些辅助工作,如财会、统计、划价、消毒、蒸馏等。

(2)医疗机构配制制剂的规定:医疗机构制剂是指医疗机构根据本单位临床需要,依照规定的工艺规程配制的符合质量标准的药物制剂。《药品管理法》对医疗机构配制制剂的规定有如下几项。

①医疗机构配制制剂的审批主体和审批程序:医疗机构配制制剂先经所在地省、自治区、直辖市人民政府卫生行政部门审核同意,由省、自治区、直辖市人民政府药品监督管理部门批准,发给医疗机构制剂许可证。无医疗机构制剂许可证的,不得配制制剂。医疗机构在未取得许可证的情况下,擅自配制制剂并在临床使用的属于违法行为,要承担相应的法律责任。医疗机构制剂许可证的有效期为 5 年,期满前 6 个月按第一次申报程序申请重新审查发证。

②配制制剂必须具备的条件:要求医疗机构必须具有能够保证制剂质量的设施、管理制度、检验仪器和卫生条件。原国家药品监督管理局根据《药品管理法》的规定,制定了《医疗机构制剂质量管理规范》(试行)。对医疗单位配制制剂作了详细、具体的规定。

③配制制剂的品种规定和审批程序:配制的制剂应当是本单位临床需要而市场上没有供应的品种,并须经所在地省级药品监督管理部门批准后方可配制。

④配制制剂的检验和使用:配制的制剂必须按照药品标准进行检验,质量合格的,凭医师处方在本医疗机构内使用,不得在市场销售。

⑤特殊情况下制剂可调剂使用:作此规定是为了充分利用已有的卫生资源,减少制剂室重复建设和仪器设备的重复购置,满足临床急需等各种特殊情况。但是,医疗机构之间的调剂使用,必须遵守两个原则:一是要经过省级以上药品监督管理部门批准;二是在指定的医疗机构之间使用。

(3)医疗机构购进药品的规定:明确医疗机构必须建立并执行进货检查验收制度,验明药品合格证明和其他标识。对验收不合格的药品,不得购进和使用。

(4)医疗机构调配处方的规定:药剂人员调配处方,必须经过核对;严格依据医师处方所列的药品调配发药,不得擅自对处方中的药品及用法、用量做任何的增减、替代或变动。药剂人员发现有配伍禁忌或超剂量的处方,应当拒绝调配,并与处方医师取得联系;必要时,经处方医师签字更正后方可调配。

(5)医疗机构药品保管制度:医疗机构必须制定和执行药品保管的规章制度,如药品入库验收、在库养护、出库复核、药品保管人员的岗位责任制度及卫生管理制度。依据药品的不同情况,采取相应的冷藏、防冻、防潮、防虫、防鼠等保管措施,保证药品质量。

5. 药品管理 《药品管理法》第五章药品管理共 23 条,对药品管理提出了具体的、基本的要求,涉及内容比较广泛。该章是《药品管理法》的重要组成部分,其内容包括新药的研制、药品的生产、药品标准、药品审评和再评价、药品采购、特殊管理的药品、中药品种保护制度、药品分类管理制度、药品储备制度、进出口药品管理、中药材管理、对销售假劣药品的禁止性规定、对直接接触药品的工作人员卫生要求的法律规定等。

(1)新药研制和审批的程序及有关规定:《药品管理法》第 29 条、第 30 条作了明确的法律规定。一个新药从研究到被批准的程序为:①药品非临床安全性试验研究;②新药临床研究;③药品审评中心审核;④专家审评、技术复核;⑤国务院药品监督管理部门审核批准;⑥核发新药证书。从药品监督管理的角度讲,新药管理的中心内容就是对研制的新药能否进入临床研究及投入生产进行审核和批准。为了保证药品的研制质量,并与国际上新药研究与开发的管理办法接轨,《药品管理法》规定在药物的非临床安全性试验研究阶段,必须执行《药物非临床研究质量管理规范》,临床前研究结束后,经国家食品药品监督管理总局批准方可进行临床试验。在新药临床研究阶段必须执行《药物临床试验质量管理规范》。临床试验结束后,经国家食品药品监督管理总局批准发给新药证书。

(2)药品生产批准文号的管理规定:除没有实施批准文号管理的中药材和中药饮片外,生产新药或者已有国家标准的药品,须经国务院药品监督管理部门批准,并取得药品批准文号。对中药饮片和部分中药材实施批准文号管理,其品种目录由国务院药品监督管理部门会同国务院中医药管理部门制定。

(3)国家药品标准的规定:药品必须符合国家药品标准,取消了省、自治区、直辖市药品标准。国家药品标准包括《中华人民共和国药典》和国务院药品监督管理部门颁布的药品标准。国家药品标准的制定和修订,授权国家药典委员会负责,国家药品标准品、对照品的标定,授权中国食品药品检定研究院负责。

(4)实行特殊管理的药品:国家对麻醉药品、精神药品、医疗用毒性药品、放射性药品实行特殊管理。管理办法由国务院制定。

(5)中药管理的规定:①国家实行中药品种保护制度,授权国务院制定管理办法;②新发现和从国外引种的药材,经国务院药品监督管理部门审核批准后,方可销售;③地区性民间习用药材的管理办法,由国务院药品监督管理部门会同国务院中医药管理部门制定。

地区性民间习用药材是指国家药品标准没有收载而在局部地区有生产、使用习惯的药材,包括汉族医药及藏药、蒙药、维药等。地区性民间习用药材,由于涉及因素较多,对其管理也有特殊性。因此法律授权国务院有关管理部门制定管理办法。

(6)实行处方药和非处方药分类管理制度:授权国务院制定管理办法。

(7)实行药品储备制度:为保证灾情、疫情及突发事故发生后对药品和医疗器械的紧急需要,维护人民身体健康,早在20世纪70年代初,我国就建立了中央一级药品储备制度。1997年1月15日,《中共中央、国务院关于卫生改革与发展的决定》中指出,要建立并完善中央与地方两级医药储备制度。1997年7月3日,国务院下发了《国务院关于改革和加强医药储备管理工作的通知》,要求建立中央与地方两级医药储备制度,并落实了储备资金12亿元。中央医药储备主要负责储备重大灾情、疫情及重大突发事故和战略所需的特种、专项药品及医疗器械,地方医药储备主要负责储备地区性或一般灾情、疫情及突发事故和地方常见病、多发病防治所需的药品和医疗器械。

国内发生重大灾情、疫情及其他突发事件时,国务院规定的部门可以紧急调用有关药品生产、经营企业的药品,企业不得以任何方式拒绝调用。

(8)药品的进出口管理:《药品管理法》对药品的进出口管理主要规定有如下几项。

①禁止进口的药品的原则性规定:禁止进口疗效不确、不良反应大或者其他原因危害人体健康的药品。

②药品进口的程序:药品进口须经国务院药品监督管理部门组织审查,经审查确认符合质量标准、安全有效的,可批准进口,并发给进口药品注册证书。药品必须从允许药品进口的口岸进口,并由进口药品的企业向口岸所在地药品监督管理部门登记备案。海关凭药品监督管理部门出具的进口药品通关单放行。口岸所在地药品监督管理部门应当通知药品检验机构按照国务院药品监督管理部门的规定对进口药品进行抽查检验,收取检验费。

③对国内供应不足的药品,国务院有权限制或者禁止出口。

④进口、出口麻醉药品和国家规定范围内的精神药品,必须持有国务院药品监督管理部门发给的进口准许证、出口准许证。

(9)对已经批准生产或者进口的药品组织调查:国务院药品监督管理部门对已经批准生产或者进口的药品应当组织调查,对疗效不确、不良反应大或者其他原因危害人体健康的药品,应当撤销批准文号或者进口药品注册证。已被撤销批准文号或进口药品注册证的药品,不得生产或者进口;已生产和进口的,由当地药品监督管理部门监督销毁或者处理。

（10）药品的强制性检验及检验费用的管理:实施强制性检验的药品有三类,即国务院药品监督管理部门规定的生物制品,首次在中国销售的药品,国务院规定的其他药品。这三种情况属于质量控制尚缺乏确切资料,容易发生不良反应或对人体健康影响比较大的情况。因此,为确保人民用药安全、有效,对这三类药品在销售前或者进口时,指定药品检验机构进行检验,检验不合格的,不得销售或者进口。检验费项目和收费标准由国务院财政部门会同国务院价格主管部门核定并公告。检验费收缴办法由国务院财政部门会同国务院药品监督管理部门制定。

（11）禁止生产、销售假药的规定:《药品管理法》第48条规定了假药及按假药论处的情形。有下列情形之一的,为假药:①药品所含成分与国家药品标准规定的成分不符的;②以非药品冒充药品或者以他种药品冒充此种药品的。

除上述两种情形外,本条还规定了按假药论处的六种情形:①国务院药品监督管理部门规定禁止使用的;②依照本法必须批准而未经批准生产、进口,或者依照本法必须检验而未经检验即销售的;③变质的;④被污染的;⑤使用依照本法必须取得批准文号而未取得批准文号的原料药生产的;⑥所标明的适应证或者功能主治超出规定范围的。以上六种情形,所产生的后果与假药相同或相近,因此法律规定按照假药予以处理。

（12）禁止生产、销售劣药的规定:《药品管理法》第49条规定了劣药及按劣药论处的情形。药品成分的含量不符合国家药品标准的为劣药。本条第2款还规定了按劣药论处的六种情形:①未标明有效期或者更改有效期的;②不注明或者更改生产批号的;③超过有效期的;④直接接触药品的包装材料和容器未经批准的;⑤擅自添加着色剂、防腐剂、香料、矫味剂及辅料的;⑥其他不符合药品标准规定的。

（13）对药品通用名称的规定:列入国家药品标准之中的药品名称就是药品的通用名称,也就是通常所说的药品的法定名称。药品的通用名称不仅仅是一个称谓,更重要的作用是作为区别不同药品种类的标志。商品名是指生产厂家或企业为树立自己的形象和品牌,往往给自己的产品注册一个商品名（品牌名）,以示区别。《药品管理法》第50条规定,已经作为药品通用名称的,该名称不得作为药品商标使用。这是由药品的通用名称和药品商标的不同作用和性质所决定的。按照《药品管理法》的规定,药品通用名称是该种药品的合法生产者都有权使用并且必须使用的名称,任何人对药品的通用名称都不享有专用权。按照商标法的规定,商标注册人对注册商标享有专用权。为避免法律适用上的冲突,防止利用商标专用权妨碍他人合法使用药品的通用名称,该条作了明文规定。

（14）直接接触药品的工作人员进行健康检查的规定:药品生产企业、药品经营企业和医疗机构直接接触药品的工作人员,必须每年进行健康检查。患有传染病或者其他可能污染药品的疾病的,不得从事直接接触药品的工作。

课堂互动

1. 根据《药品管理法》第50条规定,为什么已经作为药品通用名称的,该名称不得作为药品商标使用?
2. 根据《药品管理法》第51条规定,直接接触药品的工作人员必须每年进行健康检查,健康检查主要检查哪类疾病?

6. 药品包装的管理 药品管理法将药品包装管理专门列为一章,对药品生产企业包装药品提出了规范性的要求,也为药品监督管理部门执法提供了法律依据。

（1）直接接触药品的包装材料和容器的质量要求:《药品管理法》对直接接触药品的包装材料和容器的基本要求作了规定,包括如下几项。①必须符合药用要求,主要体现在无毒,与药品不发生化学作用,不发生组分脱落或迁移到药品当中。②必须符合保障人体健康、安全的标准。保障人体健康、安全的标准属于强制性标准,必须执行。因此,要求直接接触药品的包装材料和容器必须符合国家强制性标准的要求。不符合强制性国家标准的不得使用。③必须由药品监督管理部门在审批药品时一并审批。即要求药品生产企业在生产新药品之前,必须将所生产的新药及其使用的直接接触药品的包装材料和容器同时报经药品监督管理部门进行审批。批准后不得擅自更改,否则应承担相应的法律责任。

《药品管理法》同时规定药品生产企业不得使用未经批准的,直接接触药品的包装材料和容器,作为生产企业必须严格履行这项法定义务。药品监督管理部门应当经常对其批准的药品包装材料进行监督检查,发现使用不合格的直接接触药品的包装材料和容器的,有权责令使用者停止使用。

(2)药品包装必须适合药品质量的要求:方便储存、运输和医疗使用药品的包装分内包装与外包装。内包装是指直接与药品接触的包装,如安瓿、注射剂瓶、片剂或胶囊剂的铝箔等。药品内包装的材料、容器应根据所选用药包材的材质,做稳定性试验,考察药包材与药品的相容性。外包装是指内包装以外的包装,按由里向外分为中包装和大包装。外包装应根据药品的特性选不易破损、防潮、防冻、防虫鼠的包装,以保证药品在运输、储藏过程中的质量。

发运中药材必须有包装。在每件包装上,必须注明品名、产地、日期、调出单位,并有质量合格的标志。

(3)药品包装必须按照规定印有或者贴有标签并附有说明书:药品的标签、说明书是药品使用的重要信息,起着正确介绍药品的作用,指导人们合理选择药品、购买药品、保管药品和使用药品。药品管理法对其作出法律规定是完全必要的,促使药品标签和说明书走向规范化和科学化。

7. 药品价格和广告的管理 维护人民身体健康和用药的合法权益,是《药品管理法》的一个重要内容。《药品管理法》第7章与《价格法》、《广告法》和《反不正当竞争法》相衔接,规定了政府价格主管部门对药品价格的管理。明确了药品生产企业、经营企业和医疗机构必须遵守有关价格管理的规定。

药品管理法对药品价格管理的主要内容包括如下几项。

(1)对政府定价、政府指导价的药品作了原则性规定:政府定价,是指由政府价格主管部门或者其他有关部门,依法按照定价权限和范围制定的价格。政府指导价,是指由政府价格主管部门或者其他有关部门,依法按照定价权限和范围规定基准价及其浮动幅度,指导经营者制定的价格。

①政府价格主管部门应当对规定的药品依法定价:其定价依据是社会平均成本、市场供求状况和社会承受能力。

②生产经营企业和医疗机构必须执行政府定价和政府指导价:药品的生产企业、经营企业和医疗机构必须执行政府定价、政府指导价,不得以任何形式擅自提高价格。

③药品生产企业的义务:药品生产企业应当依法向政府价格主管部门如实提供药品的生产经营成本,不得拒报、虚报、瞒报。

(2)实行市场调节价药品的原则性规定:市场调节价是指由经营者自主制定,通过市场竞争形成的价格。

①生产经营企业和医疗机构制定药品价格时应遵循的原则:依法实行市场调节价的药品,药品的生产企业、经营企业和医疗机构应当按照公平、合理和诚实信用、质价相符的原则制定价格,为用药者提供价格合理的药品。

②对药品生产、经营企业和医疗机构价格活动的义务性规定:药品的生产、经营企业和医疗机构应当遵守国务院价格主管部门关于药价管理的规定,制定和标明药品零售价格,禁止暴利和损害用药者利益的价格欺诈行为。

(3)药品生产、经营企业和医疗机构应当提供市场价格信息资料:药品的生产企业、经营企业、医疗机构应当依法向政府价格主管部门提供其药品的实际购销价格和购销数量等资料。药品生产、经营企业和医疗机构在销售药品的过程中,应如实报送相关资料。这是为保证政府主管部门及时掌握药品市场产销情况、价格变动趋势等信息,科学制定药品价格的重要措施。

(4)医疗机构应当向患者提供药品价格清单、公布常用药品的价格:①一般的医疗机构均应当向患者提供所用药品的价格清单,接受患者关于药品价格方面的查询;②医疗保险定点机构除了应当向患者提供所用药品的价格清单外,还要如实公布医疗保险常用药品的价格,做到明码标价;③医疗机构要加强合理用药的管理,也要加强药品价格的管理;④医疗机构公布药品价格的具体办法由国务院卫生行政部门制定。

在药品广告管理方面要求药品广告须经企业所在地省、自治区、直辖市人民政府药品监督管理部门批准,并发给药品广告批准文号;未取得药品广告批准文号的,不得发布。要求广告的内容必须真实、合法,以国务院药品监督管理部门批准的说明书为准,不得含有虚假的内容。规定了处方药不得在大众媒体上做广告。同时,强化了药品广告中的禁止性规定。有关药品广告管理的详细内容,请参见本书学习项目十五"药品广告管理"。

8. 药品监督

(1) 药品监督的概念:药品监督是指各级药品监督管理部门依照法律授权,对报经其审批的药品研制、生产、经营及医疗机构使用药品的事项所进行的监督和检查。药品监督工作是药品管理的重要内容,是法律授予药品监督管理部门的神圣职责。任何药品生产、经营及使用的单位和人员,必须接受药品监督管理部门的监督检查。

(2) 国家对药品进行监督检查的意义:①通过药品监督能够确保药品质量;②通过药品监督能够提高用药的安全性能;③通过药品监督能够促使药品生产、经营企业完善本企业的全面质量管理;④通过药品监督可以及时发现药品使用过程中存在的质量问题,提高合理用药的水平;⑤通过药品监督发现生产、销售、使用假药、劣药危害社会秩序,牟取暴利的违法行为,并对此依法进行处理。

(3)《药品管理法》对药品监督内容的规定:《药品管理法》第八章药品监督有9条内容,包括药品监督管理部门监督检查的范围及其义务;药品质量的抽查检验,有关行政强制措施及行政处理;药品质量抽查检验结果公告制度;药品检验结果异议复验制度;依法对认证合格的药品生产、经营企业进行认证后的跟踪检查,在药品流通中不得存在限制或者排斥的行为;药品监督管理部门、药品检验机构及其工作人员不得参与药品生产经营活动;实行药品不良反应报告制度;药品生产、经营企业和医疗机构的药品检验机构和人员,应当接受当地药品监督管理部门设置的药品检验机构的业务指导。

(4) 药品监督管理部门监督检查的范围:根据《药品管理法》第64条规定,药品监督管理部门进行药品监督检查的范围有4个方面:①对报经药品监督管理部门审批的药品研制的监督;②对药品生产活动的监督;③对药品经营活动的监督;④对医疗机构使用药品的监督。

药品监督管理部门在行使监督检查职权时,必须按照法律和行政法规规定的内容进行,不得超出法律、法规的规定任意扩大监督检查的内容。

9. 法律责任　《药品管理法》第九章共29条(第73至101条),是关于法律责任的规定,主要是对药品研究、生产、销售、进口、使用、价格、广告、药品采购、保管、收受回扣等违法行为的处罚,以及对药品监督管理机构和工作人员违法的处罚。《药品管理法》规定的药品违法行为及法律责任主要包括26个方面,见表7-1。

表 7-1　药品违法行为及法律责任

《药品管理法》条款	违 法 行 为	法 律 责 任
第 73 条	未取得药品生产许可证、药品经营许可证或者医疗机构制剂许可证生产药品、经营药品的	①依法予以取缔;②没收违法生产、销售的药品和违法所得;③罚款,处以违法生产、销售的药品货值金额2~5倍罚款;④构成犯罪的,依法追究刑事责任
第 74 条	生产、销售假药的	①没收违法生产、销售的假药和违法所得;②罚款,处药品货值金额2~5倍罚款;③撤销药品批准证明文件;④责令停产、停业整顿;⑤情节严重的,吊销许可证;构成犯罪的,依法追究刑事责任
第 75 条	生产、销售劣药的	①没收违法生产、销售的劣药和违法所得;②罚款,处药品货值金额1~3倍罚款;③情节严重的,责令停产、停业整顿或者撤销药品批准证明文件、吊销许可证;构成犯罪的,依法追究刑事责任
第 76 条	从事生产、销售假药及生产、销售劣药情节严重的企业或其他单位	①其直接负责的主管人员和其他直接责任人员10年内不得从事药品生产、经营活动;②对生产者专门用于生产假药、劣药的原辅材料、包装材料、生产设备予以没收

续表

《药品管理法》条款	违 法 行 为	法 律 责 任
第77条	知道或者应当知道属于假劣药品而为其提供运输、保管、仓储等便利条件的	①没收全部运输、保管、仓储的收入,并处违法收入50%以上3倍以下的罚款;②构成犯罪的,依法追究刑事责任
第79条	未按照规定实施GMP、GSP、GLP、GCP的单位	①给予警告,责令限期改正;②逾期不改正的,责令停产、停业整顿;③罚款,处0.5万~2万元罚款;④情节严重的,吊销药品生产、经营许可证和药物临床试验机构的资格
第80条	从无许可证的企业购进药品的	①责令改正,没收违法购进的药品;②罚款,处购进药品货值金额2~5倍罚款;③有违法所得的,没收违法所得;④情节严重的吊销药品生产、经营许可证或者医疗机构执业许可证书
第81条	违反进口药品登记备案管理制度的	除责令改正外,给予警告,责令限期改正;逾期不改正的,撤销进口药品注册证书
第82条	伪造、变造、买卖、出租、出借许可证或者药品批准证明文件的	①没收违法所得;②罚款,处违法所得1~3倍罚款;③没有违法所得的,处2万~10万元罚款;④吊销卖方、出租方、出借方的许可证或者撤销药品批准证明文件;⑤构成犯罪的,依法追究刑事责任
第83条	骗取许可证或药品批准证明文件的单位或个人	①吊销许可证或者撤销药品批准证明文件;②罚款,处1万~3万元罚款;③对违法者5年内不受理其申请
第84条	医疗机构在市场上销售其配制的制剂	除责令改正外,①没收违法销售的制剂;②罚款,处违法销售制剂货值金额1~3倍罚款;③有违法所得的,没收违法所得
第85条	药品经营企业购销药品的记录不真实或者不完善,或没有依法销售药品、调配处方、销售中药材的	①责令改正,给予警告;②情节严重的,吊销药品经营许可证
第86条	药品标识不符合法定要求的	除依法应当按照假药、劣药论处之外,①责令改正,给予警告;②情节严重的,撤销药品的批准证明文件
第87条	药品检验机构出具虚假检验报告的	①构成犯罪的,依法追究刑事责任;②不构成犯罪的,责令改正,给予警告,对单位并处3万元以上5万元以下的罚款;③对直接负责的主管人员和其他直接责任人员依法给予降级、撤职、开除的处分,并处3万元以下的罚款;④有违法所得的,没收违法所得;⑤情节严重的,撤销其检验资格。药品检验机构出具的检验结果不实,造成损失的,应当承担相应的赔偿责任
第89条	违反药品价格管理规定的	依照《中华人民共和国价格法》的规定处罚
第90条	在药品购销中暗中给予、收受回扣或者其他利益的单位或其代理人	①由工商行政管理部门处1万~20万元罚款;②有违法所得的,予以没收;③情节严重的,吊销营业执照,吊销其生产、经营许可证;④构成犯罪的,依法追究刑事责任
第91条	在药品购销中收受财物或者其他利益的单位负责人或有关人员	①依法给予行政处分,没收违法所得;②对违法行为情节严重的执业医师,吊销其执业证书;③构成犯罪的,依法追究刑事责任

续表

《药品管理法》 条款	违 法 行 为	法 律 责 任
第92条	违反有关药品广告管理规定的	①依照《中华人民共和国广告法》的规定处罚,并由发给广告批准文号的药品监督管理部门撤销广告批准文号;②对违法者予以资格罚,1年内不受理该品种的广告审批申请;③构成犯罪的,依法追究刑事责任
	不依法履行药品广告审查职责造成虚假广告的	①依法给予行政处分;②构成犯罪的,依法追究刑事责任
第93条	药品生产、经营企业及医疗机构违反药品管理法规定,给药品使用者造成损害的	应承担的法律责任,并依法承担赔偿责任
第94条	药品监督管理部门违法发给GMP、GSP认证证书、许可证、进口药品注册证、新药证书、药品批准文号的	①责令收回违法发给的证书,撤销药品批准证明文件;②对直接负责的主管人员和其他直接责任人员依法给予行政处分;③构成犯罪的,依法追究刑事责任
第95条	药品监督管理部门、药品检验机构或者其工作人员参与药品生产、经营活动的	①责令改正;②有违法收入的予以没收;③情节严重的,依法给予行政处分
第96条	药品监督管理部门、药品检验机构在药品监督检验中违法收取检验费用的	①责令退还;②对直接负责的主管人员和其他直接责任人员给予行政处分;③对情节严重的药品检验机构,撤销其检验资格
第97条	辖区企业生产、销售假药、劣药,有失职、渎职行为的药品监督管理部门的主管人员和直接责任人员	①依法追究该企业法律责任,依法给予行政处分;②构成犯罪的,依法追究刑事责任
第98条	药品监督管理部门对下级药品监督管理部门违反本法的行政行为	责令限期改正;逾期不改正的,有权予以改变或者撤销
第99条	药品监督管理人员滥用职权、徇私舞弊、玩忽职守的	①构成犯罪的,依法追究刑事责任;②尚不构成犯罪的,依法给予行政处分

10. 附则 附则,一般是指附在法律最后部分的说明性及补充性条文。包括法律中出现的主要用语的解释,授权有关机关或者部门制定法律的配套立法或实施细则,对不适用本法进行调整的例外说明,法律的施行时间,旧法律的废止等规定。附则是法律的重要组成部分,它与法律的其他部分在效力上是同等的。

(1)有关管理办法制定的授权性规定:①中药材的种植、采集和饲养的管理办法,由国务院另行制定;②国家对预防性生物制品的流通实行特殊管理,具体办法由国务院制定;③中国人民解放军执行本法的具体办法,由国务院、中央军事委员会依据本法制定。

(2)法律的施行时间:本法自2001年12月1日起施行。

课堂互动

1. 简述制定、颁布药品管理法的意义。
2. 生产、销售劣药应承担何种法律责任?
3. 生产、销售假药应承担何种法律责任?

二、《药品管理法实施条例》的法律框架

现行的《药品管理法实施条例》以下简称《实施条例》共有10章86条,其法律框架为:第一章总则(共

2 条),第二章药品生产企业管理(共 8 条),第三章药品经营企业管理(共 9 条),第四章医疗机构的药剂管理(共 8 条),第五章药品管理(共 16 条),第六章药品包装的管理(共 4 条),第七章药品价格和广告的管理(共 8 条),第八章药品监督(共 7 条),第九章法律责任(共 20 条),第十章附则(共 4 条)。

《实施条例》的特点可概括为 3 个方面:①《实施条例》以《药品管理法》的条例为基准,与《药品管理法》的章节相对应;②《实施条例》对《药品管理法》的有关规定进行了比较全面的具体化,其规定的内容具有针对性和操作性,特别是对当前药品监督管理工作中的突出问题作了更明确、更具操作性的规定;③对《药品管理法》进行了必要的补充,针对药品监督管理工作的现实需要增加了一些新的规定。如对新药概念,对新药实行监测期,对已批准上市的药品定期再注册的要求,对药品申报中未披露试验数据的保护的规定等。

《药品管理法实施条例》的主要内容概括如下:

1. "总则"中明确规定制定本条例的依据 《药品管理法》。

2. GMP 认证的有关规定 依据《实施条例》的规定,省级以上人民政府药品监督管理部门应当在国家药品监督管理部门的指导和监督下按照 GMP 和国务院药品监督管理部门规定的实施办法和实施步骤,组织对药品生产企业的认证工作。符合 GMP 的,发给认证证书。其中,生产注射剂、放射性药品和国务院药品监督管理部门规定的生物制品的药品生产企业的认证工作,由国务院药品监督管理部门负责。

《实施条例》将以前的 GMP 认证体制由国家药品监督管理部门一级认证改为国家局和省局两级认证。其目的是按照国务院关于行政审批制度改革的精神,加快监督实施 GMP 认证的步伐。

3. 关于委托生产药品的有关规定 《实施条例》第十条规定,接受委托生产药品的,受托方必须是持有与其受托生产的药品相适应的 GMP 认证证书的药品生产企业。疫苗、血液制品和国务院药品监督管理部门规定的其他药品,不得委托生产。

第六十四条规定,擅自委托或者接受委托生产药品的,对委托方和受托方均依据《药品管理法》第七十三条规定,按照生产假药进行查处。

4. GSP 认证的有关规定 药品经营企业应当按照国家药品监督管理部门规定的实施办法和实施步骤,通过省级药品监督管理部门组织的 GSP 的认证,取得认证证书。

新开办的药品批发企业和药品零售企业,应当自取得药品经营许可证之日起 30 日内,向发给其许可证的药品监督管理部门申请 GSP 认证,受理药品零售企业认证申请的药品监督管理部门应当自收到申请之日起 7 个工作日内,将申请移送负责组织药品经营企业认证工作的省级药品监督管理部门。省级食品药品监督管理局应当自收到认证申请之日起 3 个月内,按照国家药品监督管理部门的规定,组织对申请认证的药品批发企业或者药品零售企业是否符合 GSP 进行认证;认证合格的,发给认证证书。

省级食品药品监督管理局应当设立 GSP 认证检查员库。认证检查员必须符合国家药品监督管理部门规定的条件。

进行 GSP 认证,必须按照国家药品监督管理部门的规定,从 GSP 认证检查员库中随机抽取认证检查员组成认证检查组进行认证检查。

5. 国家对处方药和非处方药进行分类管理的有关规定 国家根据非处方药品的安全性,将非处方药分为甲类非处方药和乙类非处方药。

经营处方药、甲类非处方药的药品零售企业,应当配备执业药师或者其他依法经资格认定的药学技术人员。经营乙类非处方药的药品零售企业,应当配备经设区的市级药品监督管理机构或者省、自治区、直辖市人民政府药品监督管理部门直接设置的县级药品监督管理机构组织考核合格的业务人员。

6. 对医疗机构药剂管理的具体规定

(1) 对医疗机构变更医疗机构制剂许可证许可事项的规定:医疗机构应当在许可事项发生变更 30 日前,依照规定向原审核、批准机关申请医疗机构制剂许可证变更登记;未经批准,不得变更许可事项。原审核、批准机关应当在各自收到申请之日起 15 个工作日作出决定。

医疗机构新增配制剂型或者改变配制场所的,应当经所在地省级食品药品监督管理局验收合格后,按上述规定办理医疗机构制剂许可证变更登记。

(2)规定了医疗机构制剂许可证的有效期:许可证的有效期为 5 年。有效期届满,需要继续配制制剂的,医疗机构应当在许可证有效期满前 6 个月,按照国家药品监督管理部门的规定申请换发医疗机构制剂许可证。

（3）获得制剂批准文号后,方可配制制剂:医疗机构配制制剂,必须按照国家药品监督管理部门的规定报送有关资料和样品,经所在地省级食品药品监督管理局批准,并发给制剂批准后文号后,方可配制。

（4）不得发布医疗机构制剂广告。

（5）特殊情况下,医疗机构配制的制剂可以调剂使用:发生灾情、疫情、突发事件或者临床急需而市场没有供应时,经国家药品监督管理部门或者省级药品监督管理部门批准,在规定期限内,医疗机构配制的制剂可以在指定的医疗机构之间调剂使用。国家药品监督管理部门规定的特殊制剂的调剂使用,以及省、自治区、直辖市之间医疗机构制剂的调剂使用,必须经国家食品药品监督管理总局批准。

（6）对审核和调配处方的药剂人员的规定:医疗机构审核和调配处方的药剂人员必须是依法经过资格认定的药学技术人员。

（7）医疗机构购进药品必须有真实、完整的药品购进记录。药品购进记录必须注明药品的通用名称、剂型、规格、批号、有效期、生产厂商、供货单位、供货数量、购进价格、购货日期及国家药品监督管理部门规定的其他内容。

（8）医疗机构用药范围的规定:医疗机构向患者提供的药品应当与诊疗范围相适应,计划生育技术服务机构采购和向患者提供药品,其范围应当与经批准的服务范围相一致。个人设置的门诊部、诊所等医疗机构不得配备常用药品和急救药品以外的其他药品。若其向患者提供的药品超出规定的范围和品种的,按无证经营药品处罚。

7. 设立新药监测期 《实施条例》第三十四条规定,国务院药品监督管理部门根据保护公众健康的要求,可以对药品生产企业生产的新药品种设立不超过 5 年的监测期,在监测期内,不得批准其他企业生产和进口。

加入 WTO 后,如何在不违反 WTO 原则的前提下尽可能制定适合中国制药工业发展的政策,是我们首先要解决的问题。新药的监测期不能简单地等同于新药行政保护,而是站在维护公众健康角度设立一个社会监测体系。在监测期内,不允许国内生产企业生产同类品种,不允许国外同类品种进口,体现了国民待遇原则。这条规定也体现了政府对人民健康的负责,强化了药品监管部门的监管而淡化了行业保护。

8. 增加了对药品申报中未披露试验数据的保护规定 根据我国加入 WTO 作出的承诺,我国将对为申请使用新型化学成分的药品销售许可而按照要求提交的未披露试验数据或者其他数据提供保护。对此,《实施条例》第三十五条规定:国家对获得生产或者销售含有新型化学成分药品许可的生产者或销售者提交的自行取得且未披露的试验数据和其他数据实施保护,任何人不得对该未披露的试验数据和其他数据进行不正当的商业利用。两种情形除外:①公共利益需要;②已采取措施确保该类数据不会被不正当地进行商业利用。

自药品生产者或销售者获得生产、销售新型化学成分药品的许可证证明文件之日起 6 年内,对其他申请人未经已获得许可的申请人同意,使用上述数据申请生产、销售新型化学成分药品的,药品监督管理部门不予许可。

9. 进口药品的管理 申请进口的药品,应当是在生产国家或者地区获得上市许可的药品;未在生产国家或者地区获得上市许可的,经国务院药品监督管理部门确认该药品品种安全、有效而且临床需要的,可以依照《药品管理法》及本条例的规定批准进口。进口药品,应当按照国务院药品监督管理部门的规定申请注册。国外企业生产的药品取得进口药品注册证,中国香港、澳门和台湾地区企业生产的药品取得医药产品注册证后,方可进口。

医疗机构因临床急需进口少量药品的,应当持医疗机构执业许可证向国务院药品监督管理部门提出申请;经批准后,方可进口。进口的药品应当在指定医疗机构内用于特定医疗目的。

进口药品到岸后,进口单位应当持进口药品注册证或者医药产品注册证,以及产地证明原件、购货合同副本、装箱单、运单、货运发票、出厂检验报告书、说明书等材料,向口岸所在地药品监督管理部门备案。口岸所在地药品监督管理部门经审查,提交的材料符合要求的,发给进口药品通关单。进口单位凭进口药品通关单向海关办理报关验放手续。口岸所在地药品监督管理部门应当通知药品检验机构对进口药品逐批进行抽查检验;但是,有《药品管理法》第四十一条规定情形的除外。

10. 对某些风险性高的生物制品实行检验和审核批准的规定 《实施条例》第三十九条规定,疫苗类

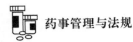

制品、血液制品、用于血源筛选的体外诊断试剂,以及国家药品监督管理部门规定的其他生物制品在销售前或者进口时,应当按照国家药品监督管理部门的规定进行检验或者审核批准。检验不合格或者未获批准的,不得销售或者进口。

11. 对批准上市的药品定期再注册的要求 《实施条例》第四十二条规定,国务院药品监督管理部门核发的药品批准文号、进口药品注册证、医药产品注册证的有效期为5年。有效期届满,需要继续生产或者进口的,应当在有效期届满前6个月申请再注册。

药品再注册时,应按国家药品监督管理部门的规定报送相关资料。

有效期届满,未申请再注册或者经审查不符合国家药品监督管理部门关于再注册规定的,注销其药品批准文号、进口药品注册证或者医药产品注册证。

12. 对药品试行标准的规定 《实施条例》第三十二条规定,生产有试行期标准的药品,应当按照国家药品监督管理部门的规定,在试行期满前3个月,提出转正申请。国家药品监督管理部门应当自试行期满之日起12个月内对该试行期标准进行审查,对符合国家药品监督管理部门规定的转正要求的,转为正式标准。对试行标准期满未按照规定提出转正申请或者原试行标准不符合转正要求的,国家药品监督管理部门应当撤销该试行标准和依据该试行标准生产药品的批准文号。

13. 两类药品实行政府定价或指导价 《实施条例》规定,两类药品实行政府定价或者政府指导价,其他药品的价格一律由市场调节。

实行政府定价或者政府指导价的这两类药品分别是列入国家基本医疗保险药品目录的药品和国家基本医疗保险药品目录以外具有垄断性生产、经营的药品。

依法实行政府定价、政府指导价的药品,由政府价格主管部门依照《药品管理法》的有关规定,制定和调整价格;在制定和调整药品销售价格时,应当体现对药品社会平均销售费用率、销售利润率和流通差率的控制。具体定价办法由国务院价格主管部门依照《中华人民共和国价格法》的有关规定制定。

对于实行政府定价和政府指导价的药品,政府价格主管部门制定和调整药品价格时,应当组织药学、医学、经济学等方面专家进行评审和论证;必要时应当听取药品生产企业、药品经营企业、医疗机构、公民及其他有关单位及人员的意见。

政府价格主管部门依照《中华人民共和国价格法》有关规定实行药品价格监测时,为掌握、分析药品价格变动和趋势,可以指定部分药品生产企业、药品经营企业和医疗机构作为价格监测定点单位;定点单位应当给予配合、支持、如实提供有关信息资料。

14. 对药品广告管理具体程序作出细化规定

(1)发布药品广告的企业,向企业所在地省级药品监督管理部门报送有关材料,药品监督管理部门自收到有关材料之日起,10个工作日内作出是否核发药品广告批准文号的决定,核发药品广告批准文号的,报国家食品药品监督管理总局备案。

(2)发布进口药品广告的企业,由进口药品的代理机构所在地的省级药品监督管理部门审批。

(3)明确了广告发布地与审批地之间的关系,避免争相监管或推诿责任的情况发生。在药品生产企业所在地和进口药品代理机构所在地以外的省市发布药品广告的,发布广告的企业应当在发布前向发布地省级食品药品监督管理局备案。接受备案的省级食品药品监督管理局发现药品广告批准内容不符合药品广告管理规定的,应当交由原核发部门处理。

(4)对违法发布广告的行为,情节严重的,省级药品监督管理部门可以用公告来警告。

(5)明确了药监部门与广告监督管理部门的关系。

药品监督管理部门发现违法广告应自作出行政处理决定之日起5个工作日内告知广告监督管理部门(工商部门),工商部门应当自收到药品监督管理部门通知之日起15个工作日内,依法作出行政处理决定。对未经药品监督管理部门批准自行发布的广告,药品监督管理部门发现后应通知工商部门依法查处。

15. 授权药品监督管理部门派出机构行使部分处罚权 《实施条例》第八十条规定,药品监督管理部门设置的派出机构,有权作出《药品管理法》和本条例规定的警告、罚款,没收违法生产、销售的药品和违法所得的行政处罚。

根据此规定,药品监督管理部门派出机构在《实施条例》的授权范围内,在进行罚款、没收违法生产、销售的药品和违法所得时,就可以以独立的执法主体身份行使执法权。

《实施条例》授权范围以外的行政处罚,如责令停产、停业整顿等,不能以自己的名义作出。

16. 本条例有关术语的解释 药品合格证明和其他标识,是指药品生产批准证明文件、药品检验报告书,药品的包装、标签和说明书。新药,是指未曾在中国境内上市销售的药品。处方药,是指凭执业医师和执业助理医师处方方可购买、调配和使用的药品。非处方药,是指由国务院药品监督管理部门公布的,不需要凭执业医师和执业助理医师处方,消费者可以自行判断、购买和使用的药品。医疗机构制剂,是指医疗机构根据本单位临床需要经批准而配制、自用的固定处方制剂。药品认证,是指药品监督管理部门对药品研制、生产、经营、使用单位实施相应质量管理规范进行检查、评价并决定是否发给相应认证证书的过程。药品经营方式,是指药品批发和药品零售。药品经营范围,是指经药品监督管理部门核准经营药品的品种类别。药品批发企业,是指将购进的药品销售给药品生产企业、药品经营企业、医疗机构的药品经营企业。药品零售企业,是指将购进的药品直接销售给消费者的药品经营企业。

知识拓展

《药品管理法》及《实施条例》相关法律责任

违反《药品管理法》及《实施条例》的规定,有下列行为之一的,由药品监督管理部门在规定的处罚幅度内从重处罚。

(1) 以麻醉药品、精神药品、医疗用毒性药品、放射性药品冒充其他药品,或者以其他药品冒充上述药品的。

(2) 以生产、销售以孕产妇、婴幼儿及儿童为主要使用对象的假药、劣药的。

(3) 生产、销售的生物制品、血液制品属于假药、劣药的。

(4) 生产、销售、使用假药、劣药,造成人员伤害后果的。

(5) 生产、销售、使用假药、劣药,经处理后重犯的。

(6) 拒绝、逃避监督检查,或者伪造、销毁、隐匿有关证据材料的,或者擅自动用查封、扣押物品的。

学习小结

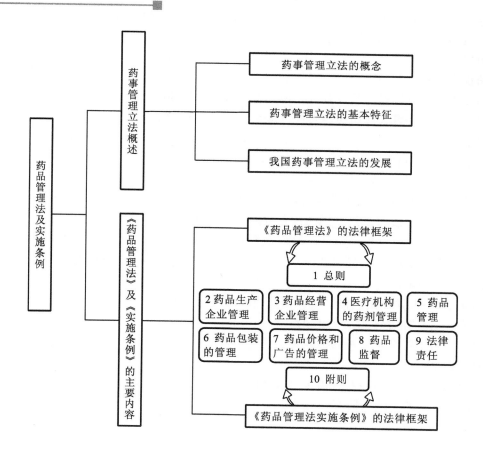

目标检测

一、最佳选择题（每题的备选项中，只有一个最佳答案）

1. 我国首部全面的、综合的管理药品的法律《中华人民共和国药品管理法》颁布的时间是（　　）。

A. 1984 年 9 月 20 日　　　　　　　B. 1985 年 7 月 1 日

C. 2001 年 2 月 28 日　　　　　　　D. 2001 年 12 月 1 日

2. 《药品管理法》规定，药品经营企业销售中药材必须标明（　　）。

A. 产地　　　　B. 药理活性　　　C. 杂质含量　　　D. 储藏条件

3. 《药品管理法》规定，劣药是指（　　）。

A. 国务院药品监督管理部门规定禁止使用的

B. 直接接触药品的包装材料和容器未经批准的

C. 变质的药品

D. 被污染的药品

4. 医疗机构配制的制剂，应当是本单位（　　）。

A. 临床需要而市场上没有供应的品种

B. 临床需要而市场上供应不足的品种

C. 临床或科研需要而市场上没有供应的品种

D. 临床或科研需要而市场上供应不足的品种

5. 中药处方调配时，用药剂量因治疗需要而超过常用量，必须经（　　）。

A. 院领导签字　　　　　　　　　B. 调配处方者签字

C. 主治医生再签字　　　　　　　D. 患者签字

二、配伍选择题（每组题目对应同一组选项，备选可重复选用，也可不选用）

A. 处 2 倍以上 5 倍以下的罚款　　　B. 处 1 倍以上 3 倍以下的罚款

C. 处 1 倍以上 5 倍以下的罚款　　　D. 处 2 倍以上 5 倍以下的罚款

E. 处 5 千元以上 2 万元以下的罚款

1. 生产销售假药的（　　）。

2. 生产销售劣药的（　　）。

3. 从无药品生产许可证或药品经营许可证的企业购进药品的（　　）。

4. 未取得药品生产许可证或药品经营许可证生产、销售药品的（　　）。

A. 药品生产许可证　　　　　　　B. 药品经营许可证

C. 医疗机构制剂许可证　　　　　D. 医疗机构执业许可证

5. 医疗机构生产假药、情节严重的，应吊销其（　　）。

6. 药品生产企业生产假药、情节严重的，应吊销其（　　）。

7. 药品经营企业生产假药、情节严重的，应吊销其（　　）。

8. 药品经营企业从无药品生产许可证的企业购进药品，情节严重的，应吊销其（　　）。

三、多选题（每题的备选项中，只有 2 个或 2 个以上正确答案，不得错选或少选）

1. 下列属于劣药的是（　　）。

A. 擅自添加着色剂、防腐剂、香料、矫味剂及辅料的

B. 未标明或者更改有效期、生产批号的

C. 药品成分含量不符合国家药品标准规定的

D. 超过有效期的

E. 直接接触药品的包装材料和容器未经批准的

2. 对制售假药行为的行政处罚有（　　）。

A. 没收药品和违法所得

B. 并处违法制售药品货值金额二倍以上五倍以下的罚款

C. 情节严重的,责令停产、停业整顿或者撤销药品批准证明文件、吊销药品生产许可证、药品经营许可证或者医疗机构制剂许可证

D. 情节严重的企业或者其他单位,其直接负责的主管人员和其他直接责任人员 10 年内不得从事药品生产、经营活动

E. 对生产者专门用于生产假药的原辅材料、包装材料、生产设备,予以没收,知道或者应当知道属于假药而为其提供运输、保管、仓储等便利条件的也要进行处罚

3.《药品管理法》的适用范围是在中华人民共和国境内从事( )。

A. 药品研制的单位或者个人　　　　B. 药品生产的单位或者个人

C. 药品经营的单位或者个人　　　　D. 药品使用的单位或者个人

E. 药品监督管理的单位或者个人

实训项目

案 例 分 析

【实训目的】

通过课堂上对典型案例进行分析,要求学生掌握《药品管理法》及《实施条例》的有关内容,提高学生运用所学法律法规知识分析问题和解决问题的能力,加强从事药事管理活动的法律意识。

【实训方式】

课堂讨论。

【实训内容】

要求学生运用《药品管理法》及《实施条例》的理论知识,对以下案例进行分析及课堂讨论。

【实训案例】

2002 年 11 月 5 日,某县药品监督管理局执法人员在检查中发现,某某零售药店销售的左金丸有劣药嫌疑,便当场予以查封。后经调查证实:该药店于同年 10 月 28 日从该县医药公司购进左金丸 200 瓶,每瓶进购价 4 元,共付价款 800 元;已经销售 51 瓶,每瓶销售价 4.4 元,销售取得价款 224.4 元;尚有 149 瓶未销售。紧接着对该县医药公司进行检查,发现该医药公司向某某药业公司(药品生产企业)购进同批左金丸 1000 瓶,进购价每瓶 3.5 元,除了向该药店销售 200 瓶外,其他的在仓库尚未销售。后经检验证实,该批左金丸确实属于劣药。根据上述事实,该县药品监督管理局依照《药品管理法》第七十五条规定,以生产经营劣药为由,拟对三家行政相对人作出如下行政处罚,并送达了《行政处罚事先告知书》:对医药公司,没收尚未销售的左金丸 800 瓶,没收违法所得 800 元,罚款 14000 元;对药店,没收尚未销售的左金丸 149 瓶,没收违法所得 224.4 元,罚款 3600 元;对药业公司,罚款 14000 元,没收违法所得 4500 元(其中利润 1000 元)。三家当事人收到行政处罚事先告知书后,药业公司没有提出陈述和申辩,且明确表示接受行政处罚,而医药公司和药店提出不同意见,同时提供了检验报告单、购进票据、药品购进记录等有关证据材料。被处罚人某某药店认为,自己所经营的这批左金丸是从医药公司购进的,进购渠道合法,手续齐备,属于合法经营,却不知道是劣药,也没有故意经营劣药,因此,自己不承担法律责任,如有违法,责任在于医药公司,应当由医药公司负责。被处罚人某某医药公司认为,某某药业公司是合法的药品生产企业,在向其购进该批左金丸时,已索取检验报告单和有关票据,一切手续合法,至于该批左金丸属于劣药问题,应当追究某某药业公司的法律责任。问题:你认为以上处理是否合适?为什么?应如何处理?

【实训步骤】

1. 根据班级人数分组,选出一人担任小组长。

2. 以小组为单位,根据此案例相关内容,要求学生准备相关的法律法规作为讨论的依据。

3. 由组长根据各组的讨论结果确定最终处理意见和方案。要求学生完成对《药品管理法》及《实施条例》中的有关法律责任的认定、假药和劣药的认定范围及其适用范围。

4. 各小组派一名成员对该案例进行总结，并明确说出总结的依据。

5. 指导老师根据发言情况进行课堂总结。

6. 学生将案例资料和讨论结果进行归纳整理，并写出书面分析报告。

7. 指导老师根据学生发言及分析报告情况给出实训考核成绩。

（张立婷）

学习项目八 国家药物政策与相关制度

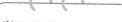

学 习 目 标

学习目的

　　本项目介绍了国家基本药物制度、医疗保障制度与基本医疗保险用药政策、药品分类管理制度、国家药品储备制度及药品价格管理制度等内容。旨在使同学们了解国家药品储备管理制度，熟悉国家基本药物制度、医疗保障制度与基本医疗保险用药政策及药品价格管理制度，掌握处方药与非处方药分类管理制度的有关规定，自觉遵守药事管理法律法规，并具备运用法律的基本知识和有关规定分析解决实际问题的能力，为今后从事各项药学工作奠定基础。

知识要求

　　掌握：处方药与非处方药分类管理制度的有关规定。

　　熟悉：国家基本药物制度、医疗保障制度与基本医疗保险用药政策及药品价格管理制度。

　　了解：国家药品储备制度。

能力要求

　　能正确运用国家药物政策的相关知识分析案例，判断处方药与非处方药分类管理的合法性和科学性。学会与人沟通，同时要尊重患者的权利；在销售药品时要全面介绍药品的优、缺点；以保障公众用药安全、合理、有效为重点。

 ## 学习任务一　国家基本药物制度

一、基本药物概念及演变

　　1975 年，WHO 提出制定并推行基本药物，并作为药品政策的战略任务，向其成员国发出倡导，旨在使其成员国，特别是发展中国家大部分人口得到基本药物供应。最初 WHO 提出基本药物，是为了解决贫困和发展中国家的药品供应问题，使它们能够按照国家卫生需要，以有限的费用、合理的价格购买、使用质量和疗效都有保障的基本药物。1981 年，WHO 指出基本药物是指能保证绝大多数人获得基本医疗保健所必需的安全有效药物。2002 年，WHO 执行委员会报告指出，基本药物是指能满足人们卫生保健需求优先选择的药物，是按照一定的遴选原则，经过认真筛选确定的、数量有限的药物；并在现有的医疗保健体系下，人们能获得所需数量的具有合适的剂型、可承受的价格、质量优良、药品信息客观准确的基本药物。综上所述，基本药物的概念从比较抽象到比较具体，其要点是：①基本药物是满足绝大多数民众基本医疗卫生需求的最必需的药物；②选择哪些药物为基本药物应因地制宜；③基本药物应按照遴选原则，认真筛选确定；④基本药物的数量是有限的。

二、基本药物的目录

　　1982 年 1 月 18 日，由卫生部会同国家医药管理局，颁布了我国第一个《国家基本药物目录》（西药部分）。该目录是在 WHO 的示范目录基础上制定的,共选入 28 类、278 种药物。1982 年以后,我国国家基本药物目录已多次修订,详见表 8-1。

表 8-1　我国历版《国家基本药物目录》

发布(调整)时间	化学药品、生物制品	中　药	总　计
1982 年	278 种	—	278 种
1996 年	699 种	1699 种	2398 种
1998 年	740 种	1333 种	2073 种
2000 年	770 种	1249 种	2019 种
2002 年	759 种	1242 种	2001 种
2004 年	773 种	1260 种	2033 种
2009 年	205 种	102 种	307 种
2012 年	317 种	203 种	520 种

三、基本药物的遴选原则

国家基本药物主要来源于国家药品标准收载的品种,在充分考虑我国现阶段基本国情和基本医疗保障制度保障能力的基本上,其国家基本药物的遴选原则为:①防治必需;②安全有效;③价格合理;④使用方便;⑤中西药并重;⑥基本保障;⑦临床首选;⑧基层能够配备。

四、我国的基本药物政策

我国政府十分重视建立基本药物制度,1979 年卫生部组织制定《国家基本药物目录》,明确指出“国家基本药物”是我国城乡医疗卫生、防病治病、康复、保健、计划生育等不可缺少的疗效确切、安全可靠、毒副反应清楚、适合国情的首选药物。组织成立了遴选小组,对各省、市、自治区推荐的临床各科用西药 300 多种进行评价,并广泛征求意见。1982 年 1 月 18 日,由卫生部会同国家医药管理局,颁布了我国第一个《国家基本药物目录》(西药部分),之后进行了多次修订。

为了实施基本药物目录,卫生部采取了一系列措施。

(1) 组织医学、药理学、药学专家编写了《国家基本药物》专著。

(2) 将目录药物编入卫生部统编的医学和药学的高校教材中。

(3) 将目录药物列入公费医疗报销。

(4) 印发《国家基本药物目录》至基层医疗和生产、经营、教学、科研、各级卫生行政部门,并组织讨论学习。

(5) 要求各级医疗机构制定各级医院、卫生院的“基本药物目录”,并列为考核医疗机构的指标。

通过以上一系列的措施,基本药物政策和目录在我国初见成效。1997 年《中共中央、国务院关于卫生改革与发展的决定》,进一步强调:国家建立并完善基本药物制度,对纳入国家基本药物目录和质优价廉的药品,制定鼓励生产流通的政策。2006 年《中共中央关于构建社会主义和谐社会若干重大问题的决定》,再次强调建立国家基本药物制度。

学习任务二　医疗保障制度与基本医疗保险用药政策

一、医疗保障制度的建立意义

医疗保险制度是指一个国家或地区按照保险原则为解决居民防病治病问题而筹集、分配和使用医疗保险基金的制度。它是居民医疗保健事业的有效筹资机制,是构成社会保险制度的一种比较进步的制度,也是目前世界上应用相当普遍的一种卫生费用管理模式。

我国的职工医疗保险制度建立于20世纪50年代初,包括公费医疗和劳保医疗两部分。这项制度实施几十年来,对于保障职工的身体健康、减轻职工的个人和家庭负担、提高全民族的健康水平等起到了积极作用,促进了经济发展,维护了社会的稳定,在我国政治经济和社会生活中曾发挥了重要作用。

二、基本医疗保险用药政策

我国基本医疗保险用药范围通过制定《基本医疗保险药品目录》(以下简称《药品目录》)进行管理。

确定《药品目录》的原则是以国家基本医疗保险药品目录为依据,坚持临床必需、安全有效、价格合理、使用方便、市场能够保证供应、医疗保险能支付得起的药品。同时,既要考虑临床治疗的基本需要,又要考虑地区间的经济差异和用药习惯,中西药并重。

纳入《药品目录》的药品,必须具体下列条件之一。

(1)《中华人民共和国药典》(现行版)收载的药品。

(2) 符合国家药品监督管理部门颁布标准的药品。

(3) 国家药品监督管理部门批准正式进口的商品。

而下列药品则不能纳入基本医疗保险用药范围。

(1) 主要起营养滋补作用的药品。

(2) 部分可以入药的动物及动物脏器,干(水)果类。

(3) 用中药材和中药饮片炮制的各类酒制剂。

(4) 各类药品中的果味制剂、口服泡腾剂。

(5) 血液制品、蛋白类制品(特殊适应证与急救、抢救除外)。

(6) 省级以上劳动保障行政部门规定基本医疗保险基金不予支付的其他药品。

《药品目录》分"甲类目录"和"乙类目录"。"甲类目录"是在《国家基本药物》的基础上遴选,并由国家统一颁发在全国通用的临床治疗必需的,使用广泛,疗效好,同类药品中价格低的药品。"乙类目录"是在《国家基本药物》的基础上遴选,并由国家制定颁布,各省、各治区、直辖市可根据当地经济水平、医疗需要和用药习惯,在增加和减少的品种之和不超过国家制定的"乙类目录"药品总数15%的范围,适当进行调整的可供临床治疗选择使用,疗效好,同类药品中比"甲类目录"药品价格略高的药品。

学习任务三　药品分类管理制度

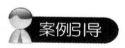

盐酸曲马朵滥用染毒瘾无处方却可轻易购

根据国家有关规定,盐酸曲马朵属于处方药,顾客必须凭医生处方才能购买。然而2006年据广东媒体披露,该省有4000多人因滥用处方止痛药盐酸曲马朵而成为"瘾君子",还有人甚至用这种药来代替毒品。在北京市朝阳区某平价药店处方专柜,某记者谎称自己经常偏头痛,向工作人员询问有无盐酸曲马朵,工作人员要求出示处方,记者告知没有,药店人员遂使用电话让记者与所谓医生联系并进行简单登记后,记者就轻松拿到了盐酸曲马朵。随后记者走访了另外9家药店,均轻易得手。

思考:我国对处方药的销售有哪些规定?实践中如何执行这些规定?

处方药与非处方药分类管理是由国家颁布法律或法规,将药品划为处方药与非处方药两类,根据其特点,分门别类地进行管理的一种管理制度。这项制度于1951年率先在美国建立,此后,世界上许多国家也陆续建立此项制度。1989年WHO向各国推荐此项管理制度。我国《药品管理法》规定,国家对药品实行处方药与非处方药分类管理。

一、药品分类管理的目的及意义

药品分类管理是根据药品安全有效、使用方便的原则,依其品种、规格、适应证、剂量及给药途径不同,对药品分别按处方药和非处方药进行管理,包括建立相应法规、管理制度并实施监督管理。我国实行药品分类管理的根本目的是加强处方药的销售控制,规范非处方药的管理,保证公众用药安全有效、方便及时。

处方药与非处方药分类管理是在药品监督管理的实践中形成的高效率的管理方法。我国药品分类管理的意义:保证人民用药安全有效、方便及时;有利于推动医疗保险制度的改革,降低医疗费用;提高人民自我保健意识;促进医药行业与国际接轨。

二、药品分类管理的概况

根据国务院领导的指示,卫生部于 1995 年 5 月决定在我国开展、制定和推行处方药与非处方药分类管理的工作。1996 年 2 月 6 日,卫生部牵头召开了由原国家医药管理局、国家中医药管理局、总后卫生部、国家财政部等部局领导组成的国家非处方药领导小组第一次会议,卫生部并以卫药发(1996 年)第 30 号文发出"关于成立制定推行处方药与非处方药领导小组的通知"。确定了国家非处方药领导小组,成立了国家非处方药办公室,办公室设在中国药学会科技开发中心,并明确了办公室的设置与职能;成立了秘书组、政策研究组、生产流通组、广告组、教育宣传组、药物审批组、药物遴选组及中药组等小组。拟定了各个小组的工作范围职责、规章制度、档案管理及相应的工作程序。1997 年 1 月,中共中央、国务院在《关于卫生改革与发展的决定》中提出:国家建立完善处方药与非处方药分类管理制度。

1998 年,国家政府部门的职能进行了调整,将组织制定非处方药的工作划归国家药品监督管理局负责。1999 年国家药品监督管理局发布了《处方药与非处方药分类管理办法(试行)》,公布了《非处方药专有标识及管理规定》(暂行),制定了《处方药与非处方药流通管理暂行规定》,会同相关部委联合印发了《关于我国实施处方药与非处方药分类管理若干意见的通知》,开始实施药品分类管理。2001 年修订颁布的《药品管理法》明确规定了国家对药品实行处方药与非处方药分类管理制度。

三、处方药管理

1. 处方药的特点 一般而言,处方药具有以下特点。

(1) 麻醉药品、精神药品等易产生依赖性的药品。

(2) 国家批准的新药。

(3) 使用时有附加要求,自我用药不安全,需医药工作人员指导的药品。

麻醉药品、精神药品、医疗用毒性药品、放射性药品绝大多数为处方药,抗生素、激素、心脑血管疾病药品绝大多数为处方药。按药物剂型的特点分析,注射剂、粉针剂、大输液、喷雾吸入剂等由于自我使用不安全、不方便,大部分划为处方药。

2. 处方药的生产与销售管理 处方药生产企业必须具有药品生产许可证,其生产品种必须取得药品批准文号。处方药的批发与零售企业必须具有药品经营许可证。药品生产、批发企业不得以任何方式直接向患者推荐、销售处方药。

处方药的销售和购买必须由执业医师或执业助理医师处方,可在医疗机构药房调配、购买、使用,也可凭处方在有药品经营许可证的零售药房购买使用。销售处方药的医疗机构与零售药店必须配备执业药师或者驻店药师以上药学技术人员。执业药师或者驻店药师必须对医师处方进行审核。签字后依据处方正确调配、销售处方药。零售药店对处方必须留存 2 年以上备查;处方药与非处方药应当分柜台摆放,处方药不得采用开架自选方式销售。

四、非处方药管理

1. 非处方药的特点

(1) 非处方药使用时不需要医务专业人员的指导和监督。

(2) 非处方药按标签或说明书的指导来使用,说明文字应通俗易懂。

（3）非处方药的适应证是指那些能自我作出判断的疾病,药品起效性快速,疗效确切,一般是减轻患者不舒服的感觉。

（4）非处方药能减轻小疾病的初始症状或延缓病情的发展。

（5）非处方药有高度的安全性,不会引起药物依赖性,毒副反应发生率低,不在体内蓄积,不致诱导耐药性或抗药性。

（6）非处方药的药效、剂量具有稳定性。

2. 非处方药的遴选原则

（1）应用安全:①根据文献和长期临床使用证实安全性大的药品;②药物无潜在毒性;不易引起蓄积中毒,中药中重金属限量不超过国内或国外公认标准;③基本无不良反应;④不引起依赖性,无"三致"作用;⑤抗肿瘤药、毒麻药、精神药物不能列入,个别用于复方制剂者例外;⑥组方合理,无不良相互作用,中成药处方中无"十八反""十九畏"。

（2）疗效确切:①药物作用针对性强,功能主治明确;②不需经常调整剂量;③连续使用不引起耐药性。

（3）质量稳定:①质量可控;②在规定条件下,性质稳定。

（4）应用方便:①用药时不需做特殊检查和试验;②以口服、外用、吸入等剂型为主。

3. 非处方药的遴选分类 西药非处方药分类是参照《国家基本药物目录》,根据非处方药遴选原则与特点划分为:解热、镇痛药,镇静助眠药,抗过敏药与抗眩晕药,抗酸药与胃黏膜保护药,助消化药,消胀药,止泻药,胃动力药,缓泻药,胃肠解痉药,驱肠虫药,肝病辅助药,利胆药,调节水、电解质平衡药,感冒用药,镇咳药,祛痰药,平喘药,维生素与矿物质,皮肤科用药,五官科用药,妇科用药,避孕药共计23类。中成药非处方药分类是参考国家中医药管理局发布的《中医病证诊断疗效标准》,将其中符合非处方药遴选原则的38种病证归属为内科、外科、骨伤科、妇科、儿科、皮肤科、五官科7个治疗科。

4. 国家非处方药目录 国家药品监督管理局于1999年7月22日公布了第一批国家非处方药（化学药品制剂和中成药制剂）目录,共有325个品种,没有区分甲、乙类,其中化学药品制剂165个品种,中成药制剂160个品种。每个品种含有不同剂型。按照药品分类管理工作的整体部署和安排,至2004年,国家食品药品监督管理局共公布了六批4326个非处方药制剂品种。

5. 处方药与非处方药的转换评价 2004年4月7日,国家食品药品监督管理局发布了《关于开展处方药与非处方药转换评价工作的通知》（以下简称《通知》）。决定从2004年开始开展处方药与非处方药转换评价工作,并对非处方药目录实行动态管理。

《通知》规定,除以下规定情况外,申请单位均可对其生产或代理的品种提出处方药转换评价为非处方药的申请:①监测期内的药品;②用于急救和其他患者不宜自我治疗疾病的药品,如用于肿瘤、青光眼、消化道溃疡、精神病、糖尿病、肝病、肾病、前列腺疾病、免疫性疾病、心脑血管疾病、性传播疾病等的治疗药品;③消费者不便自我使用的药物剂型,如注射剂、埋植剂等;④用药期间需要专业人员进行医学监护和指导的药品;⑤需要在特殊条件下保存的药品;⑥作用于全身的抗菌药、激素（避孕药除外）;⑦含毒性中药材,且不能证明其安全性的药品;⑧原料药、药用辅料、中药材、饮片;⑨国家规定的医疗用毒性药品、麻醉药品、精神药品和放射性药品,以及其他特殊管理的药品;⑩其他不符合非处方药要求的药品。

同时,国家食品药品监督管理局组织对已批准为非处方药品种的监测和评价工作,对存在不安全隐患或不适宜按非处方药管理的品种将及时转换为处方药,按处方药管理。2004年,国家食品药品监督管理局发布的《关于加强广防己等6种药材及其制剂监督管理的通知》（国食药监注〔2004〕379号）和《关于复方甘草口服溶液生产有关问题的补充通知》（国食药监安〔2004〕323号）,已明确规定将肺安片、朱砂莲胶囊、复方拳参片、复方甘草口服溶液4个品种按处方药管理。

2005年12月20日国家食品药品监督管理局发出通知,氯霉素滴耳剂等12种非处方药转换为处方药,按处方药管理。这次由非处方药转换为处方药的药品,包括化学药品9种,中成药3种,具体药品为:氯霉素滴耳液、氯霉素滴眼液、硫酸沙丁胺醇片、硫酸沙丁胺醇胶囊、硫酸沙丁胺醇缓释片、硫酸沙丁胺醇控释胶囊、复方甘草片、复方甘草含片、吲哚美辛栓、千柏鼻炎片、千柏鼻炎胶囊、源吉林甘和茶。2007年4月16日,国家食品药品监督管理局发文将解毒痤疮丸等4种药品转换为甲类非处方药,同时将三维B片等 7 种非处方药转换为处方药,2007 年 7 月 11 日,国家食品药品监督管理局发出通知,将碳酸钙口服混悬液等 14 种药品转换为非处方药。

6. 非处方药的分类及专有标识　　根据药品的安全性非处方药分为甲、乙两类。

甲类非处方药:必须在具有药品经营许可证并配备执业药师(或驻店药师)的药店调配、销售的非处方药。乙类非处方药:可在经省级药品监督管理部门或其授权的药品监督管理部门批准的其他商业企业零售的非处方药。

1999 年 11 月 19 日,国家药品监督管理局颁布了"关于公布非处方药专有标识及管理规定的通知"。非处方药专有标识图案为椭圆形背景下的 OTC 三个英文字母,是国际上对非处方药的习惯称谓。非处方药专有标识图案的颜色分为红色和绿色,红色专有标识用于甲类非处方药药品,绿色专有标识用于乙类非处方药药品和用作指南性标志。非处方药专有标识只允许已列入《国家非处方药目录》并通过药品监督管理部门审核登记的非处方药使用,作为药品标签、使用说明书和包装的专有标识,也可用作经营非处方药企业的指南性标识。

学习任务四　国家药品储备制度

一、国家药品储备制度的建立意义

《国家药品医疗器械储备管理暂行办法》(国经贸经〔1997〕876 号,以下简称《暂行办法》)发布实施以来,对加强国家医药储备的管理,确保国家在发生灾情、疫情及突发事故时药品、医疗器械的及时有效供应发挥了重要作用。特别是在 1998 年的抗洪救灾工作中,该办法有力地保障了灾区急需的药品供应。国家经济贸易委员会于 1999 年 6 月 14 日颁布并开始实施《国家医药储备管理办法》,《暂行办法》同时废止。

《国家医药储备管理办法》的颁布和实施,对适应新情况,进一步加强和完善医药储备管理工作,强化组织建设,规范国家医药储备管理部门和承担医药储备任务的企业有关工作及任务,确保国家在发生灾情、疫情及突发事故时药品、医疗器及时有效供应,维护社会稳定,促进药品监督管理工作和医药卫生事业的发展具有十分重要的意义。

二、《国家医药储备管理办法》介绍

(一)《国家医药储备管理办法》的基本框架

现行的《国家医药储备管理办法》的法律框架如下。

第一章　总则
第二章　机构与职责
第三章　承担医药储备任务企业的条件
第四章　计划管理
第五章　储存管理
第六章　调用管理
第七章　资金管理
第八章　监督与检查
第九章　附则

(二)《国家医药储备管理办法》的主要内容

(1)总则。确定了国家加强医药(包括药品、医疗器械)储备管理,应对紧急情况医药产品供应的总方针。首先,明确医药储备是政府职能,实行中央与地方(省、自治区、直辖市)两级医药储备制度,统一领导、分级负责的管理体制;其次,实行品种控制、总量平衡、动态管理、有偿调用,以保证储备资金的安全、保值和有效使用;第三,规定适用范围为与医药储备有关的政府职能部门、承担医药储备任务的企业。

（2）机构与职责。明确了国家经济贸易委员会是国家医药储备主要管理部门，负责协调全国的医药储备工作。承担医药储备任务的部门和企业在国家经济贸易委员会的督查和指导下开展各项工作并履行各自的职责。

（3）承担医药储备任务企业的条件。承担医药储备任务的企业，分别由国家经济贸易委员会和省级医药储备管理部门根据企业管理水平、仓储条件、企业规模及经营效益等情况商同级财政部门择优选定。必须是 GSP 达标或基本达标企业的国有或国有控股的大中型盈利类医药企业。

（4）计划管理。每年 2 月底前，国家经济贸易委员会根据国家有关部门的灾情、疫情预报，按照实际需要和适当留有余地的原则，商卫生、财政等部门后制定年度中央医药储备计划，下达给有关企业执行，并抄送有关部门。地方医药储备年度计划，参照中央医药储备计划并结合当地实际情况制定，于 4 月底前上报国家经济贸易委员会备案。中央医药储备主要负责储备重大灾情、疫情及重大突发事故和战略储备所需的特种药品、专项药品及医疗器械；地方医药储备主要负责储备地区性或一般灾情、疫情及突发事故和地方常见病防治所需的药品和医疗器械。承担中央医药储备任务的企业不得擅自变更储备计划。计划的变动或调整，需报国家经济贸易委员会审核批准。

（5）储存管理。医药储备实行品种控制、总量平衡的动态储备。储备药品、医疗器械的库存总量不得低于计划总量的 70%。加强储备药品、医疗器械的入、出库管理，储备药品、医疗器械入、出库实行复核签字制，承储企业要切实加强其储备药品、医疗器械的质量管理，检查记录参照 GSP 实施指南。

（6）调用管理。医药储备的动用原则：①发生一般灾情、疫情及突发事故或一个省、自治区、直辖市区域范围内发生灾情、疫情及突发事故需紧急动用医药储备的，由本省、自治区、直辖市在省级医药储备内负责供应；②发生较大灾情、疫情及突发事故或发生灾情、疫情及突发事故涉及若干省、自治区、直辖市时，首先动用本省、自治区、直辖市医药储备，不足部分按有偿调用的原则，向相邻省、自治区、直辖市人民政府或其指定的部门请求动用其医药储备予以支援，仍难以满足需要时，再申请动用中央医药储备；③发生重大灾情、疫情及重大突发事故时，首先动用地方医药储备，难以满足需要时，可申请动用中央医药储备；④没有建立地方医药储备的省、自治区、直辖市原则上不得申请动用中央医药储备。各省级人民政府可指定申请使用中央医药储备的责任部门，并报国家经济贸易委员会备案。国家经济贸易委员会可根据需要调剂、调用地方医药储备。

（7）资金管理。医药储备资金是政府的专项资金，必须严格管理，中央与地方两级医药储备所需资金分别由国务院及各省、自治区、直辖市人民政府落实。储备药品、医疗器械实行有偿调用。调出方要及时收回货款，调入方不得以任何借口或理由拖延、拒付。国家医药储备资金的财务管理办法由财政部会同国家经济贸易委员会另行制定。

（8）监督与检查。国家经济贸易委员会会同财政部等部门对各地、各有关部门和有关企业落实国家医药储备政策情况进行监督、检查。财政、审计、经贸委（经委、计经委）等有关部门和银行要加强对医药储备资金的监督和检查。医药储备工作人员玩忽职守、徇私舞弊或者滥用职权，构成犯罪的，依法追究其刑事责任；不构成犯罪的，给予行政处分。

（9）附则。《国家医药储备管理办法》规定，各地可参照本办法，并结合当地实际情况制定具体管理办法或实施细则。

 # 学习任务五　药品价格管理制度

维护人民身体健康和用药的合法权益，是《药品管理法》的一个重要内容。《药品管理法》与《中华人民共和国价格法》、《中华人民共和国广告法》和《中华人民共和国反不正当竞争法》相衔接，规定了政府价格主管部门对药品价格的管理。明确了药品生产企业、经营企业和医疗机构必须遵守有关价格管理的规定。

一、药品价格管理的意义

国家加强对药品价格的管理，首先是为了适应社会主义市场经济体制的要求，促进药品市场竞争，降低医药费用,让患者享受到质量优良、价格合理的药品;其次还推动医药企业多元化发展,在国家基本药物的基础上,推动医药企业走上注重品质与品牌的多元化发展战略;第三,新的药品价格管理办法,将推动医药业积极思索新的营运模式,提高医药产品的流通效率,促进医药产业持续健康发展。

二、我国药品价格管理

(一)我国药品定价的发展阶段

价格是商品价值的货币表现,是国民经济的综合反映,是各方面经济活动主体利益关系调节机制的核心因素,而药品的价格则关系到国家制药工业、医药商业和医疗机构的健康发展。我国药品价格经历了三个阶段:①国家计划统一定价;②市场调节,由经营者自主定价;③政府定价和市场调节价相结合。

(二)药品价格的管理形式

我国药品价格有两种管理形式,即政府定价和市场调节价。

1. 政府定价的价格管理

(1) 政府定价的含义:政府定价,是指由政府价格主管部门或者其他有关部门,依法按照定价权限和范围制定的价格。政府价格主管部门应当对规定的药品依法定价,其定价依据是社会平均成本、市场供求状况和社会承受能力。对于政府定价的药品,药品零售单位(含医疗机构)可以在不突破政府制定的最高零售价格的前提下,制定实际销售价格。

(2) 药品政府定价的目的和原则:药品政府定价的目的是维护药品市场价格秩序,保持药品市场价格水平的相对稳定,减轻社会医药费用负担。政府定价的原则主要有四个方面:第一,政府定价需符合能够弥补合理生产成本并获得合理利润的原则,这是政府定价是应遵循的基本原则之一;第二,政府定价需符合反映市场供求的原则,在市场经济条件下,由市场供求形成价格是市场竞争机制发生作用的重要体现,市场供求关系变化就会造成市场价格的波动,只有靠市场价格才能使药品价格趋于合理;第三,政府定价需符合药品质量和疗效差异原则,不同企业生产的同一种药品,其质量和疗效也会存在一定的差异,药品政府定价要体现质量疗效之间的差异,以鼓励企业生产经营质量高的药品;第四,政府定价需符合鼓励新药研制和开发的原则,药品的创新程度越高,技术难度越大,企业在新药上市前的研制开发费用也越高,应当促进企业收回前期的研制开发费用,并得到合理的投资回报,增强其继续研制开发新药的积极性。

(3) 政府定价的适用范围:实行政府定价的药品包括由国家发展和改革委员会定价和省级政府定价两个方面。

由国家发展和改革委员会定价的药品有:①列入 2004 年版《国家基本医疗保险和工伤保险药品目录》(以下简称《医保目录》)的西药,属于处方药的剂型;②列入《医保目录》的中成药(不含民族药),按标明的药品名称和剂型划分品种,属于处方药的剂型;③《医保目录》以外的麻醉药品(包括按麻醉药品管理的药品,下同)、第一类精神药品、按国家指令性计划生产并由国家统一收购的避孕药具和计划免疫药品、处于中国药品物质专利保护期内的药品;④《医保目录》以外的血液制品(指各种人血浆蛋白制品)。

由省级政府定价的药品有:①《医保目录》内属于非处方药的剂型,以及各地调剂进入地方医疗保险报销范围的品种;②《医保目录》、医院制剂所列民族药和中药饮片;③麻醉药品、第一类精神药品的批发价格、零售价格。

2. 实行市场调节价的药品价格管理

(1) 市场调节价的含义:市场调节价是指由经营者自主制定,通过市场竞争形成的价格。实行市场调节价的药品,应由药品生产企业根据生产经营成本和市场供求状况制定其零售价格。

(2) 药品实行市场调节价的原则:生产经营企业和医疗机构依法实行市场调节价的药品,药品的生产企业、经营企业和医疗机构应当按照公平、合理和诚实信用、质价相符的原则制定价格,为用药者提供价格合理的药品。

三、药品价格的监管

为了适应药品价格管理需要,及时跟踪了解药品市场实际价格,提高药品价格管理的科学性和时效性,必须对药品价格进行监督管理。

（一）药品价格监测系统的组织形式

国家发展和改革委员会负责对全国药品价格的监测工作进行统一领导和部署,各省级价格主管部门负责本地区药品价格监测的组织工作。各级价格信息机构为药品价格监测的具体承办单位。全国药品价格监测网由中国价格信息中心承建,其中包括各省的药品价格监测网络。

（二）药品价格监测单位的确定

我国药品价格的监测工作实行定点、定期的报送制度。该制度规定,首先由各省各地的药品监测定点单位选取不少于2家的药品批发企业或不少于6家的零售药店和医疗机构。同时,这些定点单位应报国家发展和改革委员会备案后方可行使其职能。

（三）药品价格监测的内容

药品价格监测的内容包括药品经营单位实际购进和销售的价格及招标采购药品的实际中标价格。其中包括经营单位经营的所有药品各种剂型规格的药品实际购、销价格。具体报送时间为每月的25日之前。药品的实际购、销价格资料一般由定点监测单位报送,而招标采购药品的实际中标价格由招标采购经办机构负责向当地的价格主管部门备案,再由当地的价格主管部门向省级主管部门报送。

学习小结

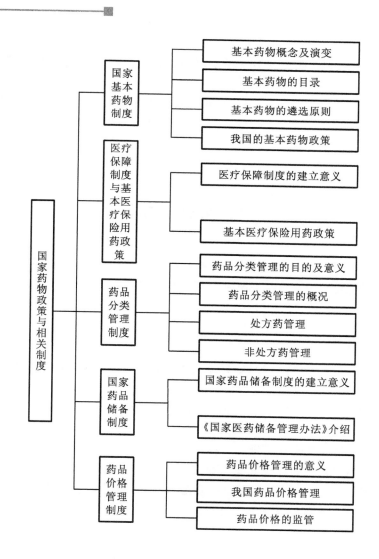

目标检测

最佳选择题（每题的备选项中，只有一个最佳答案）

1. 负责非处方药目录的遴选、审批、发布和调整工作的部门是（   ）。

A. 国家食品药品监督管理总局

B. 国家食品药品监督管理总局会同卫生部

C. 卫生部

D. 国家食品药品监督管理总局药品评价中心

2. 全国药品价格监测工作由（   ）统一领导和部署。

A. 卫生部　　　　　　　　　　B. 国家食品药品监督管理总局

C. 国家工商行政管理局　　　　D. 国家发展与改革委员会

3. 必须由执业医师或执业助理医师开具处方在医疗机构药房配制、购买、使用，或是凭处方在有许可证的零售药店购买和使用的药品是（   ）。

A. 合格药品　　　　　　　　　B. 处方药

C. 非处方药　　　　　　　　　D. 特殊管理药品

4. 国家实行处方药与非处方药（   ）。

A. 特殊管理制度　　　　　　　B. 注册审批制度

C. 放开管理制度　　　　　　　D. 分类管理制度

5. 按照《中华人民共和国药品管理法》规定，经批准的商业企业无须具有药品经营许可证就可以（   ）。

A. 零售经营处方药　　　　　　B. 零售经营乙类非处方药

C. 零售经营非处方药　　　　　D. 零售经营甲类非处方药

实训项目

OTC 药品的调研

【实训目的】

通过对药品经营企业 OTC 药品销售的了解，使学生对药品分类管理及 GSP 实施现状有总体认识，加深对药事管理法规的理解，提高学生分析和解决实际工作问题的能力。

【实训单位】

药品经营企业。

【实训内容】

要求学生按照 GSP 的具体要求，对 OTC 药品经营过程中关键控制点加以分析。

【实训步骤】

1. 分组调研，根据实践科目，要求学生准备相关的法律法规。

2. 对学生进行安全性教育。

3. 严格按照实训单位的要求进行调研，并遵守实训单位的规章制度。

4. 撰写《药品经营企业 OTC 药品经营管理的实施》的实训调研报告，字数要求在 1000～2000 字，具体要求如下：①写明调研时间、企业单位名称和企业基本状况；②对调研企业 OTC 药品经营管理中实施情况进行分析；③提出对存在问题的解决方法与对策。

（王　强）

工作模块四

药品研发阶段
的管理

Yaoshi Guanli Yu Fagui

学习项目九 药品的注册管理

学习任务一 药品注册管理概述

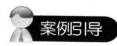

"反应停"事件

20世纪60年代前后,欧美至少15个国家的医师都在使用"反应停"这种药治疗妇女妊娠反应,很多人吃了药后的确就不呕吐了,恶心的症状得到了明显的改善,于是它成了"孕妇的理想选择"(当时的广告用语)。于是,"反应停"被大量生产、销售,仅在联邦德国就有近100万人服用过"反应停","反应停"每月的销量达到了1吨的水平。在联邦德国的某些州,患者甚至不需要医师处方就能购买到"反应停"。

但随即而来的是,许多出生的婴儿都是短肢畸形,形同海豹,被称为"海豹肢畸形"。1961年,这种症状终于被证实是孕妇服用"反应停"所导致的。于是,该药被禁用,然而,受其影响的婴儿已多达1.2万名。

经过媒体的进一步披露,人们才发现,这起丑闻的产生是因为在"反应停"出售之前,有关机构并未仔细检验其可能产生的副作用。记者的发现震惊了世界,引起了公众的极大愤怒,并最终迫使向沙立度胺的销费者们支付了赔偿。

思考:如何在药品上市之前,管理药品质量?

这一起由于注册前未进行临床毒理学试验的药品不良反应事件,给全世界敲响了滥用药物的警钟,同时,也促使各国将药品注册管理进一步制度化、法律化。

一、药品注册的概念

为保证药品的安全、有效和质量可控,规范药品注册行为,我国实行药品注册管理制度。

药品注册是指国家食品药品监督管理总局根据药品注册申请人的申请,依照法律程序,对拟上市销售的药品的安全性、有效性、质量可控制性等进行系统评价,并决定是否同意其申请的审批过程。其实质就是药品的论证过程。

(一)药品注册管理的必要性

国家实行药品注册管理,是为了保证药品质量,保障人体用药安全。

药品作为一种特殊商品,与生命息息相关。国家药品注册管理按照《中华人民共和国药品管理法》、《中华人民共和国行政许可法》及《中华人民共和国药品管理法实施条例》中关于药品注册管理要求,适应WTO的基本原则,借鉴国际药品注册经验,并归纳总结了我国多年来药品注册管理的经验,使我国药品注册工作更好地走上规范化、科学化、法制化、国际化管理的轨道。

(二)药品注册管理的原则

1. 公平、公开、公正、便民原则 无论是药品申请的受理号还是最终的药品注册证书号都可在中华人民共和国国家食品药品监督管理总局和各省级的药品监督管理部门官方网站上查询,并接受公开的社会监督。如有任何关于申报材料或申批过程有疑问的个人或团体,均可通过官方网站或电话进行咨询、举报。

2. 信息公开原则 对于申报的材料,如申报种类、申报厂家,药品名称、规格、包装及分包装等信息,在国家食品药品监督管理总局及省级药品监督管理部门的官方网站上公开发布。

3. 保密原则 保密原则适用于申报资料中未公开发布的数据资料或核心技术。按照《药品管理法实施条例》第三十五条的规定,对获得生产或者销售含有新型化学成分药品许可的生产者或者销售者提交的自行取得且未披露的试验数据和其他数据,国家食品药品监督管理总局自批准该许可之日起 6 年内,对未经已获得许可的申请人同意,使用其未披露数据的申请不予批准;但是申请人提交自行取得数据的除外。而对其核心技术的保密,则是为了适应药品专利的需要。

(三)药品注册管理的意义

国家药品注册管理是控制药品市场准入的前置性管理,是对药品上市的事前管理。

药品注册管理是国家食品药品监督管理总局根据药品注册申请人的申请,依照法定程序,对拟上市药品的安全性、有效性、质量可控性等进行审查,并决定是否同意其申请的审查过程。通过注册合格的单位或企业,发给药品注册证书。

同时,药品注册的意义还在于,"国药准字号"也就是所谓的"批准文号"。"一药一号"是药品生产合法性的标志,是药品身份的证明,也是识别真、假药的重要依据。

二、药品注册的分类

药品注册申请一般分为五大类,具体如下所述。

(一)新药申请

新药申请是指未曾在中国境内上市销售的药品的注册申请。已上市药品改变剂型、改变给药途径、增加新适应证的,按照新药申请管理。

(二)已有国家标准的药品申请

已有国家标准的药品申请是指生产国家食品药品监督管理总局已经颁布正式标准的药品的注册申请。

（三）进口药品申请

进口药品申请是指境外生产的药品在中国境内上市销售的注册申请。

（四）补充申请

补充申请是指新药申请、已有国家标准的药品申请或者进口药品申请经批准后，改变、增加或取消原批准事项或者内容的注册申请。

（五）再注册申请

药品的再注册申请，是指药品批准证明文件有效期满后申请人拟继续生产或者进口该药品的注册申请。

三、药品注册的管理机构

国家食品药品监督管理总局主管全国药品注册工作，负责对药物临床试验、药品生产和进口进行审批。

省、自治区、直辖市食品药品监督管理局受国家食品药品监督管理总局委托，负责对药品三性（真实性、完整性、规范性）的审核和受理仿制药、新药申请。

四、其他规定

（一）国家食品药品监督管理总局对下列申请可以实行特殊审批

（1）未在国内上市销售的从中药、天然药物中提取的有效成分及其制剂和用来源于植物、动物、矿物等药用物质制成的制剂。

（2）未在国内外获准上市的化学原料药及其制剂、生物制品。

（3）用于治疗艾滋病、恶性肿瘤、罕见病等的新药。

（4）治疗尚无有效治疗手段的疾病的新药。

（5）突发事件应急所必需的药品。

符合前款规定的药品，申请人在药品注册过程中可以提出特殊审批的申请，由国家食品药品监督管理总局药品审评中心组织专家会议讨论确定是否实行特殊审批。

（二）接受境外制药厂商委托加工而不在境内销售的药品

接受境外制药厂商委托加工而不在境内销售的药品，由境内负责加工企业向所在地省级食品药品监督管理局申请，符合规定的予以批准，但不发给药品批准文号。

由国家食品药品监督管理总局出台的《接受境外制药厂商委托加工药品备案管理规定》强调指出，加工药品所需来自境外的原料药、裸包装制剂、辅料和包装材料等物料，无须办理进口注册和进口备案手续，但不得以任何形式转让使用或者用于生产国内销售的药品。此外，疫苗制品、血液制品及国家食品药品监督管理总局规定的其他药品，不得接受境外厂商的委托加工，而麻醉药品、精神药品、医疗用毒性药品、放射性药品、药品类易制毒化学品的委托加工，应符合国家有关规定。

学习任务二　新药的研发与注册

一、新药的概念与分类

（一）新药的概念

新药（New Drugs)是指化学结构、药品组分和药理作用不同于现有药品的药物。根据《药品管理法》及《药品注册管理办法》，新药是指未曾在中国境内上市销售的药品。对已上市药品改变剂型、改变给药途径、增加新适应证的药品,亦属于新药范畴。

（二）新药的分类

根据《药品管理法》和《新药审批办法》第六条的相关规定,新药按审批管理的要求分以下几类。

1. 中药

第一类:

（1）中药材的人工制成品。

（2）新发现的中药材及其制剂。

（3）中药材中提取的有效成分及其制剂。

（4）复方中提取的有效成分。

第二类:

（1）中药注射剂。

（2）中药材新的药用部位及其制剂。

（3）中药材、天然药物中提取的有效部位及其制剂。

（4）中药材以人工方法在动物体内的制取物及其制剂。

（5）复方中提取的有效部位群。

第三类:

（1）新的中药复方制剂。

（2）以中药疗效为主的中药和化学药品的复方制剂。

（3）从国外引种或引进养殖的习用进口药材及其制剂。

第四类:

（1）改变剂型或改变给药途径的制剂。

（2）国内异地引种或野生变家养的动植物药材。

第五类:增加新主治病症的药品。

2. 化学药品

第一类:首创的原料药及其制剂。

（1）通过合成或半合成的方法制成的原料药及其制剂。

（2）天然物质中提取的或通过发酵提取的有效单体及其制剂。

（3）国外已有药用研究报道,尚未获一国药品管理当局批准上市的化合物。

第二类:

（1）已在国外获准生产上市,但未载入药典,我国也未进口的药品。

（2）用拆分、合成的方法首次制得的某一已知药物中的光学异构体及其制剂。

（3）国外尚未上市的由口服、外用或其他途径改变为注射途径给药者。

（4）由局部用药改为全身给药者(如口服、吸入等制剂)。

第三类:

（1）由化学药品新组成的复方制剂。

（2）由化学药品与中药新组成的复方制剂并以化学药品发挥主要作用者。

（3）由已上市的多组分药物制备变为较少组分的原料药及其制剂。

（4）由动物或其组织、器官提取的新的多组分生化药品。

第四类:

（1）国外药典收载的原料药及制剂。

（2）我国已进口的原料药和/或制剂(已有进口原料制成的制剂,如国内研制其原料及制剂,亦在此列)。

（3）用拆分或合成方法制得的某一已知药物在中国境外已获准上市的光学异构体及制剂。

（4）改变已知盐类药物的酸根、碱基(或金属元素)制成的原料药及其制剂。此种改变应不改变其药理作用,仅改变其理化性质(如溶解度、稳定性等),以适应储存、制剂制造或临床用药的需要。

(5)国外已上市的复方制剂及改变剂型的药品。

(6)用进口原料药制成的制剂。

(7)改变剂型的药品。

(8)改变给药途径的药品(不包括化学药品新药中第二类第(3)点)。

第五类:已上市药品增加新的适应证者。

(1)需延长用药周期和/或增加剂量者。

(2)需改变或减少用药周期和/或降低剂量者。

(3)国外已获准此适应证者。

3. 生物制品 新生物制品的审批按《新生物制品审批办法》实施。

第七条 在新药审批过程中,新药的类别由于在国外获准上市、载入国外药典或在我国获准进口注册等原因而发生变化,如国家食品药品监督管理总局业已受理该药之申请,则维持原受理类别,但申报资料的要求按照变化后的情况办理,不同单位审批同一品种应维持同一类别。

> **┃知识链接┃**
>
> **新药开发的基本过程**
>
> 选题与论证——立题——设计方案——临床前研究——临床试验的申报与审批——临床试验——生产的申报与审批——转让或保护——投产与销售

二、新药的研发过程

(一)新药的研究与开发(Research and Development,R&D)

新药的研究与开发是促进药学事业发展的直接动力,也是提升药品质量的有效手段。药物的研究与开发分类如下。

(1)研究和开发新原料药。新的原料药不仅指新化学实体、新分子实体,还可以是新活性实体。其成果就是我们所谓的"创新药",这是药物研究开发的重点,也是世界各医药公司抢占药品市场的关键。

(2)利用现有的化合物或天然药物用作药物。

(3)改进现有的药物。包括构型、给药途径、剂型等。

(4)将已上市的药物做为先导物,依据分子的多样性、互补性和相似性,或基于临床副作用观察,进一步研究开发。如新的适应证、新的用法用量等。

(5)研究新的复方制剂,包括中药材人工制成品、新的药用部位、新的有效部位等。

(6)利用受体结构特点、酶或内源性活性物质、代谢及生物转化等发现或改进生物制品。

(7)新工艺、新辅料、新包装材料的研究开发。

(二)新药的临床前研究

新药的临床前研究一般是由制药公司进行的实验室和动物研究,主要目的是决定药物是否可以相对安全地用于人体的临床研究,以及药物分子是否显示药理效应而值得进一步的商品化发展。倘若有迹象表明某物质是一个有希望的候选分子,主办者才着手进行各种试验研究,收集必要的数据资料,以确定药物不会在以人为对象的临床试验中让受试者受到不合理的风险。因此,临床前研究是保证首次试用于人类的第一道安全防线。

一般来说,有80%以上的候选药物分子在临床前研究阶段中被淘汰。虽然临床前试验研究的重要性远不及临床试验本身,但它是新药开发中不可缺少的环节,也是保证参加临床试验受试者安全的必要条件。因此,设计合理、严密的临床前研究设计是全部药品研发活动中提高效率不可忽视的关键因素。它可以降低临床试验失败的概率,大大缩短研发时间和减少资源的浪费。

1. 药物临床前研究的内容 根据《药品注册管理办法》、《新药审批办法》相关规定可以知道,药物的临床前研究可概括为三个方面。

(1) 文献研究:包括立项的原因、目标及依据;药品的命名及命名依据。

(2) 药学研究:包括药物的合成工艺、制备工艺、剂型、质量标准、检验方法等;对于中药制剂,还包括原药材的来源、加工及炮制;生物制品还包括菌毒种、细胞株、生物组织等起始原材料的来源、质量标准、保存条件、生物学特征、遗传稳定性及免疫学的研究等。

(3) 药理毒理研究:主要有一般药理学试验、药效学试验、毒理学试验、致突变试验、生殖试验、致癌试验、依赖性试验、非临床药代动力学试验等。其中,安全性评价研究必须执行《药物非临床研究质量管理规范》。

2. 药物临床前研究的要求 《药品注册管理办法》规定,药物研究机构应当具有与试验研究项目相适应的人员、场地、设备、仪器和管理制度,并保证所有试验数据和资料的真实性;所用试验动物、试剂和原材料应当符合国家有关规定和要求。

如果申请人委托其他机构进行药物研究或者进行单项试验、检测、样品的试制等的,应当与被委托方签订合同,并在申请注册时予以说明。申请人对申报资料中的药物研究数据的真实性负责。单独申请注册药物制剂的,研究用原料药必须具有药品批准文号、进口药品注册证或者医药产品注册证,且必须通过合法的途径获得。研究用原料药不具有药品批准文号、进口药品注册证或者医药产品注册证的,必须经 CFDA 批准。

药品注册申报资料中有境外药物研究机构提供的药物试验研究资料的,必须附有境外药物研究机构出具的其所提供资料的项目、页码的情况说明和证明该机构已在境外合法登记的经公证的证明文件。CFDA 根据审查需要,组织进行现场核查。

(三)《药物非临床研究质量管理规范》

《药物非临床研究质量管理规范》(GLP),又称良好药品试验研究规范,是指导科研机构研制安全、有效的药物的指令性文件,旨在通过严格控制化学品安全性评价试验的各个环节,即严格控制可能影响试验结果准确性的各种主客观因素,降低试验误差,确保研究试验的质量和试验数据的可靠性,以及试验的安全性。

1973 年,丹麦制定了世界上首部 GLP,但影响不大。美国食品和药品管理局于 1976 年 1 月 19 日颁布了 GLP,并于 1979 年 6 月 20 日生效。1983 年,美国环境保护署也颁布了自己的 GLP。此后,许多国家纷纷制定自己的强制性 GLP。

中华人民共和国在多年沿用美国技术标准之后,于 1994 年参照美国 GLP 发布了《药物非临床研究质量管理规定(试行)》,并于 1999 年加以修订。2003 年制定了 GLP,并于 2003 年 9 月 1 日开始正式实施。

(1) GLP 的目的:为提高药物非临床研究的质量,确保试验资料的真实性、完整性和可靠性,保障人民用药安全。

(2) GLP 的适用范围:适用于为申请药品注册而进行的非临床研究。

(3) GLP 的主要内容:供试品和对照品的管理应符合下列要求:试验用的供试品和对照品,应有专人保管,有完善的接收、登记和分发的手续,供试品和对照品的批号、稳定性、含量或浓度、纯度及其他理化性质应有记录。

研究过程中需要修改试验方案时,应经质量保证部门审查,机构负责人批准。变更的内容、理由及日期,应记入档案,并与原试验方案一起保存。研究工作结束后,专题负责人应及时写出总结报告,签名或盖章后交质量保证部门负责人审查和签署意见,机构负责人批准。批准日期作为试验结束日期。试验方案、标本、原始资料、文字记录、总结报告及其他资料的保存,应至少保存至药物上市后五年。质量容易变化的标本,如组织器官、电镜标本、血液涂片等的保存期,应以能够进行质量评价为时限。国家食品药品监督管理总局负责组织实施对非临床安全性评价研究机构的检查。凡为在中华人民共和国申请药品注册而进行的非临床研究,都应接受药品监督管理部门的监督检查。

本规范所用术语定义如下:①非临床研究,系指为评价药物安全性,在实验室条件下,用实验系统进行的各种毒性试验,包括单次给药的毒性试验、反复给药的毒性试验、生殖毒性试验、遗传毒性试验、致癌试验、局部毒性试验、免疫原性试验、依赖性试验、毒代动力学试验及与评价药物安全性有关的其他试验。

②供试品,系指供非临床研究的药品或拟开发为药品的物质。③对照品,系指非临床研究中与供试品作比较的物质。④原始资料,系指记载研究工作的原始观察记录和有关文书材料,包括工作记录、各种照片、缩微胶片、缩微复制品、计算机打印资料、磁性载体、自动化仪器记录材料等。⑤批号,系指用于识别"批"的一组数字或字母加数字,以保证供试品或对照品的可追溯性。

本规范自 2003 年 9 月 1 日起施行,国家药品监督管理局 1999 年 10 月 14 日发布的《药品非临床研究质量管理规范(试行)》同时废止。

2003 年国家食品药品监督管理局第一次对全国药物临床前安全评价实验室进行了试点检查,包括国家药物安全评价监测中心(NCSED)在内的 4 家实验室通过了 CFDA 的首批认可,至 2009 年 1 月已经有超过 30 家单位获得了临床前安全评价 GLP 实验室的资格,大部分实验室都通过了复查。

(四)新药的临床研究

申请人完成临床前研究后,应当填写药品注册申请表申请进行药物的临床试验。

药物的临床试验(包括生物等效性试验),必须经过国家食品药品监督管理总局批准,且必须执行《药物临床试验质量管理规范》(GCP)。药品监督管理部门应当对批准的临床试验进行监督检查。

1. 新药的临床试验 新药的临床试验分为Ⅰ、Ⅱ、Ⅲ、Ⅳ期。在新药批准上市前,应当进行Ⅰ、Ⅱ、Ⅲ期临床试验。经批准后,有些情况下可仅进行Ⅱ期和Ⅲ期临床试验或者仅进行Ⅲ期临床试验。各类新药视类别不同进行Ⅰ、Ⅱ、Ⅲ、Ⅳ期临床试验。某些类别的新药可仅进行生物等效性试验。

Ⅰ期 在开发新药过程中,经过(多次)动物实验证明该药的安全性和可靠性后,开始在少量目标人群进行试验。包括初步的临床药理学及人体安全性评价试验。主要是观察人体对于新药的耐受程度和药物代谢动力学,为制订给药方案提供依据(20～30 例)。

Ⅱ期 在选定的适应证患者,进行随机盲法对照临床试验。主要观察新药的治疗效果和不良反应,对新药有效性及安全性作出初步评价,推荐临床给药剂量(约 100 例)。

Ⅲ期 即扩大的多中心临床试验,可获得更多的药物安全性和疗效方面的资料,对药物的益处/风险进行评估,最终为药物注册申请的审查提供充分的依据。遵循随机对照原则,进一步评价有效性、安全性(几百甚至上千例)。

Ⅳ期 即新药上市后监测。继续进行大规模与长期的追踪评估,在广泛使用条件下考察药品的疗效和不良反应(注意罕见不良反应)(约 2000 例)。

生物等效性试验,是指用生物利用度研究的方法,以药代动力学参数为指标,比较同一种药物的相同或者不同剂型的制剂,在相同的试验条件下,其活性成分吸收程度和速度有无统计学差异的人体试验。

药物临床试验的受试例数应当符合临床试验的目的和相关统计学的要求,并且不得少于《药品注册管理办法》附件规定的最低临床试验病例数。罕见病、特殊病种等情况,要求减少临床试验病例数或者免做临床试验的,应当在申请临床试验时提出,并经国家食品药品监督管理总局审查批准。

在菌毒种选种阶段制备的疫苗或者其他特殊药物,确无合适的动物模型且实验室无法评价其疗效的,在保证受试者安全的前提下,可以向国家食品药品监督管理总局申请进行临床试验。

根据《新药审批办法》的规定,研制单位和临床研究单位进行新药临床研究,均须符合国家食品药品监督管理总局《药品临床试验质量管理规范》的有关规定。

药物临床试验应当在批准后 3 年内实施。逾期未实施的,原批准证明文件自行废止;仍需进行临床试验的,应当重新申请。

临床研究期间若发生严重不良事件,承担临床研究的单位须立即采取必要措施保护受试者安全,并在 24 h 内向当地省级药品监督管理部门和国家食品药品监督管理总局报告。

临床试验有下列情形之一的,国家食品药品监督管理总局可以责令申请人修改试验方案、暂停或者终止临床试验:①伦理委员会未履行职责的;②不能有效保证受试者安全的;③未按照规定时限报告严重不良事件的;④有证据证明临床试验用药物无效的;⑤临床试验用药物出现质量问题的;⑥临床试验中弄虚作假的;⑦其他违反《药物临床试验质量管理规范》的情形。

临床试验中出现大范围、非预期的不良反应或者严重不良事件,或者有证据证明临床试验用药物存在严重质量问题时,国家食品药品监督管理总局或者省、自治区、直辖市药品监督管理部门可以采取紧急控制措施,责令暂停或者终止临床试验,申请人和临床试验单位必须立即停止临床试验。

境外申请人在中国进行国际多中心药物临床试验的,应当按照本办法向国家食品药品监督管理总局提出申请,并按下列要求办理:①临床试验用药物应当是已在境外注册的药品或者已进入Ⅱ期或者Ⅲ期临床试验的药物;国家食品药品监督管理总局不受理境外申请人提出的尚未在境外注册的预防用疫苗类药物的国际多中心药物临床试验申请;②国家食品药品监督管理总局在批准进行国际多中心药物临床试验的同时,可以要求申请人在中国首先进行Ⅰ期临床试验;③在中国进行国际多中心药物临床试验时,在任何国家发现与该药物有关的严重不良反应和非预期不良反应,申请人应当按照有关规定及时报告国家食品药品监督管理总局;④临床试验结束后,申请人应当将完整的临床试验报告报送国家食品药品监督管理总局;⑤国际多中心药物临床试验取得的数据用于在中国进行药品注册申请的,应当符合本办法有关临床试验的规定并提交国际多中心临床试验的全部研究资料。

▌知识链接▌

“两报两批”

“两报两批”即药物临床研究的申报与审批,药品生产上市的申报与审批。其目的是为保护人类受试者的安全与权益,保证试验数据及结果的科学、准确与可靠,对药物的有效性、安全性进行系统审查和评价,执行国家制定的药品行业发展规划和产业政策,及对药品的上市价值进行评估。

2.《药物临床试验质量管理规范》(Good Clinical Practice,GCP) 临床试验是新药研发过程中的重要一环,对新药在上市前的安全性和有效性的最后评价起着关键作用。美国、日本和欧洲的许多国家在20世纪70、80年代先后制定并实施了GCP。我国2001年新修订发布的《药品管理法》明确规定:药物的临床试验必须严格按照GCP进行。

GCP是英文“Good Clinical Practice”的缩写,在我国翻译为“药物临床试验质量管理规范”,是国家食品药品监督管理部门对临床试验全过程所做的标准化、规范化管理的规定,包括方案设计、组织实施、监查、稽查、记录、分析总结和报告。

(1)GCP的目的:保证临床试验过程的规范可靠,结果科学可信,同时保障受试者的权益和生命安全。简而言之,GCP是为保证临床试验数据的质量、保护受试者的安全和权益而制定的进行临床试验的准则。

(2)GCP的适用范围:适用于为申请药品注册而进行的临床研究。

(3)GCP的主要内容:我国GCP制定的指导原则:既要符合国际GCP的基本原则,又要符合我国的法律法规;既要考虑与国际标准接轨,又要考虑我国的国情,并要切实可行,能够作为近期努力的目标。

进行药物临床试验必须有充分的科学依据。在进行人体试验前,必须周密考虑该试验的目的及要解决的问题,应权衡对受试者和公众健康预期的收益及风险,预期的收益应超过可能出现的损害。选择临床试验方法必须符合科学和伦理要求。

临床试验用药品由申办者准备和提供。进行临床试验前,申办者必须提供试验药物的临床前研究资料,包括处方组成、制造工艺和质量检验结果。所提供的临床前资料必须符合进行相应各期临床试验的要求,同时还应提供试验药物已完成和其他地区正在进行与临床试验有关的有效性和安全性资料。临床试验药物的制备,应当符合《药品生产质量管理规范》。

药物临床试验机构的设施与条件应满足安全有效地进行临床试验的需要。所有研究者都应具备承担该项临床试验的专业特长、资格和能力,并经过培训。临床试验开始前,研究者和申办者应就试验方案,试验的监查、稽查和标准操作规程及试验中的职责分工等达成书面协议。

在药物临床试验的过程中,必须对受试者的个人权益给予充分的保障,并确保试验的科学性和可靠性。受试者的权益、安全和健康必须高于对科学和社会利益的考虑。伦理委员会与知情同意书是保障受试者权益的主要措施。

研究者应保证将数据真实、准确、完整、及时、合法地载入病历和病例报告表。研究者应保存临床试验资料至临床试验终止后五年。申办者应保存临床试验资料至试验药物被批准上市后五年。

数据管理的目的在于把试验数据迅速、完整、无误地纳入报告,所有涉及数据管理的各种步骤均需记录在案,以便对数据质量及试验实施进行检查。用适当的程序保证数据库的保密性,应具有计算机数据库的维护和支持程序。

临床试验用药品不得销售。

申办者负责对临床试验用药品作适当的包装与标签,并标明为临床试验专用。在双盲临床试验中,试验药物与对照药品或安慰剂在外形、气味、包装、标签和其他特征上均应一致。

试验用药品的使用记录应包括数量、装运、递送、接受、分配、应用后剩余药物的回收与销毁等方面的信息。

临床试验中有关所有观察结果和发现都应加以核实,在数据处理的每一阶段必须进行质量控制,以保证数据完整、准确、真实、可靠。

多中心试验是由多位研究者按同一试验方案在不同地点和单位同时进行的临床试验。各中心同期开始与结束试验。多中心试验由一位主要研究者总负责,并作为临床试验各中心间的协调研究者。

本规范下列用语的含义是:①临床试验(clinical trial),指任何在人体(患者或健康志愿者)进行药物的系统性研究,以证实或揭示试验药物的作用、不良反应及/或试验药物的吸收、分布、代谢和排泄,目的是确定试验药物的疗效与安全性。②试验方案(protocol),叙述试验的背景、理论基础和目的,试验设计、方法和组织,包括统计学考虑、试验执行和完成的条件。方案必须由参加试验的主要研究者、研究机构和申办者签章并注明日期。③试验用药品(investigational product),用于临床试验中的试验药物、对照药品或安慰剂。④不良事件(adverse event),患者或健康志愿者接受一种药品后出现的不良医学事件,但并不一定与治疗有因果关系。⑤严重不良事件(serious adverse event),临床试验过程中发生需住院治疗、延长住院时间、伤残、影响工作能力、危及生命或死亡、导致先天畸形等事件。⑥设盲(blinding/masking),临床试验中使一方或多方不知道受试者治疗分配的程序。单盲指受试者不知,双盲指受试者、研究者、监查员或数据分析者均不知治疗分配。

本规范自2003年9月1日起施行,原国家药品监督管理局1999年9月1日发布的《药品临床试验管理规范》同时废止。

三、新药注册的申报与审批

申请人完成药物临床试验后,应当填写药品注册申请表,向所在地省、自治区、直辖市药品监督管理部门报送申请生产的申报资料,并同时向中国药品生物制品检定所报送制备标准品的原材料及有关标准物质的研究资料。

药品注册,是指国家食品药品监督管理总局根据药品注册申请人的申请,依照法定程序,对拟上市销售的药品的安全性、有效性、质量可控性等进行系统评价,并决定是否同意其申请的审批过程。

（一）药品注册的分类

药品注册分类分中药、天然药物注册,化学药品注册,生物制品注册。

1. 中药、天然药物注册

（1）"未在国内上市销售的从植物、动物、矿物等物质中提取的有效成分及其制剂"指国家药品标准中未收载的从植物、动物、矿物等物质中提取得到的天然的单一成分及其制剂,其单一成分的含量应当占总提取物的90%以上。

（2）"新发现药材及其制剂"指未被国家药品标准或省、自治区、直辖市地方药材规范(通称"法定标准")收载的药材及其制剂。

（3）"新的中药材代用品"是指替代国家药品标准中药成分制剂处方中的毒性药材或处于濒危状态药材的未被法定标准收载的药用物质。

（4）"药材新的药用部位及其制剂"是指具有法定标准药材的原动、植物新的药用部位及其制剂。

（5）"未在国内上市销售的从植物、动物、矿物等物质中提取的有效部位及其制剂"是指国家药品标准中未收载的从植物、动物、矿物等物质中提取的一类或数类成分组成的有效部位及其制剂,其有效部位含量应占提取物的 50% 以上。

(6)"未在国内上市销售的中药、天然药物复方制剂"包括:①传统中药复方制剂:应在传统医药理论指导下组方,以传统工艺制成,处方中药材必须具有法定标准。②现代中药复方制剂:应在传统医药理论指导下组方,以非传统工艺制成。③天然药物复方制剂:应在现在医药理论指导下组方,其适应证用现代医学术语表述。④中药、天然药物和化学药品组成的复方制剂:包括中药和化学药品,天然药物和化学药品,以及中药、天然药物和化学药品三者组成的复方制剂。

(7)"改变国内已上市销售的中药、天然药物给药途径的制剂"包括:不同给药途径之间相互改变的制剂及局部给药改为全身给药的制剂。

(8)"改变国内已上市销售的中药、天然药物剂型的制剂"是指在给药途径不变的情况下改变剂型的制剂。

(9)"已有国家标准的中药、天然药物"是指我国已批准上市销售的中药或天然药物的注册申请。

注册分类(1)~(8)的品种为新药,注册分类(9)的品种为已有国家标准的药品。

2. 化学药品注册

(1)未在国内外上市销售的药品:①通过合成或者半合成的方法制得的原料药及其制剂;②天然物质中提取或者通过发酵提取的新的有效单体及其制剂;③用拆分或者合成等方法制得的已知药物中的光学异构体及其制剂;④由已上市销售的多组分药物制备为较少组分的药物;⑤新的复方制剂。

(2)改变给药途径且尚未在国内外上市销售的制剂。

(3)已在国外上市销售但尚未在国内上市销售的药品:①已在国外上市销售的原料药及其制剂;②已在国外上市销售的复方制剂;③改变给药途径并已在国外上市销售的制剂。

(4)改变已上市销售盐类药物的酸根、碱基(或者金属元素),但不改变其药理作用的原料药及其制剂。

(5)改变国内已上市销售药品的剂型,但不改变给药途径的制剂。

(6)已有国家药品标准的原料药或者制剂。

注册分类(1)~(5)的品种为新药,注册分类(6)的品种为已有国家标准的药品。对监测期内的新药,如生产工艺确有重大改进,经国家食品药品监督管理总局批准后,仍可按照该新药原注册分类申报。

申请注册已有国家标准的药品,应根据品种的工艺、处方进行全面的质量研究,按国家标准与已上市产品进行质量对比研究。无法按照国家标准与已上市产品进行质量对比研究的,按照新药的要求进行质量研究,必要时对国家药品标准项目进行增订和/或修订。

3. 治疗用生物制品注册

(1)未在国内外上市销售的生物制品。

(2)单克隆抗体。

(3)基因治疗、体细胞治疗及其制品。

(4)变态反应原制品。

(5)由人的、动物的组织或者体液提取的,或者通过发酵制备的具有生物活性的多组分制品。

(6)由已上市销售生物制品组成新的复方制品。

(7)已在国外上市销售但尚未在国内上市销售的生物制品。

(8)含未经批准菌种制备的微生态制品。

(9)与已上市销售制品结构不完全相同(包括氨基酸位点突变、缺失,因表达系统不同而产生、消除或者改变翻译后修饰,对产物进行化学修饰等)且国内外均未上市销售的制品。

(10)与已上市销售制品制备方法不同(如采用不同表达体系、宿主细胞等)的制品。

(11)首次采用 DNA 重组技术(如以重组技术替代合成技术、生物组织提取或者发酵技术等)制备的制品。

(12)国内外尚未上市销售的由非注射途径改为注射途径给药,或者由局部用药改为全身给药的制品。

（13）改变已上市销售制品的剂型但不改变给药途径的生物制品。

（14）改变给药途径的生物制品（不包括上述第（12）项）。

（15）已有国家药品标准的生物制品。

注册分类（1）～（12）的制品应当按新药要求进行临床试验。注册分类（13）～（15）的制品一般仅需进行Ⅲ期临床试验，临床试验例数不少于200例。

4. 预防用生物制品注册分类

（1）未在国内外上市销售的疫苗。

（2）DNA疫苗。

（3）已上市销售的疫苗变更新的佐剂。

（4）由非纯化或全细胞（细菌、病毒等）疫苗改为纯化或者组分疫苗。

（5）采用未经国内批准的菌毒种生产的疫苗（流感疫苗、钩端螺旋体疫苗等除外）。

（6）已在国外上市销售但未在国内上市销售的疫苗。

（7）采用国内已上市销售的疫苗制备的结合疫苗或者联合疫苗。

（8）与已上市销售的疫苗的保护性抗原谱不同的重组疫苗。

（9）更换其他已批准表达体系或者已批准细胞基质生产的疫苗。

（10）改变灭活剂（方法）或者脱毒剂（方法）的疫苗。

（11）改变给药途径的疫苗。

（12）改变国内已上市销售疫苗的剂型，但不改变给药途径的疫苗。

（13）改变免疫剂量或者免疫程序的疫苗。

（14）扩大使用人群（增加年龄组）的疫苗。

（15）已有国家药品标准的疫苗。

注册分类（1）～（9）和（14）的疫苗按新药要求进行临床试验。

注册分类（10）的疫苗，提供证明其灭活或者脱毒后的安全性和有效性未发生变化的研究资料，可免做临床试验。

注册分类（11）的疫苗，一般应按新药要求进行临床试验，但由注射途径给药改为非注射途径的疫苗可免做Ⅰ期临床试验。

注册分类（12）和（15）的疫苗，一般仅需进行Ⅲ期临床试验。

注册分类（13）中改变免疫程序的疫苗，可免做Ⅰ期临床试验。

应用于婴幼儿的预防类制品，其Ⅰ期临床试验应当按照先成人，后儿童，最后婴幼儿的原则进行。

每期的临床试验应当在设定的免疫程序完成后进行下一期的临床试验。

（二）新药注册的申报与审批

新药注册的申报与审批，分为临床试验申报审批和生产上市申报审批两个阶段，即"两报两批"。初审由省级药品监督管理部门负责，复审由国家食品药品监督管理总局负责。

1. 新药临床试验申报与审批　申请人完成临床前研究后，应当填写药品注册申请表，向所在地省、自治区、直辖市药品监督管理部门如实报送有关资料。省、自治区、直辖市药品监督管理部门应当对申报资料进行形式审查，符合要求的，出具药品注册申请受理通知书；不符合要求的，出具药品注册申请不予受理通知书，并说明理由。

省、自治区、直辖市药品监督管理部门应当自受理申请之日起5日内组织对药物研制情况及原始资料进行现场核查，对申报资料进行初步审查，提出审查意见。申请注册的药品属于生物制品的，还需抽取3个生产批号的检验用样品，并向药品检验所发出注册检验通知。

国家食品药品监督管理总局药品审评中心收到申报资料后，应在规定的时间内组织药学、医学及其他技术人员对申报资料进行技术审评，必要时可以要求申请人补充资料，并说明理由。完成技术审评后，提出技术审评意见，连同有关资料报送国家食品药品监督管理总局。国家食品药品监督管理总局依据技术审评意见作出审批决定。符合规定的，发给药物临床试验批件；不符合规定的，发给审批意见通知件，并说明理由。

2. 新药生产的申报与审批 申请人完成药物临床试验后,应当填写药品注册申请表,向所在地省、自治区、直辖市药品监督管理部门报送申请生产的申报资料,并同时向中国药品生物制品检定所报送制备标准品的原材料及有关标准物质的研究资料。

省、自治区、直辖市药品监督管理部门应当对申报资料进行形式审查,符合要求的,出具药品注册申请受理通知书;不符合要求的,出具药品注册申请不予受理通知书,并说明理由。

申请人应当自收到生产现场检查通知之日起 6 个月内向国家食品药品监督管理总局药品认证管理中心提出现场检查的申请。国家食品药品监督管理总局药品认证管理中心在收到生产现场检查的申请后,应当在 30 日内组织对样品批量生产过程等进行现场检查,确认核定的生产工艺的可行性,同时抽取 1 批样品(生物制品抽取 3 批样品),送到药品检验所进行该药品标准复核检验,并在完成现场检查后 10 日内将生产现场检查报告送交国家食品药品监督管理总局药品审评中心。

国家食品药品监督管理总局药品审评中心依据技术审评意见、样品生产现场检查报告和样品检验结果,形成综合意见,连同有关资料报送国家食品药品监督管理总局。国家食品药品监督管理总局依据综合意见,作出审批决定。符合规定的,发给新药证书,申请人已持有药品生产许可证并具备生产条件的,同时发给药品批准文号;不符合规定的,发给审批意见通知件,并说明理由。

改变剂型但不改变给药途径,以及增加新适应证的注册申请获得批准后不发给新药证书;靶向制剂、缓释、控释制剂等特殊剂型除外。

四、新药的监测期管理

CFDA 根据保护公众健康的要求,可以对批准生产的新药品种设立监测期(表 9-1)。监测期自新药批准生产之日起计算,最长不得超过 5 年。监测期内的新药,国家食品药品监督管理总局不批准其他企业生产、改变剂型和进口。

药品生产企业对设立监测期的新药从获准生产之日起 2 年内未组织生产的,国家食品药品监督管理总局可以批准其他药品生产企业提出的生产该新药的申请,并重新对该新药进行监测。

新药自进入监测期之日起,国家食品药品监督管理总局已经批准其他申请人进行药物临床试验的,可以按照药品注册申报与审批程序继续办理该申请,符合规定的,国家食品药品监督管理总局批准该新药的生产或者进口,并对境内药品生产企业生产的该新药一并进行监测。

同时,新药自进入监测期之日起,不再受理其他申请人的同品种注册申请。已经受理但尚未批准进行药物临床试验的其他申请人的同品种申请予以退回;新药监测期满后,申请人可以提出仿制药申请或者进口药品申请。

进口药品注册申请首先获得批准后,已经批准境内申请人进行临床试验的,可以按照药品注册申报与审批程序继续办理其申请,符合规定的,国家食品药品监督管理总局批准其进行生产;申请人也可以撤回该项申请,重新提出仿制药申请。对已经受理但尚未批准进行药物临床试验的其他同品种申请予以退回,申请人可以提出仿制药申请。

表 9-1 新药监测期期限表

期限	中药、天然药物	化学药品	治疗性生物制品	预防用生物制品
5 年	(1)类	(1)类中第①~③种情形	(1)类	(1)类
4 年	(2)、(4)、(5)、(6)类	(1)类中第④~⑤种情形 (2)类 (3)类第①种情形	(2)~(12)类	(2)~(8)类
3 年	(7)、(8)类	(3)类第②、③种情形 (4)、(5)类	(14)类[不包括(12)]	(9)~(11)类

五、新药的技术转让注册

药品技术转让,是指药品技术的所有者按照本规定的要求,将药品生产技术转让给受让方药品生产企业,由受让方药品生产企业申请药品注册的过程。

药品技术转让分为新药技术转让和药品生产技术转让。

(一)新药技术转让

属于下列情形之一的,可以在新药监测期届满前提出新药技术转让的注册申请。

(1)持有新药证书的。

(2)持有新药证书并取得药品批准文号的。

对于仅持有新药证书、尚未进入新药监测期的制剂或持有新药证书的原料药,自新药证书核发之日起,应当再按照《药品注册管理办法》附件六相应制剂的注册分类所规定的监测期届满前提出新药技术转让的申请。

对于仅持有新药证书,但未取得药品批准文号的新药技术转让,转让方应当为新药证书所有署名单位。

对于持有新药证书并取得药品批准文号的新药技术转让,转让方除新药证书所有署名单位外,还应当包括持有药品批准文号的药品生产企业。

新药技术转让申请,有助于提高药品质量,并有利于控制安全性风险的变更,应当按照相关的规定和技术指导原则进行研究,研究资料连同申报资料一并提交。

新药技术转让注册申请自获得批准之日起,受让方应当继续完成转让方原药品批准证明文件中载明的有关要求,如药品不良反应监测和Ⅳ期临床试验等后续工作。

(二)药品生产技术转让

属于下列情形之一的,可以申请药品生产技术转让。

(1)持有新药证书或持有新药证书并取得药品批准文号,其新药监测期已届满的;持有新药证书或持有新药证书并取得药品批准文号的制剂,不设监测期的;仅持有新药证书,尚未进入新药监测期的制剂或持有新药证书不设监测期的原料药,自新药证书核发之日起,按照《药品注册管理办法》附件六相应制剂的注册分类所规定的监测期已届满的。

(2)未取得新药证书的品种,转让方与受让方应当均为符合法定条件的药品生产企业,其中一方持有另一方50%以上股权或股份,或者双方均为同一药品生产企业控股50%以上的子公司的。

(3)已获得进口药品注册证的品种,其生产技术可以由原进口药品注册申请人转让给境内药品生产企业。

药品生产技术转让的转让方与受让方应当签订转让合同。

(三)药品技术转让注册申请的申报和审批

药品技术转让的受让方应当为药品生产企业,其受让的品种剂型应当与药品生产许可证中载明的生产范围一致。药品技术转让时,转让方应当将转让品种所有规格一次性转让给同一个受让方。麻醉药品、第一类精神药品、第二类精神药品原料药和药品类易制毒化学品不得进行技术转让。第二类精神药品制剂申请技术转让的,受让方应当取得相应品种的定点生产资格。放射性药品申请技术转让的,受让方应当取得相应品种的放射性药品生产许可证。

申请药品技术转让,应当填写药品补充申请表,按照补充申请的程序和规定及本规定附件的要求向受让方所在地省、自治区、直辖市药品监督管理部门报送有关资料和说明。对于持有药品批准文号的,应当同时提交持有药品批准文号的药品生产企业提出注销所转让品种药品批准文号的申请。对于持有进口药品注册证、同时持有用于境内分包装的大包装进口药品注册证的,应当同时提交转让方注销大包装进口药品注册证的申请。已经获得境内分包装批准证明文件的,还要提交境内分包装药品生产企业提出注销所转让品种境内分包装批准证明文件的申请。对于已经获准药品委托生产的,应当同时提交药品监督管理部门同意终止委托生产的相关证明性文件。

对于转让方和受让方位于不同省、自治区、直辖市的,转让方所在地省、自治区、直辖市药品监督管理部门应当提出审核意见。受让方所在地省、自治区、直辖市药品监督管理部门对药品技术转让的申报资料进行受理审查,组织对受让方药品生产企业进行生产现场检查,药品检验所应当对抽取的3批样品进行检验。

国家食品药品监督管理总局药品审评中心应当对申报药品技术转让的申报资料进行审评,作出技术审评意见,并依据样品生产现场检查报告和样品检验结果,形成综合意见。国家食品药品监督管理总局依据国家食品药品监督管理总局药品审评中心的综合意见,作出审批决定。符合规定的,发给药品补充申请批件及药品批准文号。

转让前已取得药品批准文号的,应同时注销转让方原药品批准文号。转让前已取得用于境内分包装的大包装进口药品注册证、境内分包装批准证明文件的,应同时注销大包装进口药品注册证、境内分包装批准证明文件。第二类精神药品制剂的技术转让获得批准后,转让方已经获得的该品种定点生产资格应当同时予以注销。

新药技术转让注册申请获得批准的,应当在新药证书原件上标注已批准技术转让的相关信息后予以返还;未获批准的,新药证书原件予以退还。对于持有进口药品注册证进行技术转让获得批准的,应当在进口药品注册证原件上标注已批准技术转让的相关信息后予以返还。

需要进行临床试验的,发给药物临床试验批件;不符合规定的,发给审批意见通知件,并说明理由。经审评需要进行临床试验的,其对照药品应当为转让方药品生产企业原有生产的、已上市销售的产品。转让方仅获得新药证书的,对照药品的选择应当按照《药品注册管理办法》的规定及有关技术指导原则执行。完成临床试验后,受让方应当将临床试验资料报送国家食品药品监督管理总局药品审评中心,同时报送所在地省、自治区、直辖市药品监督管理部门。省、自治区、直辖市药品监督管理部门应当组织对临床试验进行现场核查。具有下列情形之一的,其药品技术转让注册申请不予受理,已经受理的不予批准。

(1) 转让方或受让方相关合法登记失效,不能独立承担民事责任的。

(2) 转让方和受让方不能提供有效批准证明文件的。

(3) 在国家中药品种保护期内的。

(4) 申报资料中,转让方名称等相关信息与新药证书或者药品批准文号持有者不一致,且不能提供相关批准证明文件的。

(5) 转让方未按照药品批准证明文件等载明的有关要求,在规定时间内完成相关工作的。

(6) 经国家食品药品监督管理总局确认存在安全性问题的药品。

(7) 国家食品药品监督管理总局认为不予受理或者不予批准的其他情形。

药品技术转让产生纠纷的,应当由转让方和受让方自行协商解决或通过人民法院的司法途径解决。

 # 学习任务三　仿制药的申报与审批

一、仿制药的含义

仿制药(generic drug)应当与被仿制药具有同样的活性成分、给药途径、剂型、规格和相同的治疗作用。在我国仿制药占有率高达98%。

仿制药并非假药,所谓的仿制是指模仿业已存在的创新品牌药,仿制药在药学指标和治疗效果上与品牌药是完全等价的。

美国FDA有关文件指出,能够获得FDA批准的仿制药必须满足以下条件:和被仿制产品含有相同的活性成分,其中非活性成分可以不同;和被仿制产品的适应证、剂型、规格、给药途径一致;生物等效;质量符合相同的要求;生产的GMP标准和被仿制产品同样严格。

二、仿制药的申报与审批

申请仿制药注册,应当填写药品注册申请表,向所在地省、自治区、直辖市药品监督管理部门报送有关资料和生产现场检查申请。

省、自治区、直辖市药品监督管理部门对申报资料进行形式审查,符合要求的,出具药品注册申请受理通知书;不符合要求的,出具药品注册申请不予受理通知书,并说明理由。

已申请中药品种保护的,自中药品种保护申请受理之日起至作出行政决定期间,暂停受理同品种的仿制药申请。

国家食品药品监督管理总局药品审评中心应当在规定的时间内组织药学、医学及其他技术人员对审查意见和申报资料进行审核,必要时可以要求申请人补充资料,并说明理由。

国家食品药品监督管理总局药品审评中心依据技术审评意见、样品生产现场检查报告和样品检验结果,形成综合意见,连同相关资料报送国家食品药品监督管理总局,国家食品药品监督管理总局依据综合意见,作出审批决定。符合规定的,发给药品批准文号或者药物临床试验批件;不符合规定的,发给审批意见通知件,并说明理由。

申请人完成临床试验后,应当向国家食品药品监督管理总局药品审评中心报送临床试验资料。国家食品药品监督管理总局依据技术意见,发给药品批准文号或者审批意见通知件。

已确认存在安全性问题的上市药品,国家食品药品监督管理总局可以决定暂停受理和审批其仿制药申请。

学习任务四　进口药品的申报与审批

一、申请进口药品的要求

申请进口的药品,应当获得境外制药厂商所在生产国家或者地区的上市许可;未在生产国家或者地区获得上市许可,但经国家食品药品监督管理总局确认该药品安全、有效而且临床需要的,可以批准进口。

申请进口的药品,其生产应当符合所在国家或者地区药品生产质量管理规范及中国《药品生产质量管理规范》的要求。

申请进口的药品制剂,必须提供直接接触药品的包装材料和容器合法来源的证明文件,提供用于生产该制剂的原料药和辅料合法来源的证明文件。原料药和辅料尚未取得国家食品药品监督管理总局的批准,则应当报送有关的生产工艺、质量标准和检验方法等研究资料。

二、进口药品的申报与审批

申请进口药品注册,应当填写药品注册申请表,报送有关资料和样品,提供相关证明文件,向国家食品药品监督管理总局提出申请。

国家食品药品监督管理总局对申报资料进行形式审查,符合要求的,出具药品注册申请受理通知书,并通知中国药品生物制品检定所组织对3个生产批号的样品进行注册检验;不符合要求的,出具药品注册申请不予受理通知书,并说明理由。

中国药品生物制品检定所收到资料和样品后,应当在5日内组织进行注册检验。

承担进口药品注册检验的药品检验所在收到资料、样品和有关标准物质后,应当在60日内完成注册检验并将药品注册检验报告报送中国药品生物制品检定所。特殊药品和疫苗类制品的样品检验和药品标准复核应当在90日内完成。

国家食品药品监督管理总局药品审评中心应当在规定的时间内组织药学、医学及其他技术人员对申报资料进行审评,必要时可以要求申请人补充资料,并说明理由。

国家食品药品监督管理总局依据综合意见,作出审批决定。符合规定的,发给进口药品注册证。中国香港、澳门和台湾地区的制药厂商申请注册的药品,参照进口药品注册申请的程序办理,符合要求的,发给医药产品注册证;不符合要求的,发给审批意见通知件,并说明理由。

三、进口药品分包装的注册

进口药品分包装,是指药品已在境外完成最终制剂生产过程,在境内由大包装规格改为小包装规格,或者对已完成内包装的药品进行外包装、放置说明书、粘贴标签等。

申请进口药品分包装,应当符合下列要求。

(1)该药品已经取得进口药品注册证或者医药产品注册证。

(2)该药品应当是中国境内尚未生产的品种,或者虽有生产但是不能满足临床需要的品种。

(3)同一制药厂商的同一品种应当由一个药品生产企业分包装,分包装的期限不得超过进口药品注册证或者医药产品注册证的有效期。

(4)除片剂、胶囊外,分包装的其他剂型应当已在境外完成内包装。

(5)接受分包装的药品生产企业,应当持有药品生产许可证。进口裸片、胶囊申请在国内分包装的,接受分包装的药品生产企业还应当持有与分包装的剂型相一致的《药品生产质量管理规范》认证证书。

(6)申请进口药品分包装,应当在该药品进口药品注册证或者医药产品注册证的有效期届满1年前提出。

境外制药厂商应当与境内药品生产企业签订进口药品分包装合同,并填写药品补充申请表。

申请进口药品分包装的,应当由接受分包装的药品生产企业向所在地省、自治区、直辖市药品监督管理部门提出申请,提交由委托方填写的药品补充申请表,报送有关资料和样品。省、自治区、直辖市药品监督管理部门对申报资料进行形式审查后,符合要求的,出具药品注册申请受理通知书;不符合要求的,出具药品注册申请不予受理通知书,并说明理由。

国家食品药品监督管理总局对报送的资料进行审查,符合规定的,发给药品补充申请批件和药品批准文号;不符合规定的,发给审批意见通知件,并说明理由。

进口分包装的药品应当执行进口药品注册标准。进口分包装药品的说明书和标签必须与进口药品的说明书和标签一致,并且应当标注分包装药品的批准文号和分包装药品生产企业的名称。境外大包装制剂的进口检验按照国家食品药品监督管理总局的有关规定执行。包装后产品的检验与进口检验执行同一药品标准。

提供药品的境外制药厂商应当对分包装后药品的质量负责。分包装后的药品出现质量问题的,国家食品药品监督管理总局可以撤销分包装药品的批准文号,必要时可以依照《药品管理法》第四十二条的规定,撤销该药品的进口药品注册证或者医药产品注册证。

🩹 学习任务五 非处方药的申报与审批

一、非处方药的概念

非处方药(nonprescription drug),在国外又称之为"可在柜台上买到的药物"(over the counter),简称OTC,是指由国家食品药品监督管理总局公布的,不需要凭执业医师和执业助理医师处方,消费者可以自行判断、购买和使用的药品。

申请注册的药品属于以下情形的,可以同时提出按照非处方药管理的申请。

(1)已有国家药品标准的非处方药的生产或者进口。

(2)经国家食品药品监督管理总局确定的非处方药改变剂型,但不改变适应证或者功能主治、给药剂量及给药途径的药品。

(3)使用国家食品药品监督管理总局确定的非处方药活性成分组成的新的复方制剂。

二、非处方药注册的申报与审批

申请非处方药注册,申请人应当在药品注册申请表的"附加申请事项"中标注"非处方药"项。国家食品药品监督管理总局批准药品注册的同时,将该药品确定为非处方药;未在药品注册申请表中标注"非处方药"项的,申请人应当在国家食品药品监督管理总局批准药品注册后,按照处方药与非处方药分类管理及非处方药审核登记的有关规定进行登记。

申请仿制的药品属于按非处方药管理的,申请人应当在药品注册申请表的"附加申请事项"中标注"非处方药"项。申请仿制的药品属于同时按处方药和非处方药管理的,申请人可以选择按照处方药或者非处方药的要求提出申请。

非处方药的注册申请,其药品说明书和包装标签应当符合非处方药的有关规定。

进口的药品属于非处方药的,适用进口药品的申报和审批程序,其技术要求与境内生产的非处方药相同。

学习任务六　药品补充申请的申报与审批及再注册

一、药品补充申请的概念

药品补充申请,是指新药申请、已有国家标准的药品申请或者进口药品申请经批准后,改变、增加或取消原批准事项或者内容的注册申请。

变更研制新药、生产药品和进口药品已获批准证明文件及其附件中载明事项的,应当提出药品补充申请。申请人应当参照相关技术指导原则,评估其变更对药品安全性、有效性和质量可控性的影响,并进行相应的技术研究工作。

二、药品补充申请的申报与审批

申请人应当填写药品补充申请表,向所在地省、自治区、直辖市药品监督管理部门报送有关资料和说明。省、自治区、直辖市药品监督管理部门对申报资料进行形式审查,符合要求的,出具药品补充申请受理通知书;不符合要求的,出具药品补充申请不予受理通知书,并说明理由。

进口药品的补充申请,申请人应当向国家食品药品监督管理总局报送有关资料和说明,提交生产国家或者地区药品管理机构批准变更的文件。国家食品药品监督管理总局对申报资料进行形式审查,符合要求的,出具药品补充申请受理通知书;不符合要求的,出具药品补充申请不予受理通知书,并说明理由。

修改药品注册标准、变更药品处方中已有药用要求的辅料、改变影响药品质量的生产工艺等的补充申请,由省、自治区、直辖市药品监督管理部门提出审核意见后,报送国家食品药品监督管理总局审批,同时通知申请人。修改药品注册标准的补充申请,必要时由药品检验所进行标准复核。

改变国内药品生产企业名称、国内生产药品的有效期、国内药品生产企业内部改变药品生产场地等的补充申请,由省、自治区、直辖市药品监督管理部门受理并审批,符合规定的,发给药品补充申请批件,并报送国家食品药品监督管理总局备案;不符合规定的,发给审批意见通知件,并说明理由。

按规定变更药品包装标签,根据国家食品药品监督管理总局的要求修改说明书等的补充申请,报省、自治区、直辖市药品监督管理部门备案。

进口药品的补充申请,由国家食品药品监督管理总局审批。其中改变进口药品制剂所用原料药的产地、变更进口药品外观但不改变药品标准、根据国家药品标准或国家食品药品监督管理总局的要求修改进口药说明书、补充完善进口药说明书的安全性内容、按规定变更进口药品包装标签、改变注册代理机构的补充申请,由国家食品药品监督管理总局备案。

对药品生产技术转让、变更处方和生产工艺可能影响产品质量等的补充申请,省、自治区、直辖市药品监督管理部门应当根据其药品注册批件附件或者核定的生产工艺,组织进行生产现场检查,药品检验所应当对抽取的3批样品进行检验。

国家食品药品监督管理总局对药品补充申请进行审查,必要时可以要求申请人补充资料,并说明理由。符合规定的,发给药品补充申请批件;不符合规定的,发给审批意见通知件,并说明理由。

补充申请获得批准后,换发药品批准证明文件的,原药品批准证明文件由国家食品药品监督管理总局予以注销;增发药品批准证明文件的,原批准证明文件继续有效。

三、药品的再注册

国家食品药品监督管理总局核发的药品批准文号、进口药品注册证或者医药产品注册证的有效期为5年。有效期届满,需要继续生产或者进口的,申请人应当在有效期届满前6个月申请再注册。

药品再注册申请由药品批准文号的持有者向省、自治区、直辖市药品监督管理部门提出,按照规定填写药品再注册申请表,并提供有关申报资料。进口药品的再注册申请由申请人向国家食品药品监督管理总局提出。

有下列情形之一的药品不予再注册。

(1)有效期届满前未提出再注册申请的。

(2)未达到国家食品药品监督管理总局批准上市时提出的有关要求的。

(3)未按照要求完成Ⅳ期临床试验的。

(4)未按照规定进行药品不良反应监测的。

(5)经国家食品药品监督管理总局再评价属于疗效不确定、不良反应大或者其他原因危害人体健康的。

(6)按照《药品管理法》的规定应当撤销药品批准证明文件的。

(7)不具备《药品管理法》规定的生产条件的。

(8)未按规定履行监测期责任的。

(9)其他不符合有关规定的情形。

国家食品药品监督管理总局收到省、自治区、直辖市药品监督管理部门意见后,经审查不符合药品再注册规定的,发出不予再注册的通知,并说明理由。

对不予再注册的品种,除因法定事由被撤销药品批准证明文件的外,在有效期届满时,注销其药品批准文号、进口药品注册证或者医药产品注册证。

 # 学习任务七　药品注册的相关规定

一、药品注册检验

申请药品注册必须实行药品注册检验。

药品注册检验,包括样品检验和药品标准复核。样品检验,是指药品检验所按照申请人申报或者国家食品药品监督管理总局核定的药品标准对样品进行的检验。药品标准复核,是指药品检验所对申报的药品标准中检验方法的可行性、科学性、设定的项目和指标能否控制药品质量等进行的实验室检验和审核工作。

药品注册检验由中国药品生物制品检定所或者省、自治区、直辖市药品检验所承担。进口药品的注册检验由中国药品生物制品检定所组织实施。

二、药品注册标准

(一)药品注册标准

国家药品标准,是指国家食品药品监督管理总局颁布的《中华人民共和国药典》、药品注册标准和其他药品标准,其内容包括质量指标、检验方法及生产工艺等技术要求。

药品注册标准,是指国家食品药品监督管理总局批准给申请人特定药品的标准,生产该药品的药品生产企业必须执行该注册标准。药品注册标准不得低于《中国药典》的规定。药品注册标准的项目及其检验方法的设定,应当符合《中国药典》的基本要求、国家食品药品监督管理总局发布的技术指导原则及国家药品标准编写原则。申请人应当选取有代表性的样品进行标准的研究工作。

（二）药品标准物质

药品标准物质,是指供药品标准中物理和化学测试及生物方法试验用,具有确定特性量值,用于校准设备、评价测量方法或者给供试药品赋值的物质,包括标准品、对照品、对照药材、参考品等。

中国药品生物制品检定所负责标定国家药品标准物质。中国药品生物制品检定所可以组织有关的省、自治区、直辖市药品检验所、药品研究机构或者药品生产企业协作标定国家药品标准物质。

中国药品生物制品检定所负责对标定的标准物质从原材料选择、制备方法、标定方法、标定结果、定值准确性、量值溯源、稳定性及分装与包装条件等资料进行全面技术审核,并作出可否作为国家药品标准物质的结论。

三、药品的说明书及标签

申请注册药品的说明书和标签应当符合国家食品药品监督管理总局的规定。

药品说明书和标签由申请人提出,国家食品药品监督管理总局药品审评中心根据申报资料对其中除企业信息外的内容进行审核,在批准药品生产时由国家食品药品监督管理总局予以核准。

申请人应当对药品说明书和标签的科学性、规范性与准确性负责;应当跟踪药品上市后的安全性和有效性情况,及时提出修改药品说明书的补充申请;应当按照国家食品药品监督管理总局规定的格式和要求、根据核准的内容印制说明书和标签。

四、药品注册审批的时限

药品注册时限是药品注册的受理、审查、审批等工作的最长时间,根据法律法规的规定中止审批或者申请人补充资料等所用时间不计算在内。

药品注册检验、审评工作时间应当按照《药品注册管理办法》的规定执行。有特殊原因需要延长时间的,应当说明理由,报国家食品药品监督管理总局批准并告知申请人。

五、药品注册的复审

有下列情形之一的,国家食品药品监督管理总局不予批准。

（1）不同申请人提交的研究资料、数据相同或者雷同,且无正当理由的。

（2）在注册过程中发现申报资料不真实,申请人不能证明其申报资料真实性的。

（3）研究项目设计和实施不能支持对其申请药品的安全性、有效性、质量可控性进行评价的。

（4）申报资料显示其申请药品安全性、有效性、质量可控性等存在较大缺陷的。

（5）未能在规定的时限内补充资料的。

（6）原料药来源不符合规定的。

（7）生产现场检查或者样品检验结果不符合规定的。

（8）法律法规规定的不应当批准的其他情形。

药品监督管理部门依法作出不予受理或者不予批准的书面决定,应当说明理由,并告知申请人享有依法提请行政复议或者提起行政诉讼的权利。

国家食品药品监督管理总局接到复审申请后,应当在 50 日内作出复审决定,并通知申请人。维持原决定的,国家食品药品监督管理总局不再受理再次的复审申请。

六、药品批准文号格式

药品批准文号的格式为:国药准字 H（Z、S、J）＋4 位年号＋4 位顺序号,其中 H 代表化学药品,Z 代表中药,S代表生物制品,J代表进口药品分包装。

进口药品注册证证号的格式为:H(Z、S)+4位年号+4位顺序号;医药产品注册证证号的格式为:H(Z、S)C+4位年号+4位顺序号,其中H代表化学药品,Z代表中药,S代表生物制品。对于境内分包装用大包装规格的注册证,其证号在原注册证号前加字母B。

新药证书号的格式为:国药证字H(Z、S)+4位年号+4位顺序号,其中H代表化学药品,Z代表中药,S代表生物制品。

学习小结

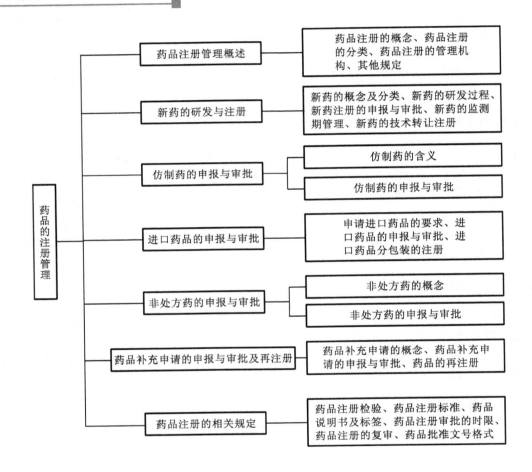

目标检测

一、最佳选择题(每题的备选项中,只有一个最佳答案)

1. 新药的技术转让要求,接受新药技术转让的生产企业必须取得( )。
   A. 药品生产许可证
   B. 营业执照
   C. 新药证书和药品生产许可证
   D. 药品GMP证书和药品生产许可证

2. GLP规定该规范适用于( )。
   A. 为申请药品临床试验而进行的非临床研究
   B. 为申请药品注册而进行的非临床研究
   C. 为申请新药证书而进行的非临床研究
   D. 为申请药品上市而进行了的非临床研究

3. 临床研究用药物,应当( )。
   A. 在符合GCP要求的环境中制备
   B. 在符合GLP要求的实验室制备

C. 在符合 GDP 条件的操作室制备　　D. 在符合 GMP 条件的车间制备

二、配伍选择题(每组题目对应同一组选项,备选可重复选用,也可不选用)

A. 新药申请　　　　　　　　　　B. 处方药申请

C. 已有国家标准药品的申请　　　D. 补充申请

E. 进口药品注册申请

1. 国内市场上没有的药品注册申请包括(　　)。

2. 国内市场已有的药品注册申请包括(　　)。

三、多选题(每题的备选项中,只有 2 个或 2 个以上正确答案,不得错选或少选)

CFDA 对下列新药不可以实行特批的是(　　)。

A. 糖尿病新药　　　　　　　　　B. NCES 新药

C. 罕见病的新药　　　　　　　　D. 新的中药材及其制剂

实训项目

演练药品注册过程

【实训目的】

要求学生掌握有关药品注册的法律法规,通过课堂药品注册过程的演练,提高学生运用所学知识分析问题和解决问题的能力,并说出自己的见解。

【实训方式】

课堂演练、课堂讨论。

【实训内容】

要求学生运用药品注册的理论知识,对药品注册过程进行演练及课堂讨论。

【实训步骤】

1. 根据班级人数分组,每组选出一人担任小组长。

2. 以小组为单位课前对本项目进行资料收集和讨论。

3. 由组长根据新药申请、已有国家标准的药品申请、进口药品申请、补充申请、再注册申请所需要的岗位分配演练角色及任务。要求学生完成这 5 种药品注册过程的演练,并画出药品注册流程图及药品批准文号的编写。

4. 各小组演练完毕后派一名成员进行小结发言,说出以上 5 种注册申请的相同点及不同点。

5. 指导老师根据发言情况进行课堂总结。

6. 学生将案例资料和讨论结果进行归纳整理,并写出书面分析报告。

7. 指导老师根据演练、发言及分析报告情况给出实训考核成绩。

(熊　慧)

学习项目十　药品知识产权保护

学习目标

学习目的

　　本项目介绍了药品知识产权、药品专利保护、药品商标保护、医药商业秘密和医药未披露数据的保护等内容。药品知识产权保护在药品研发、生产、销售中的重要作用,每个医药工作者都应该熟悉相关的规定,懂得如何保护知识产权,避免侵害其他单位或个人的药品知识产权。

能力目标

　　能全面理解我国药品知识产权保护的相关法律法规,正确运用药品知识产权保护的相关知识分析案例,加强药品知识产权保护意识,能判断药品知识产权的侵权行为并知道如何维权。同时,避免违反药品知识产权保护的事情发生。

知识要求

　　掌握:药品专利的类型、授予条件及保护期限;药品商标的注册申请、期限和范围。

　　熟悉:药品专利及药品商标的侵权的保护;医药商业秘密的内容;医药未披露数据的保护。

　　了解:药品专利保护的申请和审批;药品商标的取得,转让权与许可权。

素质目标

　　充分认识和了解我国知识产权保护对医药行业发展的重要性,在药品研发、生产、经营和使用过程中自觉遵守药品知识产权相关法律法规。

学习任务一　药品知识产权概述

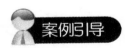

"养血清脑颗粒"专利侵权案

　　A企业研制生产的养血清脑颗粒,1999年获发明专利。2005年3月,A企业发现B公司上市了同名的养血清脑颗粒。同年5月A企业先后在北京市第一中级人民法院和北京市高级人民法院提起发明专利侵权诉讼,要求判被告专利侵权并立即停止生产、销售养血清脑颗粒。

　　经过一审、二审,最终判决:B主观上具有侵权的故意,客观上实施了侵权他人专利权的行为,应当承担相应的民事责任。B公司自判决生效日起停止制造、销售该发明专利的行为,并且判决B公司按原告要求赔偿人民币。

　　思考:如何确定B企业是否专利侵权?

一、知识产权的概念及种类

（一）知识产权的概念

知识产权（Intellectual Property），是指权利人在一定期限内对其所拥有的发明、文学、艺术作品，以及在商业中使用的标志、名称、图像及外观设计等知识资本所享有的专有权利。它是包括著作权、专利权、商标权、发明权、发现权、商业秘密、商业标记、地理标记等科学技术成果权在内的一类民事权利。目前世界各国知识产权保护制度主要有三大体系，即专利制度、版权制度和商标制度体系。

（二）知识产权的种类

知识产权分为两大类：一类是工业产权，包括发明（专利）、商标、工业品外观设计及原产地地理标志等；另一类是著作权，包括文学和艺术作品等。

此外，还有一种特殊的知识产权：商业秘密。企业可以认定任何信息为"商业秘密"，禁止能够接触这些机密的人将秘密透露出去，一般是通过合约的形式来达到这种目的。只要接触到这些秘密的人在获取这些机密前签署合约或同意保密，他们就必须守约。

二、药品知识产权的概念、种类及保护意义

（一）药品知识产权的概念

药品知识产权是指一切与医药行业有关的发明创造和智力劳动成果的财产权。这种财产权与动产权、不动产权不同，它是一种无形财产或无体财产，是通过人类创造性的智力活动所获得的成果。

（二）药品知识产权的种类

药品知识产权分为药品专利权、药品商标权、医药著作权和医药商业秘密权。

1. 药品专利权 药品专利权是指药品专利权人对其发明创造依法享有的专有权。药品专利权包括人身权和财产权。发明人或设计人在专利文件上标明自己是发明人或设计人的权利称为人身权；对所取得专利的发明创造享有占有、使用、收益和处分的权利称为财产权，财产权是专利权的主要内容。取得专利权必须由当事人申请，专利局审查批准，发明成果才能够成为专利。发明专利、实用新型专利和外观设计专利是药品专利权所保护的对象。

2. 药品商标权 药品商标权是药品商标注册人对所注册商标依法享有的权利。商标权也具有财产所有权的基本特性，如使用权和禁止权。商品商标和服务商标均在商标权保护的范围内。医药企业向国家商标管理部门依法申请注册取得商标权是取得商标权的基本方式；另外还可通过商标权转让取得商标权。

3. 医药著作权 医药著作权是作者对其作品享有人身权和财产权；人身权包括署名权、发表权、修改权和保护作品完整权；财产权包括展览权、复制权、放映权、表演权、演绎权等。著作权人通过行使上述权利来保护精神利益和经济利益。医药著作权主要有：医药企业组织人员创作或提供资金、资料等创作条件或承担责任的年鉴、教材、百科全书、文献、期刊、论文、资料、档案、产品说明书等作品的著作权；涉及医药企业的计算机软件，包括控制系统、系统软件等的著作权；药物临床前和临床试验数据的著作权。作品创作完成之日起自动产生著作权。著作权法保护的著作须具有独创性，且可复制再现。

4. 医药商业秘密权 商业秘密权是商业秘密所有人对其商业秘密享有的不受非法侵犯的权利。医药商业秘密包括医药品的研究开发、投资途径、技术转让、市场营销、人员客户网络等技术和经营信息。商业秘密权利人在创造性活动中和经营活动中创造的无形财富，包含大量投入辛勤劳动，具有重要的经济价值，因此，权利人采取了保密措施。

（三）药品知识产权保护的意义

1. 加快医药科技创新 新药研究是创造性的劳动，也是一项系统工程，不仅需要大量的人力、物力和资金投入，并且非常耗时费力。所研制的新药若被任意仿制，发明人得不到应有的回报，不仅会严重挫伤积极性，阻碍医药科技进步，也有违公平。知识产权制度以知识产权创造者或拥有者在一定时间内拥有独

占市场的权利的方式,在保护期内能够保证新药获得丰厚回报,从而使研究和发明者具有足够的财力保证研究进入良性循环,对发明创新具有极大的激励作用。

2. 推动医药科技发展　科技创新转化为新药所创造的价值和财富可以为新的研究开发提供资金。美国等国家药品企业往往将其药品销售额的 10%～15% 用于新药开发,其动力来源于新药研制上市带来的高额利润。实施药品知识产权保护,从法律和行政等方面推进高新技术的转化。

3. 促进科技合作交流　知识产权保护环境是更多的国家和企业进行技术投资和合作的重要基础,药品生产企业的持续发展又常常取决于拥有具有独立知识产权品种的多少,因此科技合作和交流就显得尤为重要。

4. 保护中医药资源　历史上曾经因为我们的医药知识产权保护意识不够,我国许多经典名方被其他国家仿制,造成了中医药产业的巨大损失。知识产权保护最大限度避免了中医药资源的流失,保护了中医药的长远利益。

5. 合理配置创新资源　专利制度使得技术情报提前公开,他人通过获得药品研制的最新情报,可在更高的起点上研究新药,有效避免了低水平重复,提高了创新资源的利用效率,使有限的人力、物力和资金集中到新品种和新工艺上。

三、药品知识产权的特征

药品知识产权属民事权利,和物权、债权等民事权利相比,具有如下特征。

（一）无形性

药品知识产权是具有财产价值的无形知识,其特点是:研发成本高、复制成本低、潜在利润极高。占有这些无形资产,如新药专利技术、药品注册商标、商业秘密、企业计算机软件,虽然并非像物权等实在的占有,但以合同、登记、数据库等形式作为存在的依据;无形资产在法律上拥有所有权,可受到法律保护,知识产权公开后,所有权人被侵权的可能性大大高于有形财产的权利人;药品知识产权具有极高的经济价值,可被多家主体使用或反复多次使用而不降低其质量,因此,它虽无形,但可被计算价值,是知识产权拥有者的重要财富。

（二）专有性

药品知识产权的专有性即独占性,是知识产权所有人享有独家占有、实施、处分和收益的权利。其表现形式:一是为权利人独占知识产权,垄断专有权并被严格保护,未经权利人许可、授权,任何人不得擅自使用权利人的知识产权,否则即构成侵权行为,知识产权所有人可以通过提起诉讼,制止侵权行为,并获得相应经济赔偿。二是某一具体的智慧财产,一般不允许有两个或两个以上的主体同时对同一属性的智慧财产依法享有权利。比如一项发明在中国取得专利权后,其他任何人相同主题的发明在中国就不能取得专利权。

（三）时间性

时间性是法律确认的药品知识产权效力的法定期限,知识产权只在法律规定的期限内受到保护,超过法律规定的保护期,知识产权就丧失了法律效力,便成为全人类的共同财富,任何人均可使用。上述特征是针对所有权而言,并非各类知识产权都具备,例如,商业秘密权、著作权中的署名权、修改权和保护作品完整权不受时间的限制。商标权的保护期实质上是无限的。

（四）地域性

药品知识产权的保护有明显的国家界限被称为地域性。按照某国法律获得保护的某知识产权,只能在该国产生法律效力,在其他国家则不受法律保护。在某国获得知识产权的权利人,若想在他国得到法律保护,须按照该国法律规定另行申请。除签有国际公约或双边互惠条约的协定者外,知识产权没有域外效力。

以上是药品知识产权的基本特征,知识作为智力劳动的成果和知识产权的客体,往往需要很大的人力、物力。创造出来后,很容易就被大量复制,知识成果便得以再现和传播,有人把此称为知识产权的可复制性特征。

学习任务二　药品专利保护

国际上对药品进行知识产权保护的主要手段是实施药品专利保护,目前世界上已有 184 个国家和地区建立了专利保护制度。世界上第一个建立专利制度的国家是威尼斯共和国,1474 年威尼斯颁布了世界上第一部专利法。1624 年英国颁布的《垄断法》被人们称之为现代专利法之始。18 世纪以后,欧美各国相继颁布了专利法。1883 年,世界第一个有关专利的国际公约《保护工业产权巴黎公约》签署。1994 年,乌拉圭多边贸易谈判签署了《与贸易有关知识产权协定》(简称 TRIPS 协议),这也是国际贸易组织最早的有关知识产权的协议,这一协议建立了各成员国在知识产权领域应达到的最低保护标准。

此外,美国也是世界上最早建立专利制度的国家之一,1790 年就颁布了专利法,目前其药品专利的数量和质量居于世界之首,并对全世界药品的研制和生产产生重要影响。德国 1968 年开始对药品实行专利保护,日本 1976 年开始给予药品专利保护。

我国药品专利保护起步较晚,1985 年开始实施《中华人民共和国专利法》(简称《专利法》),1993 年开始有实质性的药品专利保护。2002 年 12 月 1 日施行的《药品注册管理办法》是实施医药专利保护的标志。我国专利保护制度的建立,既保护医药发明创造专利权,鼓励发明创造,又促进医药发明创造的推广应用及医药科学技术进步和创新,极大地推动了我国的药品知识产权保护与国际接轨。

一、药品专利的概念、分类

(一)药品专利的概念

药品专利,指药品领域的发明创造,世界各国普遍采用,具有独占权的形态并以独占市场为主要特征,是获得市场竞争有利地位的重要手段。

(二)药品专利的分类

《专利法》中的发明创造主要包括发明、实用新型和外观设计。在医药领域也一样,医药专利也分为医药发明专利、实用新型和外观设计。

1. 药品发明专利　药品发明包括产品发明和方法发明。其中,产品发明是关于新产品或新物质的发明;方法发明则是指为解决某一特定技术问题而采用的手段与步骤的发明。

医药领域可授予专利权的发明主要有合成药及合成方法发明,药物制剂及制备工艺、配方发明,生化药及生物技术发明,天然药物及提取方法发明及医药器械、设备发明等。按照一般发明专利的划分,可分为两大类。

1)产品发明　药品产品发明包括以下几项。

(1)新物质:包括有一定医疗用途的新化合物(无论是活性成分,还是非活性成分但有医药用途的;无论是合成的还是提取的;无论是有机物、无机物、高分子化合物,还是结构不明物和中间体,对该新化合物及其药物组合物都可以申请医药产品的发明专利);新基因工程产品(生物制品);用于制造药品的新原料、新辅料、中间体、代谢物和药物前体;新的异构体;新的有效晶型;新分离或提取得到的天然物质。

(2)已知化合物或是首次发现其有医疗价值,或发现其有第二医疗用途的可以申请药品的发明专利。

(3)药物组合物:指由两种或两种以上物质组成,至少一种是活性成分。一般要求这种组合具有协同作用或增强疗效作用,具有显而易见的优点,主要是复方制剂和药物新剂型。

(4)微生物及其代谢产物:当其经过分离成为纯培养物,并且具有特定工业用途时,可申请产品发明专利。

(5)制药设备及药物分析仪器、医疗器械等。医疗器械指以人体为对象,对人体起到诊断、治疗、保健作用的器具。国家有关部门公告明确规定:直接作用于人体的电、磁、光、声、放射或结合的医疗器具不授予实用新型医药专利权,反之则属于实用新型医药专利的保护范围。值得注意的是不能完全以医疗器具是否直接和人体接触作为"直接作用"的判断依据,而应以治疗机制为判断依据。

2)方法发明 方法发明是指把一个物品或物质改变成另一个物品或物质所采用的手段的发明。药品方法发明主要有以下两类。

(1)制备方法、生产工艺:包括产品的合成、制备、提取、纯化等方法。现实领域中,医药企业和科研机构往往在申请产品专利的同时申请其制备方法的专利,如"一种高纯度的水飞蓟宾葡甲胺、其制备方法及其在制备治疗肝炎以及肝损害的药物中的应用"的专利。

(2)药物新用途:药物的新用途是指对于一种老药,发现了其具有新适应证,可通过限定用途的形式申请方法发明专利。如科学家们发现阿司匹林能阻止帮助肿瘤生长的一种酶的生成,从而降低了癌症转移的危险,则可申请药物新用途专利。

3)其他医药发明专利

(1)关于天然物质:以天然状态存在的物质,不能申请医药专利,但首次从自然界提取出来,其结构、形态或其物理、化学参数是以前不曾认识的,能够表征,在产业上有应用价值,可以申请产品和方法发明专利。如在美国曾授予从肾上腺组织分离出来的纯肾上腺素的医药专利。

(2)关于微生物:未经人类任何技术处理而存在于自然界的微生物,不授予医药专利权,不具工业实用性,属于科学发现;只有当微生物经过分离成为纯培养物,并具有特定的工业用途时,微生物本身才是可以授予医药专利的主题。在该领域,由自然界筛选特定微生物的方法和通过理化方法进行人工诱变生产新微生物的方法不能重现,不具工业性,不能授予医药专利权。

(3)生物领域:基因工程产品和其生产的技术与方法可申请医药专利。

(4)关于医疗器具:为完成某一医疗仪器或设备而建立的方法,即使其中某一步骤还要与有生命的人体或者动物接触以获取信息或数据,只要该方法的实施仅是完成某一医疗仪器或设备时,可授予专利权,如一种为实现血流速度测量的连续超声波多普勒方法。

2. 医药实用新型专利 主要是指对医药产品的形状、构造或者其结合所提出的适于实用的新的技术方案。医药领域中的实用新型专利,主要是某些与功能有关的药物剂型、形状、结构的改变,如新的药物剂型,尤以避孕药及药具居多;诊断用试剂盒与功能有关的形状、结构;生产药品的专用设备;某些药品的包装容器的形状、结构;某些医疗器械的新构造等,可以申请实用新型专利。

与发明专利相比,医药实用新型创新性要求相对较低,而且只适用于有形产品发明。

3. 医药外观设计专利 主要是医药产品的形状、图案、色彩或其结合所作出的富于美感并适于工业上应用的新设计。通过外观设计专利,可以保护使用该外观设计的产品如包装盒等不受他人仿制;同时,知名药品还可以通过保护与其相关的外观设计进而保护该药品本身。

在医药领域中,药品包装容器外观等,可以通过外观设计专利给予保护,其包括如下几项。

(1)有形药品的新造型或其与图案色彩的搭配和组合。

(2)新的盛放容器(如药瓶、药袋、药品瓶盖)。

(3)富有美感和特色的说明书、标签、密封条等。

(4)包装盒等。

《中华人民共和国专利法》第二十五条规定,对下列各项,不授予专利权。

(1)科学发现。

(2)智力活动的规则和方法。

(3)疾病的诊断和治疗方法。

(4)动物和植物品种。

(5)用原子核变换方法获得的物质。

(6)对平面印刷品的图案、色彩或者二者的结合作出的主要起标识作用的设计。

对上款第(4)项所列产品的生产方法,可以按照《中华人民共和国专利法》的规定授予专利权。

二、药品专利的申请与授权

（一）药品专利的申请

1. 授予药品专利权的条件

（1）新颖性：指该发明或者实用新型不属于现有技术，也没有任何单位或者个人就同样的发明或者实用新型在申请日以前向国务院专利行政部门提出过申请，并记载在申请日以后公布的专利申请文件或者公告的专利文件中。书面公开、使用公开、口头公开都可以使得新颖性丧失，但《专利法》对这三种情况作了特殊规定：即在中国政府主办或承认的国际展览会上首次展出的、在规定的学术会议或技术会议上首次发表的、他人未经申请人同意而泄露其内容的发明创造，自上述情况发生之日起6个月内申请专利，不丧失新颖性。如果在这6个月内将其发明创造在出版物上发表，或制成产品出售，将会影响专利申请的新颖性。

（2）创造性：指与现有技术相比，该发明具有突出的实质性特点和显著的进步，该实用新型具有实质性特点和进步。创造性的判断依据可归纳为四个方面：①开拓性发明，是指全新的技术解决方案，在技术史上没有过先例，开辟了一个新的领域，开拓性发明同现有技术相比具有本质的区别和显著的科学进步；②解决了长期以来渴望解决的问题；③克服了技术偏见；④取得了预料不到的效果。

（3）实用性：指该发明或实用新型能够制造或使用，并且能产生积极的效果。

2. 药品专利申请的原则 根据《专利法》（2008年修订），药品专利申请应遵循以下基本原则。

（1）书面原则：申请专利文件和办理专利申请的各种法定手续，都必须依法以书面形式办理，并按规定格式（包括表格和要求）撰写和填写。

（2）申请单一性原则：一项发明或者实用新型只能作一件专利申请，两项以上的发明或者实用新型不能放在一件申请中去办理申请手续，而应分别办理申请手续。对于外观设计专利申请，则允许"同一产品两项以上的相似外观设计，或者用于同一类别并且成套出售或者使用的产品的两项以上外观设计，可以作为一件申请提出"。

（3）先申请原则：世界上从时间上确定申请原则有两个：一个是先发明原则，一个是先申请原则。先发明原则是几个人就同一发明创造向专利行政部门申请专利，专利行政部门将专利权授予最先发明创造人。我国采用先申请原则，即谁先申请专利就有可能通过审批后将专利权授予谁。

（4）优先权原则：申请人自发明或实用新型在外国第一次提出专利申请之日起12个月内，或外观设计在国外第一次提出专利申请之日起6个月内，又在中国就相同主题提出专利申请的，依照该国同中国签订的协议或者共同参加的国际条约，或者依照相互承认优先权的原则，可以享有优先权；申请人自发明或实用新型在中国第一次提出专利申请之日起12个月内，又向国务院专利行政主管部门就相同主题提出专利申请的可以享有优先权；申请人要求优先权的，应当在申请的时候提出书面声明，并且在三个月内提交第一次提出的专利申请文件的副本；未提出书面声明或者逾期未提交专利申请文件副本的，视为未要求优先权。

3. 药品专利的申请 申请药品发明或实用新型专利的，须提交请求书、说明书及其摘要和权利要求书等文件。请求书应当写明发明或者实用新型的名称，发明人的姓名，申请人姓名或者名称、地址，以及其他事项。说明书应当对发明或者实用新型作出清楚、完整的说明，以所属技术领域的技术人员能够实现为准；必要的时候，应当有附图。摘要应当简要说明发明或者实用新型的技术要点。权利要求书应当以说明书为依据，清楚、简要地限定要求专利保护的范围。

申请外观设计专利的，应当提交请求书、该外观设计的图片或者照片及对该外观设计的简要说明等文件。申请人提交的有关图片或者照片应当清楚地显示要求专利保护的产品的外观设计。

（二）药品专利申请的审查和批准

1. 发明专利申请的审批程序 经初审认为符合《专利法》规定的，自申请日起满18个月，即行公布。国务院专利行政部门可以根据申请人的请求早日公布其申请。发明专利申请自申请日起3年内，国务院专利行政部门可根据申请人随时提出的请求，对其申请进行实质审查；如无正当理由逾期不请求实质审查的,该申请即被视为撤回。发明专利申请经实质审查没有发现驳回理由的,由国务院专利行政部门作出授予发明专利权的决定,发给发明专利证书,同时予以登记和公告。发明专利权自公告之日起生效。发明专利申请经申请人陈述意见或者进行修改后,国务院专利行政部门仍然认为不符合本法规定的,应当予以驳回。

2. 实用新型和外观设计的审批程序 实用新型和外观设计专利申请经初步审查没有发现驳回理由的,由国务院专利行政部门作出授予实用新型专利权或者外观设计专利权的决定,发给相应的专利证书,同时予以登记和公告。实用新型专利权和外观设计专利权自公告之日起生效。

（三）药品专利申请的授权和异议

药品发明专利申请经实质审查没有发现驳回理由的,实用新型和外观设计专利申请经初步审查没有发现驳回理由的,国务院专利行政部门应即授予专利权。为了使公众有机会参与审查,防止可能出现的不当授权,《专利法》规定自国务院专利行政部门授权之日起 6 个月内,任何单位或个人认为专利权的授予不符合《专利法》规定的,都可以请求国务院专利行政部门撤销该专利权。

（四）药品专利申请的复审

国务院专利行政部门设立专利复审委员会。专利申请人对国务院专利行政部门驳回申请的决定不服的,可以自收到通知之日起三个月内,向专利复审委员会请求复审。专利复审委员会复审后,作出决定,并通知专利申请人。但对实用新型和外观设计的复审请求所作出的决定为最终决定。

三、药品专利侵权的保护

（一）专利权的期限

《专利法》规定:药品发明专利权的期限为 20 年,实用新型专利权和外观设计专利权的期限为 10 年,均自申请之日起计算。

（二）药品专利权的保护范围

《专利法》第五十九条规定:药品发明或实用新型专利权的保护范围以其权利要求的内容为准,说明书及附图可用于解释权利要求;外观设计专利权的保护范围以表示在图片或者照片中的该外观设计专利产权为准,简要说明可以用于解释图片或者照片所表示的该产品的外观设计。

（三）药品专利侵权的保护

专利侵权行为,是指未经专利权人许可,以营利为目的的实施专利人的专利的行为。解决专利侵权纠纷的方式分为行政途径和司法途径。此外,专利人还可追究侵权行为人应当承担的法律责任,包括民事责任、行政责任与刑事责任。

（1）行政责任:专利管理部门对专利侵权行为,有权责令侵权人停止侵权行为、责令改正、罚款等;专利管理部门应当事人的请求,还可就侵犯专利权的赔偿数额进行调解。

（2）民事责任:①停止侵权:专利侵权行为人应当根据专利管理部门的处理决定或者人民法院的裁判,立即终止正在实施的专利侵权行为。②赔偿损失:侵犯专利权的赔偿数额应按专利权人因被侵权而受到的损失或者侵权人获得的利益确定;若难以确定被侵权人所受到的损失或侵权人获得的利益时,可以参照该专利许可使用费的倍数合理确定。③消除影响:若侵权者的侵权行为损害了专利产品商誉时,侵权者应当承担消除影响的法律责任,承认侵权行为,消除对专利产品所造成的不良影响。

（3）刑事责任:依据专利法和刑法的规定,假冒他人专利,情节严重的,应对责任人员追究刑事责任。

学习任务三　药品商标保护

商标权是知识产权的重要组成部分。由商标而带来的"品牌"效应,使商标尤其是驰名商标,作为企业的财富,其价值远远高于其有形价值。《中华人民共和国商标法》(简称《商标法》)第 6 条规定:"国家规定必须使用注册商标的商品,必须申请商标注册,未经核准注册的,不得在市场销售。"2006 年,原国家食品药品监督管理局颁布的《药品说明书和标签管理规定》第 27 条规定:"药品说明书和标签中禁止使用未经注册的商标以及其他未经国家食品药品监督管理局批准的药品名称。"我国药品商标管理规定实施后,形成了许多在海内外享有一定声誉的名、优商标,如北京的"同仁堂"、广州的"潘高寿"、重庆的"桐君阁"等。

一、商标的概念、特征和分类

(一) 商标的概念

商标是生产经营者在其生产、加工、制造、经销或者拣选的商品或服务上采用的,为了区别商品或服务来源、具有显著特征的标志,一般由文字、图形或者其组合构成。经商标局核准注册的商标为注册商标,包括商品商标、服务商标、集体商标和证明商标;商标专用权归商标注册人享有,受法律保护。

(二) 商标的特征

商标具有以下特征。

1. 显著性 便于消费者识别的,与叙述性、公知公用性质的标志有区别,又与他人的商品或服务标志不同,具有显著性。

2. 独占性 注册商标所有人对其商标具有专用权、独占权,也是为了便于消费者识别,区别于他人的商品来源或服务项目。未经注册商标所有人许可,他人不得擅自使用,擅自使用时即违反我国商标法律规定,构成侵犯注册商标所有人的商标权。

3. 价值性 商标可以代表商标所有人生产或经营的形象、质量和信誉,商标所有人通过创意、设计、申请注册、广告宣传及使用,赋予商标价值,也提升了商品附加值。商标价值可以评估确定。商标也可有偿转让,经商标所有权人许可,他人可以使用。

4. 竞争性 生产经营者的商品、信誉、服务质量的竞争重点表现在商标知名度的竞争,商标知名度越高,其商品或服务的竞争力就越强。

(三) 商标的分类

商标的分类方法很多,常见的有根据商标是否注册、知名度、作用功能、构成和使用对象等来分类,具体见表 10-1。

表 10-1 商标的分类

分类依据	商标的分类
是否注册	注册商标是国家工商行政部门核准注册的商标,包括商品商标、服务商标、集体商标和证明商标
知名度	1. 知名商标 经市一级工商行政管理部门认可,在该行政区划内具有较高声誉和市场知名度的商标 2. 著名商标 经省级工商行政管理部门认可的,在该行政区划内具有较高声誉和市场知名度的商标 3. 驰名商标 经国家工商行政部门认定的,在市场上享有较高声誉并为相关公众所熟知的商标
作用功能	1. 集体商标 以团体、协会或者其他组织名义注册,供组织成员在商业活动中使用,以表明使用者在该组织中的成员资格的标志 2. 证明商标 由对某种商品或者服务具有监督效力的组织所控制,而由该组织以外的单位或者个人使用于其商品或者服务上,用以证明该商品或服务的原料、制造方法、质量、原产地或者其他特定品质的标志 3. 联合商标 商标所有人在自己生产或销售的相同或类似的商品上注册几个近似的商标,构成一张立体交叉的保护网,有效防止近似商标的出现,扩大注册商标专用权的范围
构成	1. 平面商标 分为文字商标、图形商标、数字商标及文字和图形结合的组合商标 2. 立体商标 商品或其包装的外形或者表示服务特征的外形组成的商标
使用对象	1. 商品商标 用于生产销售的商品上的标记 2. 服务商标 用于服务行业,区别于其他服务行业的标记

二、药品商标的概念、特殊要求及作用

（一）药品商标的概念

药品商标是药品生产者、经营者或服务的提供者使用在其商品或服务中用来区别其他药品生产者、经营者的商品或服务的一种显著性标志。

（二）药品商标的特殊要求

药品商标应有一般商标的特征，还应有以下要求。

1. 药品商标符合医药行业属性 医药行业属性即健康性、安全性、生命性。药品商标不允许使用直接描述药品特征的文字，否则造成药品商标同药品通用名称混淆，造成医生和患者误用。

2. 申请人使用药品商标时需附送药品批准证明文件 申请人使用药品商标时，需附药品监督管理部门的药品批准证明文件，且须经国家工商行政管理部门的审批注册后方可使用。

3. 药品商标不得使用药品通用名 药品通用名是国家核定的药品法定名称，与国际通用药品名称、《中国药典》及《国家药品标准》中的名称一致，是多家生产企业共同使用的名称，是反映该药品的适应证、主要原料的名称。药品通用名供生产企业、医师、患者使用，任何一家企业不得注册，因此通用名能帮助识别药品，避免重复用药。

（三）药品商标的作用

1. 对生产企业的作用 对生产企业，药品商标具有彰示药品来源和广告宣传的作用；商标可以凝聚医药企业的商誉，是重要的无形资产；专利药品结合商标保护，是市场经济条件下医药企业生存和发展关键环节之一，以法律手段保护药品生产企业的注册商标专用权，可保证医药市场的正当竞争和医药企业的健康发展并带来巨大的收益。

2. 对消费者的作用 药品商标对于消费者具有区别商品、标示质量的作用。消费者通过注册商标识别药品质量和厂家信誉，选择使用安全有效的药品。

3. 对政府部门的作用 政府部门通过对医药商标的规范化管理，监督药品质量，推进医药经济发展，提高国际市场竞争力。

4. 对药品的作用 药品商标是药品合法经营的重要依据，是药品质量的保证。名牌药品意味着质量、承诺着信誉、象征着市场。

三、药品商标权的取得及内容

（一）药品商标权的取得

药品商标权是商标所有人对其在国家商标局依法注册的商标所享有的权利。商标注册申请是获准商标注册、取得商标权的前提条件和程序。

1. 药品商标注册要求 依据《商标法》规定，申请注册的商标，应当特征显著、便于识别，并不得与他人先取得的合法权利相冲突。

《商标法》规定了不得作为商标使用的标志：国家名称、国旗、国徽；带有民族歧视性的；夸大宣传并带有欺骗性的；有害于社会主义道德风尚或者有其他不良影响的。

《商标法》也规定了不得作为商标注册的标志：药品的通用名称、图形、型号；直接表示药品的质量、主要原料、功能、用途、重量、数量及其他特点的；直接表示药品的功能、用途特点的，易误导消费者，造成药物滥用的。

2. 药品商标注册程序 如图 10-1 所示。

（二）药品商标权的内容

1. 专有使用权 商标权人在核定的医药商品或服务上使用核准的注册商标的权利称为药品商标专有使用权。

2. 禁止权 商标权人有权禁止他人未经许可使用其注册商标，或以其他方式侵犯其商标专用权的权

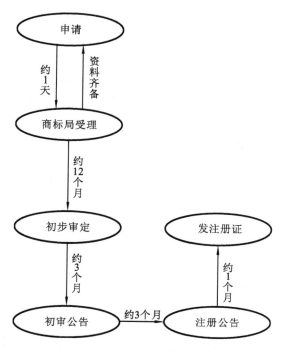

图 10-1 药品商标注册程序

利称为药品商标禁止权。对于驰名商标,国家实行扩大保护,即商标权人有权禁止他人将驰名商标或与驰名商标相类似的商标使用到任何商品和服务项目上。

3. 转让权 药品商标权人在法律允许范围内,将其注册商标有偿或无偿转让的权利称为药品商标转让权。注册商标转让时,转让方和受让方应当签订转让协议,共同向商标局提出申请。

4. 许可权 商标权人以收取使用费用为代价,通过合同的方式许可他人使用其注册商标的权力称为药品商标许可权。

四、药品商标侵权的保护

(一)药品商标的保护期限

《商标法》第三十九条规定:"我国注册商标的有效期为十年,自核准注册之日起计算。"

(二)药品商标权的保护范围

以核准注册的药品商标和核定使用的药品为限。

(三)药品商标侵权行为种类

医药商标侵权行为,是指侵犯他人有效的医药商标专有使用权的行为。根据《商标法》规定,有下列行为之一的,均属侵犯药品注册商标权的行为。

(1)未经药品注册商标所有人的许可,在同一种药品或类似药品上使用与其注册商标相同或近似的商标的。

(2)销售明知是假冒注册商标的药品的。

(3)伪造、擅自制造他人药品注册商标标识或销售伪造、擅自制造的药品注册商标标识的。

(4)给他人的药品注册商标专用权造成其他损害的。这里的"其他损害",根据《中华人民共和国商标法实施条例》规定,具体指:①经销明知或应知是侵犯他人药品注册商标专用权药品的;②在同一种或类似药品上,将与他人药品注册商标相同或近似的文字、图形作为药品名称或药品装潢使用,并足以造成误认的;③故意为侵犯他人药品注册商标专用权行为提供仓储、运输、邮寄、隐匿等便利条件的。

(四)药品商标侵权行为保护

药品商标侵权行为的保护,包括行政保护、司法保护、自我保护和消费者的社会保护。

1. 行政保护 行政保护是商标管理机关通过行政程序依法查处商标侵权行为以保护商标专用权。

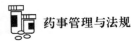

2. 司法保护 司法保护是司法机关通过司法程序依法审理商标侵权案、制裁商标侵权行为,保护商标专用权。

3. 自我保护和消费者的社会保护 商标权人采取各种预防措施,如配备商标管理人员等,在发生侵权时及时向相关行政机关或司法机关提出保护请求。商标权人的自我保护是行政保护和司法保护的基础,没有商标权人自我保护,行政保护和司法保护难以启动和运行。消费者的维权打假行为,对商标权也可起到间接的保护作用。

学习任务四　医药商业秘密和医药未披露数据的保护

医药企业都有商业秘密,特别是开发新药时,耗时、费力,资金成本和资源投入都很大,这是企业知识产权的重要组成部分,应当加以保护。

一、医药商业秘密的概念、特征

(一) 医药商业秘密的概念

医药行业中,不为公众知悉、可为权利人带来经济利益、具实用性并经权利人以保密措施保护技术信息和经营信息的,称为医药商业秘密。技术信息包括设计、程序、产品配方、制作工艺、制作方法、管理诀窍等。经营信息包括客户名单、货源情报、产销策略、招投标中的标底及标书内容等。

(二) 医药商业秘密的特征

1. 秘密性 医药商业秘密必须是不可能从公开的渠道所获悉的处于秘密状态的信息。

2. 实用性 商业秘密具有现实或潜在的实用价值,这是商业秘密与其他理论成果的根本区别。商业秘密必须是一种现在或将来可应用于生产经营或者对生产经营有用的具体的技术方案和经营策略。不能直接或间接使用于生产经营活动的信息,不具有实用性,不属于商业秘密。

3. 保密性 权利人采取保密措施,包括订立保密协议、建立保密制度或采取其他合理的保密手段,当权利人采取了能够明示其保密意图的措施,才能成为法律意义上的商业秘密。

4. 价值性 商业秘密自身所蕴含的经济价值和市场竞争价值,并能实现权利人的经济利益。

上述四个特征,是商业秘密缺一不可的构成要件。只有同时具备四个特征的技术信息和经营信息,才属于商业秘密。

二、医药商业秘密内容

我国《反不正当竞争法》定义的商业秘密包括技术信息和经营信息两大类。

(一) 医药技术秘密

1. 产品信息 企业自行研究开发的新药,在没有正式投入市场、也没有申请专利之前就是一项商业秘密。即使药品本身不是秘密,其组成部分或组成方式也可能是商业秘密。

2. 配方 工业配方、化学配方、药品配方是商业秘密的常见形式,包括化妆品配方的含量比例也属于商业秘密。

3. 工艺程序 几个公知的不同设备经特定的方式组合成新工艺和先进操作方法,也可成为商业秘密。许多技术诀窍就属于该类型的商业秘密。

4. 机器设备改进 公开市场上购买的机器、设备不是商业秘密,但经公司的技术人员通过技术改进,增加用途或提高效率,这个改进也是商业秘密。

5. 研究开发的有关文件 记录研究和开发活动内容的文件就是商业秘密,如蓝图、图样、实验结果、设计文件、技术改进后的通知、标准件最佳规格和检验原则等。

(二) 医药经营秘密

1. 公司内部文件 与公司重要经营活动有关联的文件,也是经营秘密。如采购计划、供应商清单、销售计划、销售方法、会计财务报表、分配方案等都是企业的"经营秘密"。若泄露给竞争对手,可能会产生严重后果。

2. 客户情报 客户清单是非常重要的经营秘密,若被竞争对手知悉,顾客将会受到引诱或骚扰,阻碍公司正常的经营活动。

三、保护医药商业秘密的方式

(一)侵犯医药商业秘密的模式

(1)不正当获取医药商业秘密。

(2)滥用合法掌握的医药商业秘密。

(3)滥用不正当获取的医药商业秘密。

(4)第三人间接侵犯医药商业秘密。

(二)医药商业秘密侵权的法律责任

(1)刑事责任。

(2)行政责任。

(3)民事责任。

(三)医药商业秘密的保护措施

1. 设立专门商业秘密管理机构 配备专职或兼职的管理人员,对商业秘密的保护进行规范化管理。

2. 划定商业秘密的范围 商业秘密范围的划定一般从以下几方面考虑。

(1)信息保密的必要性。

(2)信息保密的可能性。

(3)同其他保护方式比较,商业秘密保护方式,是否是效果最好的。

3. 签订合同 与商业秘密设计人员签订保密合同、竞业禁止协议。

4. 分级管理 可分为绝密、机密和秘密三级,根据密级制定不同级别的保密措施,实现分级管理。

5. 培训 对设计商业秘密人员定期进行培训,增强商业秘密保护意识,提高商业秘密保护能力。

四、医药未披露数据的保护

(一)医药未披露数据的定义和内容

1. 定义 在含有新型化学成分药品注册过程中,申请者为获得药品生产批准证明文件向药品注册管理部门提交的关于药品安全性、有效性、质量可控性的未披露的试验数据称为医药未披露数据。

2. 内容 医药未披露数据主要是药品研发过程中的临床前试验和临床试验数据,包括以下几个方面。

(1)试验系统、试验数据:包括动物、细胞、组织、器官、微生物等试验系统的药理、毒理、动物药代动力学等试验数据。

(2)生产工艺流程、生产设备与设施、生产质量控制等研究数据:包括药物的合成工艺、提取方法、理化性质及纯度、剂型选择、处方筛选、制备工艺、检验方法、质量指标、稳定性等研究数据;生物制品还包括菌毒种、细菌株、生物组织等起始材料的质量标准、保存条件、遗传稳定性及免疫学等研究数据;中药制剂还包括原药材的来源、加工及炮制等研究数据。

(3)针对人体的临床试验数据:包括通过临床药理学、人体安全性和有效性评价等获得人体对于新药的耐受程度和药代动力学参数、给药剂量等试验数据。

(二)医药未披露数据的特征

1. 医药未披露数据不具有独占性 医药未披露的试验数据保护不禁止其他申请人自行独立获取的该数据,其他申请人可以合法地使用该数据,故医药未披露数据不具有独占性。

2. 医药未披露数据获得的途径不具备创新性 《中华人民共和国药品管理法实施条例》规定:"生产或销售含有新型化学成分药品"中的"新"并不是应用创新方法而获得的信息,而是一个注册性概念,只要生产者或者销售者提交的化学活性成分未经注册即可认为是新的。

(三)医药未披露数据保护的含义及法律依据

1. 医药未披露数据保护的含义 医药未披露数据保护是对未在我国注册过的含有新型化学成分药

品的申报数据进行保护,在一定的时间内,负责药品注册的管理部门和药品仿制者既不能披露也不能依赖该新药研发者提供的证明药品安全性、有效性、质量可控性的试验数据。为药品注册过程中的未披露的数据提供有效保护,目的是禁止后来的药品注册申请者直接或者间接地依赖前者的数据来进行药品的注册申请,保护新药开发的积极性。

2. 医药未披露数据保护的法律依据 世界贸易组织(WTO)的《与贸易有关的知识产权协议》(以下简称 TRIPS 协议)第 39 条规定,对含有新型化学物质的药品或农业化学产品的试验数据或其他数据进行保护,以防止不正当的商业使用。根据 TRIPS 协议,我国政府制定了与药品未披露的试验数据保护相关的行政法规、部门规章。

《药品管理法实施条例》第三十九条规定,国家对获得生产或者销售含有新型化学成分药品许可的生产者或者销售者提交的自行取得的且未披露的试验数据和其他数据实施保护,任何人不得对该未披露的试验数据和其他数据进行不正当的商业利用。自药品生产者或者销售者获得生产、销售新型化学成分药品的许可证明文件之日起 6 年内,对其他申请人未经已获得许可的申请人同意,使用上述数据申请生产、销售新型化学成分药品许可的,药品监督管理部门不予许可;但是,其他申请人提交自行取得数据的除外。药品监督管理部门不得披露上述规定的数据,除非是公共利益需要和已采取措施确保该类数据不会被不正当地进行商业利用。

《药品注册管理办法》对未披露试验数据的保护制度进行了明确。医药未披露数据保护,是在药品专利之后进行的知识产权保护形式,专利已公开的数据不在保护范围之内。现行《药品注册管理办法》引入了与专利法链接的内容。这样,医药未披露数据保护和药品专利保护就构成了一个整体,形成了有效的保护。反过来,药品专利数据的充分公开将影响药品数据保护的内容。

学习小结

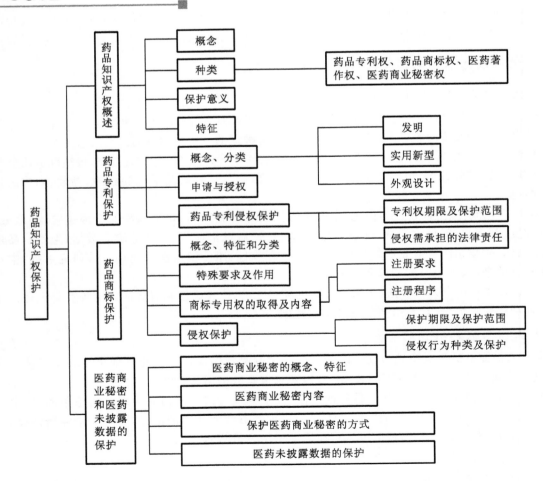

目标检测

一、最佳选择题（每题的备选项中，只有一个最佳答案）

1. 药品知识产权是指（　　）。

A. 一切与医药行业有关的发明创造和智力劳动成果的财产权

B. 与医药行业相关的发明创造

C. 医药行业的智力劳动成果的财产权

D. 医药信息及相关前沿保密技术

E. 医药行业的计算机软件技术

2. 授予医药专利权的必要条件是必须具有（　　）。

A. 新颖性、时效性、创造性　　　　　　B. 创造性、时效性、专有性

C. 新颖性、实用性、专属性　　　　　　D. 经济性、实用性、创造性

E. 新颖性、实用性、创造性

3. 不可申请专利的是（　　）。

A. 新化合物　　　　　　　　　　　　B. 药物制备方法

C. 药品外观设计　　　　　　　　　　D. 动物和植物品种

E. 药物组合物

4. 下面哪一条不是商标权的内容？（　　）

A. 专有使用权　　　　　B. 许可权　　　　　C. 转让权

D. 禁止权　　　　　　　E. 不可侵犯权

二、配伍选择题（每组题目对应同一组选项，备选可重复选用，也可不选用）

A. 5 年　　　　B. 10 年　　　　C. 15 年　　　　D. 20 年　　　　E. 25 年

1. 我国《专利法》规定医药发明专利权的期限为（　　）。

2. 我国《专利法》规定实用新型专利权和外观设计专利权的期限为（　　）。

3. 根据《商标法》规定，注册商标的有效期为（　　）。

三、多选题（每题的备选项中，只有 2 个或 2 个以上正确答案，不得错选或少选）

药品专利的申请原则有（　　）。

A. 书面原则　　　　　　　　　　　　B. 申请单一性原则

C. 复选原则　　　　　　　　　　　　D. 先申请原则

E. 优先权原则

实训项目

药品专利申请演练

【实训目的】

通过课堂药品专利申请演练，要求学生掌握有关药品专利申请的法律法规，提高学生运用所学知识分析问题和解决问题的能力，并说出自己的见解。

【实训方式】

课堂演练、课堂讨论。

【实训内容】

要求学生运用药品专利申请的理论知识，对以下案例进行分析、演练及课堂讨论。

【实训步骤】

1. 根据班级人数分组，每组选出一人担任小组长。

2．以小组为单位课前对本案例进行资料收集和讨论。

3．由组长根据讨论结果进行演练角色的任务分配。要求学生完成判断该药品是否符合授予医药专利权的条件、把握申请时要遵循的原则，完成发明专利申请、通过发明专利的审批、获得药品专利申请授权等各项工作。

4．各小组分别进行药品专利申请演练。

5．各小组演练完毕后派一名成员对药品专利申请进行小结发言。

6．指导老师根据发言情况进行课堂总结。

7．学生将案例资料和讨论结果进行归纳整理，并写出书面分析报告。

8．指导老师根据演练、发言及分析报告情况给出实训考核成绩。

（侯　滢）

工作模块五

药品生产阶段的管理

YaoshiGuanli YuFagui

学习项目十一 药品生产监督管理

学 习 目 标

学习目的

本项目主要学习药品生产与药品生产企业的基本概念、药品生产监督管理、《药品生产质量管理规范》及其认证管理等内容。明确药品生产过程对于药品质量的决定性作用,树立正确的质量意识,进一步理解加强药品生产管理,对于保证药品质量、保障人民群众用药安全有效具有至关重要的意义。

能力目标

能正确运用药品生产管理的相关规定进行药品生产过程各环节质量控制和监督管理。

知识目标

掌握:药品生产许可制度及委托生产的相关规定;药品进行 GMP 认证的基本程序;药品生产许可证及药品 GMP 证书的管理规定。

熟悉:我国《药品生产质量管理规范》的基本内容;《药品生产监督管理办法》的相关内容。

了解:药品生产和药品生产企业的概念、性质与特点;药品质量管理的概念。

素质目标

树立正确的质量意识,明确药品的生产过程与药品质量之间的关系。

 学习任务一 药品生产与药品生产企业

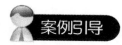 案例引导

毒胶囊事件

某年 4 月 15 日,央视《每周质量报告》节目《胶囊里的秘密》,对"非法厂商用皮革下脚料造药用胶囊"事件进行曝光,涉及修正药业等 9 家药厂 13 个批次药品。

据介绍,河北一些企业,用生石灰处理皮革废料,熬制成工业明胶,卖给绍兴新昌一些企业制成药用胶囊,最终流入药品企业,进入患者腹中。由于皮革在工业加工时,要使用含铬的鞣制剂,因此这样制成的胶囊,往往重金属铬超标。

当天,国家食品药品监督管理总局发出紧急通知,要求对这 13 个药用空心胶囊产品暂停销售和使用,各个地方部门展开核查。

4 月 19 日,食品药品监督管理局公布首批胶囊药品抽检结果,修正药业等 9 家曝光企业均有铬超标。4 月 21 日,卫生部发布通知,要求各级各类医疗机构要积极配合药品监督管理部门,召回铬超标药用胶囊事件相关的药品生产企业生产的检验不合格批次药品,立即暂停购入和使用相关企业生产的所有胶囊剂药品。4 月 22 日,公安部通报,经调查,公安机关已立案 7 起,依法逮捕犯罪嫌疑人 9 名,刑事拘留 45 人。

思考:1. 此次毒胶囊事件反映出我国药品生产中存在哪些问题?

　　　2. 如何防止药品生产企业发生上述问题?

一、药品生产的概念与特点

(一)药品生产的概念

药品生产系指将原料加工制备成能够供医疗应用的药品的过程。根据产品用途的不同,药品生产分为原料药生产和制剂生产两大类。

1. 原料药的生产　原料药是药物制剂生产的原料,一般包括中药材、中药饮片、无机元素、无机化合物和有机化合物等。根据原材料性质的不同,原料药的生产方法也各不相同。

2. 药物制剂的生产　将各种原料药制备成适合临床医疗、预防或诊断使用的形式(即药物剂型,如片剂、注射剂、胶囊剂、丸剂、栓剂、软膏剂、气雾剂等)的过程,称为药物制剂的生产。药物制剂的生产,属药剂学的研究范畴。

(二)药品生产的特点

1. 准入条件要求严格　药品是用于防治疾病的特殊商品,与人们的生命安全和身体健康息息相关,各国政府对药品生产都实行严格的法律控制。根据我国《药品管理法》的规定,药品生产企业要进行药品生产,必须满足三个条件:①药品生产企业必须取得药品生产许可证;②所生产的药品必须取得药品批准文号;③药品生产企业必须通过《药品生产质量管理规范》(GMP)认证。

2. 产品质量要求严格　药品作为特殊商品,对其质量的要求特别严格。由于药品质量检验属于破坏性检验,因此不能对每件产品进行逐一检验,而必须通过对药品生产全过程实行严格控制,才能保证药品的质量符合国家药品标准。

3. 卫生条件要求严格　药品生产企业厂区的卫生状况,特别是生产车间的卫生洁净程度,都会对药品质量产生很大影响,同一品种或不同品种的不同批次的药品之间都可以互为污染源,因此药品生产对生产环境的卫生要求十分严格。厂区、厂房、路面、运输等不得对药品生产造成污染,生产人员、设备及药品的包装物等亦不得对药品造成污染。各国 GMP 对生产卫生管理方面均有严格规定。

4. 生产环境要求严格　生产环境的温度、湿度、洁净度等均会直接影响药品质量,在药品生产过程中属于必须严格控制的因素,因此,GMP 对于生产环境的温度、湿度、洁净度等均有明确规定。

5. 生产技术复杂　药品生产涉及药学、医学、化学、生物学、化学工程、机械、电子等诸多领域,药品生产过程中出现的许多问题,必须综合运用多个学科知识和技术来解决。

6. 具有"两多"　一是产品的品种、规格、剂型多;二是生产排出的"三废"多。

二、药品生产企业的概念与特点

《药品管理法》第一百零二条规定:"药品生产企业,是指生产药品的专营企业或兼营企业。"药品生产企业是指应用现代科学技术,自主进行药品的生产和经营活动,实行独立核算、自负盈亏、照章纳税、具有法人资格的经济组织。药品生产企业在国外习惯称为制药公司,在我国按《中华人民共和国公司法》注册的药品生产企业也称为制药公司,有的也称为制药厂。

(一)药品生产企业的类型

1. 根据经济所有制类型不同　分为全民所有制、集体所有制、私营企业、股份公司、中外合资、外资企业等。

2. 根据企业的规模大小　分为大型企业、中型企业、小型企业。

3. 根据产品的类型　分为化学药生产企业(包括原料和制剂)、中成药生产企业、生化制药企业、中药饮片生产企业、医用卫生材料生产企业、生物制品生产企业等。

(二)药品生产企业的性质

药品也是商品,因此药品生产企业具有一般生产企业的基本性质,包括四个方面。

1. 经济性 企业是从事经济性活动的组织,这是企业的首要特性。作为药品生产企业,它通过药品生产,为他人(或组织)提供使用价值,借以实现药品的价值,这种性质称为经济性。

2. 赢利性 药品生产企业是从事生产、经营活动的经济组织,其生产、经营活动是以获取利润为目的的,因而,赢利性是其基本性质之一。

3. 独立性 即药品生产企业必须独立完成一个生产过程,独立核算,自主经营,自负盈亏,是一个独立的经济实体。

4. 开放性 药品生产企业是一个开放系统,它的生存和正常运转有赖于它与外部环境之间的经常性的和大量的物质、能量、信息的交换。

(三)药品生产企业的特点

药品又是特殊商品,它直接关系到使用者的身体健康与生命安全。因此,药品生产企业又具有不同于其他企业的特点。相比一般生产企业,它需要承担更大的社会责任,需要履行更多的社会义务,受到更加严格的监督与管理。其特点主要表现在以下几个方面。

(1)药品生产企业在讲求经济效益的同时必须比一般企业更加讲求社会效益。

(2)在企业的开办条件及生产要求等方面受到更为严格的监督与管理。

(3)负有质量自检的责任和不符合质量标准的药品不得出厂的义务。

(4)负有对物料、中间产品和成品进行留样的责任和进行药品不良反应监测与报告的义务。

(5)资本投入高。药品生产企业需要不断研究开发新药,而新药研发的特点就是高投入、高风险、高回报。同时,为保证药品质量,政府对开办药品生产企业普遍实行了许可证制度,必须具备政府要求的硬件、软件条件,才能获得药品生产许可。另外,药品生产企业的营销费用普遍比较高。因此,药品生产企业必须要有足够的资本投入,而且要不断筹资、融资开发新药、开发市场,企业才能生存下去。

三、质量管理的相关概念与原则

(一)质量管理的相关概念

1. 质量管理 质量管理是指确定质量方针、目标和职责,并通过质量体系中的质量策划、质量控制、质量保证和质量改进来使其实现的所有管理职能的全部活动。

2. 质量控制(quality control,QC) 质量管理的一部分,具体是指按照规定的方法和规程对原辅料、包装材料、中间品和成品进行取样、检验和复核,以保证这些物料和产品的成分、含量、纯度和其他性状符合已确定的质量标准。质量控制的方法偏重于技术性活动。例如,药品生产过程的质量控制,通常采用对原材料、中间品、产品的检验来实现。

3. 质量保证(quality assurance,QA) 也是质量管理的一部分,强调的是为了达到质量要求应提供的保证。它涵盖影响产品质量的所有因素,是为确保药品符合其预定用途并达到规定的质量要求所采取的所有措施的总和。

4. 质量风险 风险是指不确定性因素对目标的影响,通常表现为出现危害的可能性和严重性的综合结果。药品质量风险管理是指企业在实现确定目标的过程中(进行产品研发、生产、销售和使用等生命周期环节),系统、科学地将各类不确定因素产生的结果控制在预期可接受范围内,以确保产品质量符合要求的方法和过程。

(二)质量管理的原则

1. 以顾客为关注焦点 组织依存于顾客,因此,组织应当理解顾客当前和未来的需求,满足顾客要求并争取超越期望。确保组织的经营始终以顾客为中心,把顾客的要求放在第一位。

2. 领导作用 领导是组织的核心,领导层的职责就是确立组织统一的宗旨及方向。最高管理者应建立质量方针和质量目标,创造使员工能充分参与实现组织目标的内部环境并保持这种环境,将质量方针、目标传达落实到组织的各职能部门和相关层次。

3. 全员参与 各级人员都是组织之本,只有他们的充分参与,才能使他们的才干为组织带来收益。质量管理是通过组织内各职能、各层次人员参与产品实现过程及支持过程来实现的。

4. 过程方法　将活动和相关的资源作为过程进行控制和管理,可以更高效地得到期望的结果。任何使用资源和管理将输入转化为输出的活动即认为是过程。组织为了有效地动作,必须通过分析过程、控制过程和改进过程,来识别并管理组织所应用的过程,将影响质量的所有活动和所有环节控制住,确保产品和服务的高质量实现。

5. 管理的系统方法　将相互关联的过程作为系统加以识别、理解和管理,有助于组织提高实现目标的有效性和效率。要素的集合构成了系统。要素和系统构成了部分和整体的关系。质量管理体系构成的要素是过程。因此,运用"管理的系统方法"首先要建立一个健全的质量管理体系;系统地识别体系内各过程及相互作用;明确各过程的具体目标,并通过过程目标的协调动作实现系统的目标;通过测量、评估持续改进质量管理体系。

6. 持续改进　持续改进总体业绩应当是组织的一个永恒目标。持续改进是"增强满足要求的能力的循环活动"。人们对过程结果的要求总是在不断提高,例如,人们对产品质量水平的要求的不断提高。组织为适应这种不断提高的要求,需要组织在组织范围内持续改进组织的业绩。整体业绩的持续改进应是组织的永恒目标,持续改进是注重通过不断地提高企业管理的效率和有效性,实现其质量方针和目标的方法。

7. 基于事实的决策方法　以事实为依据作决策,可防止决策失误。决策是管理层的活动,决策的正确与否直接影响到组织的活动及目标的实现。有效的决策是建立在数据和信息分析的基础上。当输入的信息和数据足够真实可靠时,它能反应客观的现象及事实,为作出正确的、理性的决策奠定了基础。相反,不可靠的数据和信息只能导致不正确的决策,贻误时机。

8. 与供方互利的原则　组织与供方是相互依存的,互利的关系可增强双方创造价值的能力。在当前的经营环境中,把供方、协作方或合作方都看作是组织经营战略同盟中的合作伙伴,形成共同的竞争优势。组织之间的合作关系不再是短期合作,而是要致力于双方共同发展的长期合作关系。组织与供方是相互依存的,本组织依靠供方的产品来生产出让顾客满意的产品;而供方也依赖为本组织提供产品而生存。

四、我国制药工业的现状与发展

(一)制药产业经济情况

改革开放以来,我国制药工业的发展驶入快车道,整个制药行业生产年均增长 17.7%,高于同期全国工业年均增长速度 4.4 个百分点,同时也高于世界发达国家中主要制药国近年来的平均发展速度年递增 13.8% 的水平,成为当今世界上发展最快的医药市场之一。2013 年我国共有原料药和制剂生产企业 4875 家,实现产值 21682 亿元。据国家工信部统计快报数据,"十二五"以来制药产业的年复合增长率为 21.6%,对我国经济的发展贡献巨大。

(二)各子产业经济情况

从目前状况来看,制药产业各子产业发展不均衡,其中,发展最好的为化学制剂、中成药和化学原料药制造业,其 2013 年的主营业务收入分别为 5730.9 亿元、5065.0 亿元、3819.9 亿元。中药饮片、制药设备、卫生材料及医药用品、中成药的收入增速高于行业平均水平,分别为 26.9%、22.3%、21.8%、21.1%,生物制品、医疗器械、化学制剂、化学原料药的增速低于行业平均水平,分别为 17.5%、17.2%、15.8%、13.7%。

(三)存在的问题

目前中国制药产业也存在诸多问题。首先,截止 2014 年 11 月,CFDA 官方公布的数据显示,获得 2010 版 GMP 认证的中国制药企业仅有 4100 家左右,不到全国制药企业总数的 70%。根据 CFDA 的最新要求,截止 2015 年 12 月 31 日,包括各类无菌制剂、生物制品、血液制品等在内的所有中国制药企业都必须按时完成改革,达到 2010 版 GMP 的要求,否则就需要强行地停车整顿。此外,制药企业数量多、规模小、研发创新能力薄弱、产业集中度低,也是多年来一直困扰我国制药行业的问题。比如我国医药产业 20 年的总产值为 3300 亿元人民币,只是世界最大的制药公司——辉瑞制药一年的总收入。仍需要政府进一步引导企业进行适度收购、兼并,以提高制药产业的集中度,促进国内制药企业做大做强。

（四）发展前景

未来我国制药行业将会朝着规模化和集中化的方向发展。随着经济全球化的发展，企业通过合并、重组的方式，增强整体实力，维护生存空间，谋求持续发展，已成为当今世界医药经济的发展趋势。其次，中国制药企业将更加重视生物技术药品。现代生物制药以高技术、高投入、高附加值、高风险、高利润为特点，成为制药业新的经济增长点，对于推动医药经济发展起到了越来越重要的作用，发展前景广阔。目前我国生物制药工业处于成长初期，但是随着科学技术发展，生物制药生产将日趋成熟。最后，制药企业将朝中药现代化方向发展，随着"崇尚自然，返璞归真"潮流在世界各国的日益盛行，国际草药产品的贸易迅速发展，中药在欧洲市场的销售量近年也有很大的增长。

学习任务二 药品生产监督管理

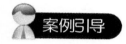

黑作坊里生产出来的假药

2015年8月，南京某地警方接到公安部集群战役通报，称广东香港一家卖假药公司的生产源头就在南京。经过实地调查，该地警方发现生产厂地位于该地某废弃厂房，是一家专门生产假药的黑作坊。在现场，民警看到该厂房的外围就是普通的废弃车间，而走进去，有一间写明"制剂室"的地方，摆放了几台生产制药的设备，虽然机器并没有在运转，但据里面的工人称，这些设备是用来烘干药粉和装填用的。民警当场查获了部分已经制成的假冒药品"安宫牛黄丸"。每颗药品成本不到2元，而这种假药销售到香港，经过包装转手，零售价可以攀升到700多港币，折合人民币600多元。截至被查，黑作坊主胡某共销售278万元假药。目前，因涉嫌生产销售假药罪，当事人被刑事拘留。

思考：1. 该废弃工厂能否进行药品生产？

2. 开办药品生产企业应具备什么条件？

药品生产涉及到最终药品的质量，直接关乎消费者的身体健康和生命安全。为此，我国药品监管部门设立了较为完善和严格的监管体制，以督促企业规范生产。药品生产监督管理的内容主要包括开办药品生产企业的申请与审批、药品生产许可证的管理、药品委托生产的管理及药品生产监督检查。

一、开办药品生产企业的申请和审批

药品生产企业的生产条件和行为直接决定所生产药品的质量，因此，药品生产企业必须具备必要的条件，并遵循必要的行为规则。对此，《药品管理法》及《药品管理法实施条例》等对药品生产企业的管理作出了严格的规定。

（一）开办药品生产企业必须具备的条件

《药品管理法》第八条规定，开办药品生产企业，必须具备以下条件。

（1）具有依法经过资格认定的药学技术人员、工程技术人员及相应的技术工人。

（2）具有与其生产药品相适应的厂房、设施和卫生环境。

（3）具有能对所生产的药品进行质量管理和质量检验的机构、人员及必要的仪器设备。

（4）具有保证药品质量的规章制度。

上述四项条件是原则性规定，在核发药品生产许可证时，药品监督管理部门将下发详细、具体的规定。此外，应当符合国家行业发展规划和产业政策，防止重复建设。

（二）开办药品生产企业的程序

《药品管理法》《药品管理法实施条例》《药品生产监督管理办法》对开办药品生产企业作出了规定。开办药品生产企业申报审批程序如下。

1．申请筹建 由开办药品生产企业申办人向拟办企业所在地省级药品监督管理部门提出筹建申请，提交有关资料。药品监督管理部门自收到申请之日起 30 个工作日内，按照国家发布的药品行业发展规划和产业政策进行审查，作出是否同意筹建的决定。省级药品监督管理部门批准筹建后，抄报 SFDA。申办人取得同意筹建批准文件后，开始筹建。

2．申请许可证 申办人完成筹建后，向批准筹建部门申请验收，并提交规定资料。省级药品监督管理部门在收到申请验收完整资料之日起 30 个工作日内，组织验收。验收合格，发给药品生产许可证。

3．登记注册 申办人凭药品生产许可证到工商行政管理部门依法办理登记注册，取得营业执照。

4．申请 GMP 认证 申办人自取得药品生产许可证明文件（即药品生产许可证）之日起 30 日内，按规定向省级以上药品监督管理部门申请药品 GMP 认证。药品监督管理部门按规定组织认证，认证合格的，发给 GMP 认证证书。如图 11-1 所示。

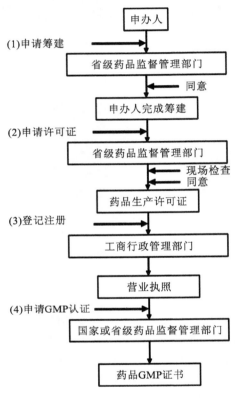

图 11-1 开办药品生产企业流程图

二、药品生产许可证的管理

（一）药品生产许可证中的事项

药品生产许可证由 CFDA 统一印制。分正本和副本，正、副本具有同等法律效力。药品生产许可证应当载明许可证编号、企业名称、法定代表人、企业负责人、企业类型、注册地址、生产地址、生产范围、发证机关、有效期限等项目。其中，企业负责人、生产范围、生产地址、有效期限为许可事项，由药品监督管理部门核准；法人代表、企业名称、注册地址、企业类型为登记事项，由工商管理部门核准。

（二）药品生产许可证的变更

药品生产企业变更药品生产许可证中的许可事项时，应当在许可事项发生变更 30 天前，向原发证机关申请药品生产许可证变更登记；未经批准，不得变更许可事项。

（三）药品生产许可证的换发与缴销

药品生产许可证有效期为 5 年。有效期届满，需要继续生产药品的，持证企业应当在许可证有效期届满前 6 个月，按照国务院药品监督管理部门的规定申请换发药品生产许可证并提交规定资料。经省级药品监督管理部门检查验收,合格者予以换发药品生产许可证。药品生产企业终止生产药品或者关闭的,药品生产许可证由原发证机关缴销,并通知工商行政管理部门。

三、药品委托生产的管理

(一)药品委托生产的概念

药品委托生产是指已经取得药品批准文号的企业,委托其他药品生产企业生产该药品品种的行为。委托生产的药品,其批准文号不变,质量责任也仍由委托方承担。受托方只负责按照委托方要求的标准生产药品。值得注意的是,疫苗、血液制品和国家药品监督管理部门规定的其他药品,不得委托生产。

(二)委托生产监管部门

经对应药品监督管理部门批准,委托方取得药品委托生产批件后,药品生产企业可以接受委托生产药品。其中,注射剂、生物制品(不含疫苗、血液制品)及跨省、自治区、直辖市的药品委托生产申请,由国家食品药品监督管理总局负责受理和审批。麻醉药品、精神药品、医疗用毒性药品、放射性药品、药品类易制毒化学品按照有关法律法规规定办理,其他药品由委托生产双方所在地省级药品监督管理部门负责受理和审批。

(三)委托双方要求

药品委托生产的委托方应当是持有该药品批准文号的药品生产企业,应对受托方的生产条件、生产技术水平和质量管理状况进行详细考查,应当向受托方提供委托生产药品的技术和质量文件,对生产全过程进行指导和监督。

受托方必须是持有与其受托生产的药品相适应的《药品生产质量管理规范》认证证书的药品生产企业,应按照GMP进行生产,并按照规定保存所有受托生产文件和记录。

委托生产药品的双方应当签署合同,内容应当包括双方的权利与义务,并具体规定双方在药品委托生产技术、质量控制等方面的权利与义务,且应当符合国家有关药品管理的法律法规。

(四)委托生产的审批管理

进行药品委托生产,委托方应向相应部门提出申请,并提交相应的申请材料。经审批符合规定的予以批准,发放药品委托生产批件。

药品委托生产批件有效期不得超过2年,且不得超过该药品批准证明文件规定的有效期限。药品委托生产批件有效期届满需要继续委托生产的,委托方应当在有效期届满30日前,按照规定提交有关材料,办理延期手续。委托生产合同终止的,委托方应当及时办理药品委托生产批件的注销手续。

对于违反《药品管理法》的规定,擅自委托或者接受委托生产药品的,视为生产假药,对委托方和受托方均依照《药品管理法》第七十四条的规定给予处罚。

课堂互动

江苏A企业拟委托江苏B企业生产旗下的维生素C注射液,应通过哪个部门的批准?

四、药品生产监督检查

(一)职能部门

省、自治区、直辖市食品药品监督管理部门负责本行政区域内药品生产企业的监督检查工作,应当建立实施监督检查的运行机制和管理制度,明确设区的市级食品药品监督管理机构和县级食品药品监督管理机构的监督检查职责。

国家食品药品监督管理总局可以直接对药品生产企业进行监督检查,并对省、自治区、直辖市食品药品监督管理部门的监督检查工作及其认证通过的生产企业《药品生产质量管理规范》的实施及认证情况进行监督和抽查。

(二)监督检查内容与类型

监督检查的主要内容是药品生产企业执行有关法律、法规及实施《药品生产质量管理规范》的情况,监督检查包括药品生产许可证换发的现场检查、《药品生产质量管理规范》跟踪检查、日常监督检查等。

（三）监督检查程序

（1）各级食品药品监督管理部门组织监督检查时，应当制订检查方案，明确检查标准，如实记录现场检查情况，检查结果应当以书面形式告知被检查单位。需要整改的应当提出整改内容及整改期限，并实施跟踪检查。

（2）在进行监督检查时，食品药品监督管理部门应当指派两名以上检查人员实施监督检查，检查人员应当向被检查单位出示执法证明文件。食品药品监督管理部门工作人员对知悉的企业技术秘密和业务秘密应当保密。

（3）监督检查时，药品生产企业应当提供有关情况和材料如下。

①企业生产情况和质量管理情况自查报告。

②药品生产许可证副本和营业执照复印件，药品生产许可证事项变动及审批情况。

③企业组织机构、生产和质量主要管理人员及生产、检验条件的变动及审批情况。

④药品生产企业接受监督检查及整改落实情况。

⑤不合格药品被质量公报通告后的整改情况。

⑥检查机关需要审查的其他必要材料。

（4）监督检查完成后，食品药品监督管理部门在药品生产许可证副本上载明检查情况。主要记载以下内容：①检查结论；②生产的药品是否发生重大质量事故，是否有不合格药品受到药品质量公报通告；③药品生产企业是否有违法生产行为，及其查处情况。

学习任务三　《药品生产质量管理规范》（GMP）及认证管理

"亮菌甲素注射液"案

2006年4月24日和26日，广州某医院感染科先后出现2例急性肾功能衰竭患者。4月30日下午，感染科二区也出现6例相同症状患者，引起医务人员警觉。5月1日下午，医院组织专家大会诊，高度怀疑患者发生的急性肾功能衰竭与药物不良反应有关，当即决定成立抢救小组，积极抢救患者。全院停用并封存可疑药物齐二药生产的亮菌甲素，并立即向有关行政主管部门报告。从4月19日至5月1日全院停用该药，共64例患者使用过该药，13例死亡。

5月15日，SFDA通报了查处齐二药假药案的最新进展——齐二药购入的药用辅料丙二醇，经检验为二甘醇。其造假成因系犯罪嫌疑人王某以江苏泰兴化工总厂名义用二甘醇假冒丙二醇销售给齐二药，齐二药违反GMP有关规定，将二甘醇辅料用于生产，含有二甘醇的亮菌甲素注射液是导致患者肾功能急性衰竭的直接原因。

思考：试从GMP角度分析发生上述事件的原因。

一、《药品生产质量管理规范》的概述

《药品生产质量管理规范》的英文名为"good manufacturing practice for drugs"，简称GMP。它是在药品生产过程中，用科学、合理、规范化的条件和方法来保证生产出符合质量标准的优良药品的一整套系统的、科学的管理规范，是药品生产和质量管理的基本准则。

（一）GMP的产生与发展

GMP起源于国外，是人类社会发展过程中对药品生产实践的经验、教训的总结和人类智慧的结晶，

它是由重大的药物灾难作为催生剂而诞生的。震惊世界的药害事件——反应停事件后,美国国会于1963年颁布为法令,颁布了世界上第一部GMP,要求本国的药品生产企业按GMP的规定规范化地对药品的生产过程进行控制。否则,就认为所生产的药品为劣药。GMP的实施,使药品在生产过程中的质量有了切实的保证,效果显著。

继美国颁布、实施GMP后,一些发达国家和地区纷纷仿照美国的先例先后制定和颁布了本国和本地区的GMP。1969年世界卫生组织(WHO)在第22届世界卫生大会上,建议各成员国的药品生产管理采用GMP制度,以确保药品质量。1975年,WHO的GMP正式颁布。1977年,WHO在第28届世界卫生组织大会上再次向其成员国推荐采用GMP,并确定为WHO的法规收载《世界卫生组织正式记录》中。此后,世界上有越来越多的国家开始重视并起草本国GMP。早在1980年,世界上颁布了本国GMP的国家就已达63个。截至目前,已有包括很多第三世界国家在内的100多个国家和地区制订、实施了GMP,而且GMP的有关条款与规定也在与时俱进地不断修改和完善。

随着GMP的不断发展和完善,GMP对药品在生产过程中的质量保证作用日益增强,实施GMP的重要性随之得到了世界各国的普遍认同。早在1972年,美国就声明,不按GMP生产的药品不准进入美国市场。其后,世界卫生组织在"国际贸易中药品质量签证体制"中明确规定,出口药品的生产企业必须按GMP规定进行生产,并接受出口国药政管理部门的监督,参加这一签证体制的成员国早在1983年就已达到103个,目前绝大多数国家都已是该签证体制的成员国。

▌知识拓展▐

cGMP

cGMP是英文"current good manufacturing practice"的简称,即动态药品生产管理规范,也翻译为现行药品生产管理规范,它要求在产品生产和物流的全过程都必须验证,为国际领先的药品生产管理标准。

1999年日本和欧盟开始实行cGMP,2001年,美国FDA也开始实行,并且和欧盟签订了相关协议,承诺从2002年开始,美国FDA用3年的时间对欧盟cGMP认证检查官进行培训,实现cGMP认证的双边互认。

我国目前执行的GMP规范,是由WHO制订的适用于发展中国家的GMP规范,偏重对生产硬件比如生产设备的要求,标准比较低,而cGMP的重心在生产软件方面,比如规范操作人员的动作和如何处理生产流程中的突发事件等。cGMP的主要目的是为了保证稳定的产品质量,药品质量就是cGMP的核心,而实现这一目标的过程(或理解为现场)是最重要的。

(二)我国GMP的制定与修订

1982年由中国医药工业公司制定的行业性质的GMP——《药品生产管理规范(试行本)》在行业内试行,该试行本经修订后于1985年作为GMP正式颁布,并要求全行业执行。代表我国政府的GMP的制定工作始于1984年,经过对我国药品生产状况历时近五年的调研、分析和多次修改,于1988年3月由中华人民共和国卫生部正式颁布,此为我国的第一版GMP;1992年修订颁布了第二版。1998年国家食品药品监督管理局对我国的GMP进行了第二次修订,并于1999年3月18日颁布了我国的第三版GMP,该版GMP自1999年8月1日起实施,同时发布了《药品生产质量管理规范》(1998年修订)附录。2011年1月17日,卫生部颁布了《药品生产质量管理规范》(2010年修订),自2011年3月1日起施行,为现行版GMP。

(三)GMP的分类

1. 按适用范围 可将GMP划分为如下三类。

(1)国际性GMP,即由国际组织制订或推荐。如WHO的GMP、欧洲自由贸易联盟制订的GMP、东南亚国家联盟的GMP等。

(2)各国政府制定的GMP。如美国FDA(食品药品管理局)、英国卫生和社会保险部、日本厚生省及我国的 CFDA(国家食品药品监督管理总局)等制订的 GMP。

(3) 制药组织制订的、仅适用于行业或组织内部的 GMP。如美国制药工业联合会、中国医药工业公司、瑞典工业协会等制订的 GMP。

GMP 的适用范围不同,其有关条款和规定的严格程度也就不同。通常,适用范围越小其各项条款和规定的严格程度越高。

2. 按性质 可将 GMP 划分为如下两类。

(1) 作为法律规定、具有法律效应的 GMP。如美国、日本等发达国家的 GMP。

(2) 作为建议性的规定、不具有法律效应的 GMP。如我国医药工业公司于 1982 年制订的 GMP 就不具有法律效应(不具有强制执行的约束力)。

随着对 GMP 重要作用的认识的不断加深,世界上已有越来越多的国家将 GMP 法制化,赋予其法律效力。

二、GMP 的主导思想和特点

(一) GMP 的主导思想

GMP 的主导思想是:任何药品的质量形成是设计和生产出来的,而不是检验出来的,因此,必须对影响药品生产质量的因素加强管理。

药品质量至关重要,药品质量形成于生产过程,且药品的质量检验具有破坏性(经检验的药品不再具有使用价值),实现药品在生产过程中的质量控制与保证的关键在于有效的预防。因此,在药品生产过程中,要有效控制所有可能影响药品质量的因素,保证所生产的药品不混杂、无污染、均匀一致,再经取样检验分析合格。这样的药品其质量才有真正、切实的保证。

(二) GMP 的特点

GMP 是对药品生产过程中质量管理实践的总结、抽象和升华,其目的是保证所生产的药品安全、有效、均一,GMP 所覆盖的是所有药品生产企业。GMP 主要具有特点如下。

1. 标准性 GMP 条款通常仅规定所要求达到的标准,并不限定实现标准的具体办法。因此,各企业应结合本企业生产实际制订各种文件化程序,才能保证 GMP 的贯彻实施。

2. 时效性 社会的进步、科学技术的发展,以及人们对药品质量要求的不断提高,客观上要求 GMP 也必须不断发展和完善,因此,GMP 条款不是一成不变的,需要不断的修订和提高,新版 GMP 颁布实施后,前版 GMP 即废止。

3. 强制性 GMP 强调药品生产和质量管理的法律责任,只要开办药品生产企业,就必须要向药品监督管理部门履行审批手续,取得 GMP 认证证书。同时,药品生产过程必须按照 GMP 要求进行,其产品质量接受药品监督管理部门的监督。

4. 全面性 GMP 强调生产全过程的全面质量管理,企业应建立全面质量管理档案,对凡能引起药品质量的全部因素(人员、物料、管理等)均须全面全过程进行严格管理,并接受药品监督管理部门的监督。

5. 预防性 GMP 强调生产流程的检查与防范紧密结合,且以防范为主要手段。

三、我国 GMP 的主要内容

我国现行 GMP 包括总则、质量管理、机构与人员、厂房与设施、设备管理、物料和产品管理、确认和验证、文件管理、生产管理、质量控制与质量保证、委托生产与委托检验、产品发运与召回、自检及附则,共 14 章,313 条,对药品生产过程所涉及的各个方面都作出了明确的规定,现概要介绍如下。

(一) 总则

GMP 的制定依据是《中华人民共和国药品管理法》和《中华人民共和国药品管理法实施条例》。GMP 是质量管理体系的一部分,是药品生产管理和质量控制的基本要求,旨在最大限度地降低药品生产过程中污染、交叉污染及混淆、差错等风险,确保持续稳定地生产出符合预定用途和注册要求的药品。企业应当严格执行本规范,坚持诚实守信,禁止任何虚假、欺骗行为。

（二）质量管理

（1）企业应当建立符合药品质量管理要求的质量目标；企业高层管理人员应当确保实现既定的质量目标，不同层次的人员及供应商、经销商应当共同参与并承担各自的责任；企业应当配备足够的、符合要求的人员、厂房、设施和设备，为实现质量目标提供必要的条件。

（2）企业必须建立质量保证系统，同时建立完整的文件体系，以保证系统有效运行。明确了质量保证系统的任务和药品生产质量管理的基本要求。

（3）质量控制包括相应的组织机构、文件系统及取样、检验等，确保物料或产品在放行前完成必要的检验，确认其质量符合要求。

（4）质量风险管理是在整个产品生命周期中采用前瞻或回顾的方式，对质量风险进行评估、控制、沟通、审核的系统过程。应当根据科学知识及经验对质量风险进行评估，以保证产品质量；质量风险管理过程所采用的方法、措施、形式及形成的文件应当与存在风险的级别相适应。

（三）机构与人员

1. 组织机构　企业应当建立与药品生产相适应的管理机构，并有组织机构图。企业应当设立独立的质量管理部门，履行质量保证和质量控制的职责。

企业应当配备足够数量并具有适当资质（含学历、培训和实践经验）的管理和操作人员，应当明确规定每个部门和每个岗位的职责。所有人员应当明确并理解自己的职责，熟悉与其职责相关的要求，并接受必要的培训，包括上岗前培训和继续培训。

2. 关键人员　关键人员应当为企业的全职人员，至少应当包括企业负责人、生产管理负责人、质量管理负责人和质量受权人。质量管理负责人和生产管理负责人不得互相兼任。

（1）企业负责人是药品质量的主要责任人，全面负责企业日常管理，应当保证质量管理部门独立履行其职责。

（2）生产管理负责人、质量管理负责人和质量受权人的资质要求如下。

①生产管理负责人：应当至少具有药学或相关专业本科学历（或中级专业技术职称或执业药师资格），具有至少三年从事药品生产和质量管理的实践经验，其中至少有一年的药品生产管理经验，接受过与所生产产品相关的专业知识培训。

②质量管理负责人：应当至少具有药学或相关专业本科学历（或中级专业技术职称或执业药师资格），应当具有至少五年从事药品生产和质量管理的实践经验，其中至少一年的药品质量管理经验，接受过与所生产产品相关的专业知识培训。

③质量受权人：应当至少具有药学或相关专业本科学历（或中级专业技术职称或执业药师资格），应当具有至少五年从事药品生产和质量管理的实践经验，从事过药品生产过程控制和质量检验工作。

▌知识链接▐

质量受权人

质量受权人的概念是中国 GMP（2010 版）新引入的概念，参考的是欧盟 GMP 的执行标准。其主要承担产品放行的职责，确保每批已经放行产品的生产、检验均符合相关法规、药品注册要求和质量标准。受权人制度是一项经发达国家实践证明的行之有效的药品质量管理制度，为我们改变生产管理体系薄弱现状提供了成功经验，它有助于企业履行药品质量和社会责任。质量受权人的责任重大，特别是行使产品放行这一核心职能，几乎贯穿整个 GMP 系统。所以质量受权人须经法定代表人的书面授权，并经监管部门培训考核合格备案。

受权人制度在我国刚刚起步，还要经历长期的探索和实践，国外和外地的经验要和我们企业相结合，受权人应由什么行政级别的人担任，监管部门也没有明确要求。从调研情况看，主要有三种模式。即由分管质量的副总，质量管理部门负责人或 QA 主管，企业负责人担任，三种模式各有利弊。由分管质量副总担任，因行政地位高，权威有保证，可较为独立行使质量管理权，但由于其还承担其他行政事务,时间精力难以履行受权人职责。这种模式最为常见。第二种模式没有上述缺点,但由于行政地位低,权威难以保障,制度也就难以实施,这种模式较为常见。第三种模式出现在少数私企,由于质量活动无法独立于其他管理活动,容易使制度流于形式。理想模式就是像国外那样,把受权人从行政体系中独立出来成为专职人员,进而使质量管理体系相对独立。

3. 培训 企业应当指定部门或专人负责培训管理工作,应当有经生产管理负责人或质量管理负责人审核或批准的培训方案或计划,培训记录应当予以保存。与药品生产、质量有关的所有人员都应当经过培训;高风险操作区的工作人员应当接受专门的培训。

4. 卫生要求 所有人员都应当接受卫生要求的培训。企业应当对人员健康进行管理,并建立健康档案。直接接触药品的生产人员上岗前应当接受健康检查,以后每年至少进行一次健康检查。同时,企业应当采取适当措施,避免体表有伤口、患有传染病或其他可能污染药品疾病的人员从事直接接触药品的生产工作。任何进入生产区的人员均应当按照规定更衣。工作服的选材、式样及穿戴方式应当与所从事的工作和空气洁净度级别要求相适应。进入洁净生产区的人员不得化妆和佩带饰物。生产区、仓储区应当禁止吸烟和饮食,禁止存放食品、饮料、香烟和个人用药品等非生产用物品。操作人员应当避免裸手直接接触药品、与药品直接接触的包装材料和设备表面。

(四)厂房与设施

厂房的选址、设计、布局、建造、改造和维护必须符合药品生产要求,能够最大限度地避免污染、交叉污染、混淆和差错,便于清洁、操作和维护。

根据功能的不同,可将厂区分为以下四种区域。

1. 生产区 生产厂房的设置应能满足产品工艺和生产管理的需要。企业应根据所生产药品的特性和预定用途,确定厂房、生产设施和设备。生产操作间压差、废气排放、进排风口的设置应考虑降低污染和交叉污染。

(1)一般药品厂房设施要求:应根据所生产药品的特性、生产工艺流程及相应洁净度级别要求合理设计和布局。洁净区的设计必须符合相应的洁净度要求,包括达到"静态"和"动态"的标准。应当根据药品品种、生产操作要求及外部环境状况等配置空调净化系统,使生产区有效通风,并有温度、湿度控制和空气净化过滤,保证药品的生产环境符合要求。常见的空调净化系统组合见图11-2。

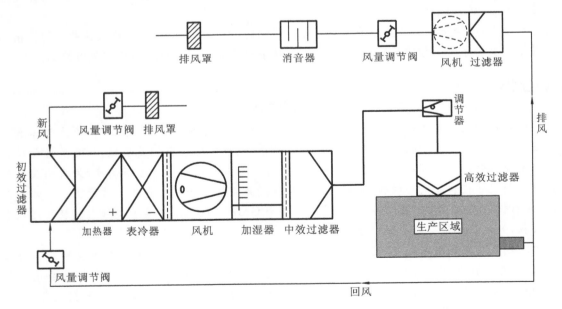

图11-2 空调净化系统流程示意图

(2)特殊药品的厂房设施要求:具体见表11-1。

表 11-1 特殊药品厂房设施要求

药品种类	要求内容
高致敏性药品 （青霉素）	必须采用专用和独立的厂房、生产设施和设备；青霉素类药品产尘量大的操作区域应当保持相对负压，排至室外的废气应当经过净化处理并符合要求，排风口应当远离其他空气净化系统的进风口
生物制品 （卡介苗或活性微生物等）	必须采用专用和独立的厂房、生产设施和设备，其排风应当经过净化处理
β-内酰胺结构类药品、性激素类避孕药品	必须使用专用设施（如独立的空气净化系统）和设备，并与其他药品生产区严格分开，其排风应当经过净化处理
激素类、细胞毒性类、高活性化学药品	应当使用专用设施（如独立的空气净化系统）和设备，其排风应当经过净化处理

（3）特殊工序洁净级别要求：口服液体和固体制剂、腔道用药（含直肠用药）、表皮外用药品等非无菌制剂生产的暴露工序区域及其直接接触药品的包装材料最终处理的暴露工序区域，应当参照"无菌药品"附录中 D 级洁净区的要求设置，企业可根据产品的标准和特性对该区域采取适当的微生物监控措施。

（4）洁净区压差要求：为防止交叉污染，洁净区与非洁净区之间、不同级别洁净区之间的压差应当不低于 10 Pa。产尘操作间（如干燥物料或产品的取样、称量、混合、包装等操作间）应当保持相对负压或采取专门的措施，防止粉尘扩散、避免交叉污染并便于清洁。

（5）无菌药品生产洁净区级别要求：GMP 在附录——无菌药品中对药品生产受控环境的洁净度级别作出了规定，包括各级别空气悬浮粒子数的标准（表 11-2）和微生物监测的动态标准（表 11-3）。

表 11-2 不同级别洁净区悬浮粒子数限量要求

洁净级别	悬浮粒子最大允许数/m³			
	静态		动态	
	≥0.5 μm	≥5.0 μm	≥0.5 μm	≥5.0 μm
A	3520	20	3520	20
B	3520	29	352000	2900
C	352000	2900	3520000	29000
D	3520000	29000	不作规定	不作规定

注：①为确认 A 级洁净区的级别，每个采样点的采样量不得少于 1 m³。A 级洁净区空气悬浮粒子的级别为 ISO 4.8，以≥5.0 μm 的悬浮粒子为限度标准。B 级洁净区（静态）的空气悬浮粒子的级别为 ISO 5，同时包括表中两种粒径的悬浮粒子。对于 C 级洁净区（静态和动态）而言，空气悬浮粒子的级别分别为 ISO 7 和 ISO 8。对于 D 级洁净区（静态）空气悬浮粒子的级别为 ISO 8。测试方法可参照 ISO 14644-1。②在确认级别时，应当使用采样管较短的便携式尘埃粒子计数器，避免≥5.0 μm 悬浮粒子在远程采样系统的长采样管中沉降。在单向流系统中，应当采用等动力学的取样头。③动态测试可在常规操作、培养基模拟灌装过程中进行，证明达到动态的洁净度级别，但培养基模拟灌装试验要求在"最差状况"下进行动态测试。

表 11-3 不同级别洁净区微生物监测动态标准

洁净级别	浮游菌 cfu/m³	沉降菌(φ) cfu/4 h	表面微生物	
			接触(φ) cfu/碟	5 指手套 cfu/手套
A 级	<1	<1	<1	<1
B 级	10	5	5	5
C 级	100	50	25	—
D 级	200	100	50	—

注：①表中各数值均为平均值。②单个沉降碟的暴露时间可以少于 4 h，同一位置可使用多个沉降碟连续进行监测并累积计数。

其中，A 级属于高风险操作区，如无菌药品的灌装区、放置胶塞桶和敞口包装容器的区域及无菌装配或连接操作的区域,应采用单向流操作台(罩)维持该区域的环境状态。单向流系统在其工作区域必须均匀送风,风速为 0.36～0.54m/s(指导值)。在密闭的隔离操作器或者手套箱内,可使用较低的风速。B级作为 A 级洁净区,即高风险操作区的背景区域。C 级和 D 级是无菌药品生产过程中重要程度较低操作步骤的洁净区。

(6)其他公用设施的卫生要求:洁净区的内表面应当平整光滑、无裂缝、接口严密、无颗粒物脱落,避免积尘,便于有效清洁;各种管道、照明设施、风口和其他公用设施的设计和安装应当避免出现不易清洁的部位;排水设施应当大小适宜,并安装防止倒灌的装置。

(7)各洁净区着装要求:

D级洁净区:应当将头发、胡须等相关部位遮盖。应当穿合适的工作服和鞋子或鞋套。应当采取适当措施,以避免带入洁净区外的污染物。

C级洁净区:应当将头发、胡须等相关部位遮盖,应当戴口罩。应当穿手腕处可收紧的连体服或衣裤分开的工作服,并穿适当的鞋子或鞋套。工作服应当不脱落纤维或微粒。

A/B级洁净区:应当用头罩将所有头发及胡须等相关部位全部遮盖,头罩应当塞进衣领内,应当戴口罩以防散发飞沫,必要时戴防护目镜。应当戴经灭菌且无颗粒物(如滑石粉)散发的橡胶或塑料手套,穿经灭菌或消毒的脚套,裤腿应当塞进脚套内,袖口应当塞进手套内。工作服应为灭菌的连体工作服,不脱落纤维或微粒,并能滞留身体散发的微粒。

2. 仓储区 应当有足够的空间,确保有序存放待验、合格、不合格、退货或召回的原辅料、包装材料、中间产品、待包装产品和成品等各类物料和产品;应当确保良好的仓储条件(如温度、湿度、光照),并有通风和照明设施;应当采取措施进行连续监控。

3. 质量控制区 实验室是开展质量控制活动的必要条件。实验室须满足以下条件:实验室应当与生产区分开;生物检定、微生物和放射性同位素的实验室还应当彼此分开;实验室的设计应当能够避免混淆和交叉污染,应当有足够的区域用于样品处置、留样和稳定性考察样品的存放及记录的保存;应当设置专门的仪器室;实验动物房应当与其他区域严格分开,并设有独立的空气处理设施及动物的专用通道。

4. 辅助区 药品生产常见的辅助区域包括员工休息室、更衣室、盥洗室等。休息室的设置不应当对生产区、仓储区和质量控制区造成不良影响;更衣室和盥洗室应当方便人员进出,并与使用人数相适应;盥洗室不得与生产区和仓储区直接相通;维修间应当尽可能远离生产区,存放在洁净区内的维修用备件和工具,应当放置在专门的房间或工具柜中。

(五)设备管理

设备是影响药品生产质量的重要因素之一,一方面设备应能满足生产规模的需要,另一方面应能满足生产工艺控制的需要,从而保证所生产药品的质量。所以设备从设计和选型阶段起,其安装、改造和维护必须符合预定用途,尽可能降低产生污染、交叉污染、混淆和差错的风险,便于操作、清洁、维护,以及必要时进行的消毒或灭菌。

1. 设计与选型 药品直接接触的生产设备表面应当平整、光洁、易清洗或消毒、耐腐蚀,不得与药品发生化学反应、吸附药品或向药品中释放物质。

2. 安装 设备到厂后,生产设备的安装,也应符合生产要求,易于清洗、消毒和灭菌,便于生产操作和维修保养,并以预防、减少污染和差错为基本要求。

3. 使用与清洁 主要生产和检验设备都应当有明确的操作和清洁规程,并按照详细规定的操作规程清洁生产设备;应建立设备的使用日志,记录内容包括使用、清洁、维护和维修情况,以及日期、时间、所生产及检验的药品名称、规格和批号等。如需对设备消毒或灭菌,还应当规定消毒或灭菌的具体方法、消毒剂的名称和配制方法。必要时,还应当规定设备生产结束至清洁前所允许的最长间隔时限。已清洁的生产设备应当在清洁、干燥的条件下存放。

4. 维护与维修 设备的维护与维修不得影响产品质量。如设备所用的润滑剂、冷却剂等不得对药品或容器造成污染,应当尽可能使用食用级或级别相当的润滑剂。同时,设备的维护和维修应当有相应的记录;经改造或重大维修的设备应当进行再确认,符合要求后方可用于生产。

5. 标识 生产设备应当有明显的状态标识,标明设备编号和内容物(如名称、规格、批号);不合格的设备应当搬出生产和质量控制区,未搬出前,应当有醒目的状态标识。生产设备的主要固定管道应当标明内容物名称和流向。

6. 校准 应当按照操作规程和校准计划定期对生产和检验用衡器、量具、仪表、记录和控制设备及仪器进行校准和检查,并保存相关记录。校准记录应当标明所用计量标准器具的名称、编号、校准有效期和计量合格证明编号,确保记录的可追溯性;衡器、量具、仪表、用于记录和控制的设备及仪器应当有明显的标识,标明其校准有效期。

7. 制药用水 药品的生产离不开水,制药用水质量的高低直接决定了药品质量的优劣,因此药品生产需要高质量的水,至少应当采用饮用水。同时制药用水的制备、储存、分配和使用也应进行严格管理,确保制药用水的质量。纯化水、注射用水储罐和输送管道所用材料应当无毒、耐腐蚀;储罐的通气口应当安装不脱落纤维的疏水性除菌滤器;管道的设计和安装应当避免死角、盲管。纯化水、注射用水的制备、储存和分配应当能够防止微生物的滋生。纯化水可采用循环,注射用水可采用70℃以上保温循环。

(六)物料与产品管理

药品的生产源于各种物料的处理,物料的质量状况直接决定了最终药品的质量水平的上限,所以对药品的生产的控制必须从物料开始。企业应建立物料和产品的操作规程,确保物料和产品的正确接收、储存、发放、使用和发运,防止污染、交叉污染和差错。

1. 概念 物料是指原辅料、与药品直接接触的包装材料和印刷包装材料。产品是指中间产品、待包装产品和成品。

2. 质量标准 药品生产所用的原辅料、与药品直接接触的包装材料应当符合相应的质量标准。药品上直接印字所用油墨应当符合食用标准要求。

3. 物料购进 物料的质量对最终药品的质量起决定性作用,因此需要对物料的供应商的质量管理体系进行确定。物料供应商的确定及变更应当进行质量评估,并经质量管理部门批准后方可采购。

4. 物料接收 原辅料、与药品直接接触的包装材料和印刷包装材料的接收应当有操作规程,物料的外包装应当有标签,并注明规定的信息。每次接收均应当有记录,内容包括:交货单和包装容器上所注物料的名称;企业内部所用物料名称和(或)代码;接收日期;供应商和生产商(如不同)的名称;供应商和生产商(如不同)标识的批号;接收总量和包装容器数量;接收后企业指定的批号或流水号;有关说明(如包装状况)。

5. 物料检验、储存与发放 物料接收后放置待验区域,由质量管理部门进行检验,审核是否合格。物料应当根据其性质有序分批储存和周转,发放及发运应当符合先进先出和近效期先出的原则。

6. 产品管理 中间产品和待包装产品应当有明确的标识,并至少标明下述内容:产品名称和企业内部的产品代码;产品批号;数量或重量(如毛重、净重等);生产工序(必要时);产品质量状态(必要时,如待验、合格、不合格、已取样)。

7. 不合格的物料和产品的管理 不合格的物料、中间产品、待包装产品和成品的每个包装容器上均应当有清晰醒目的标志,并在隔离区内妥善保存。其处理应当经过质量管理负责人批准,并有记录。

8. 制剂产品的返工 制剂产品不得进行重新加工。不合格的制剂中间产品、待包装产品和成品一般不得进行返工。只有不影响产品质量、符合相应质量标准,且根据预定、经批准的操作规程及相关风险充分评估后,才允许返工处理。返工应当有相应记录。对返工或重新加工或回收合并后生产的成品,质量管理部门应当考虑需要进行额外相关项目的检验和稳定性考察。

▌ 知识链接 ▌

重新加工和返工

1. 重新加工 将某一生产工序生产的不符合质量标准的一批中间产品或待包装产品的一部分或全部,采用不同的生产工艺进行再加工,以符合预定的质量标准。

2. 返工 将某一生产工序生产的不符合质量标准的一批中间产品或待包装产品、成品的一部分或全部返回到之前的工序,采用相同的生产工艺进行再加工,以符合预定的质量标准。

（七）确认与验证

验证是指用文件证明操作规程或者方法、生产工艺或者系统能达到预期结果的一系列活动。确认是指用文件证明厂房、设施、设备能正确运行并且可达到预期结果的一系列活动。可见确认属于验证的范畴之内。

企业应当确定需要进行的确认或验证工作，以证明有关操作的关键要素能够得到有效控制，并且应当建立确认与验证的文件和记录。企业应当制订验证总计划，以文件形式说明确认与验证工作的关键信息，确认或验证的范围包括：企业的厂房、设施、设备和检验仪器应当经过确认，应当采用经过验证的生产工艺、操作规程和检验方法进行生产、操作和检验，并保持持续的验证状态；采用新的生产处方或生产工艺前，应当验证其常规生产的适用性；当影响产品质量的主要因素，如原辅料、与药品直接接触的包装材料、生产设备、生产环境（或厂房）、生产工艺、检验方法等发生变更时，应当进行确认或验证；清洁方法应当经过验证。

（八）文件管理

文件是质量保证系统中的基本要素，内容完善、体系健全的文件系统是药品生产和管理活动稳定、有序的保证，使得企业的一切活动有章可循、照章办事、责任明确、有案备查。GMP文件包括一切涉及规程药品生产与质量管理的质量标准、生产处方和工艺规程、操作规程及记录等。

企业应当建立文件管理的操作规程，文件的起草、修订、审核、批准、替换或撤销、复制、保管等都应当按照规程管理，并有分发撤销记录。使用的文件应当为批准的现行文本，已撤销的或旧版文件除留档备查外，不得在工作现场出现。

每批产品均应当有相应的批生产记录，包括批生产记录、批包装记录、批检验记录和药品放行审核记录等与本批产品有关的记录，可追溯该批产品的生产历史及与质量有关的情况。批记录应当由质量管理部门负责管理，至少保存至药品有效期后一年。

（九）生产管理

药品生产是产品的实现过程，同其他商品的生产制造过程一样，都是以工序生产为基本单元，生产过程中的某一工序或者影响这些工序的因素出现变化，如人员操作、设施与设备、物料、生产工艺、生产环境等发生变化，必然会引起药品质量的波动。所以必须对上述因素进行严格的控制和管理。

（1）应当建立划分产品生产批次的操作规程，生产批次的划分应当能够确保同一批次产品质量和特性的均一性。批是经一个或若干加工过程生产的、具有预期均一质量和特性的一定数量的原辅料、包装材料或成品。为完成某些生产操作步骤，可能有必要将一批产品分成若干亚批，最终合并成为一个均一的批。

（2）应当建立编制药品批号和确定生产日期的操作规程。每批药品均应当编制唯一的批号。除另有法定要求外，生产日期不得迟于产品成型或灌装（封）前经最后混合的操作开始日期，不得以产品包装日期作为生产日期。

（3）每批产品应当检查产量和物料平衡，确保物料平衡符合设定的限度。如有差异，必须查明原因，确认无潜在质量风险后，方可按照正常产品处理。

（4）不得在同一生产操作间同时进行不同品种和规格药品的生产操作，除非没有发生混淆或交叉污染的可能。

（5）生产期间使用的所有物料、中间产品或待包装产品的容器及主要设备、必要的操作室应当贴签标识或以其他方式标明生产中的产品或物料名称、规格和批号，如有必要，还应当标明生产工序。

（6）容器、设备或设施所用标识应当清晰明了，标识的格式应当经企业相关部门批准。除在标识上使用文字说明外，还可采用不同的颜色区分被标识物的状态，如待验、合格、不合格或已清洁等。

（7）每次生产结束后应当进行清场，确保设备和工作场所没有遗留与本次生产有关的物料、产品和文件。下次生产开始前，应当对前次清场情况进行确认。

（十）质量控制和质量保证

1. 质量控制实验室 质量控制实验室是进行质量控制活动的主要场所，企业必须为之配备适当的设施、必要的检验仪器和设备,以及足够的并且经过培训合格的人员,方能完成所有的质量控制活动。质量控制实验室的核心目的在于获取反映样品乃至样品代表的批产品或者物料的质量的真实、客观的检验数据,为质量评估提供依据。质量控制实验室的检验人员至少应当具有相关专业中专或高中以上学历,并经过与所从事的检验操作相关的实践培训且通过考核。

2. 物料和产品放行管理

(1)物料的放行至少应符合以下要求:物料的质量评价内容应当至少包括生产商的检验报告、物料包装完整性和密封性的检查情况和检验结果;物料的质量评价应当有明确的结论,如批准放行、不合格或其他决定;物料应当由指定人员签名批准放行。

(2)产品的放行应符合以下要求:在批准放行前,应当对每批药品进行质量评价,保证药品及其生产应当符合注册和本规范要求,并确认以下各项内容:①主要生产工艺和检验方法经过验证;②已完成所有必需的检查、检验,并综合考虑实际生产条件和生产记录;③所有必需的生产和质量控制均已完成并经相关主管人员签名;④变更已按照相关规程处理完毕,需要经药品监督管理部门批准的变更已得到批准;⑤对变更或偏差已完成所有必要的取样、检查、检验和审核;⑥所有与该批产品有关的偏差均已有明确的解释或说明,或者已经过彻底调查和适当处理;⑦如偏差还涉及其他批次产品,应当一并处理。药品的质量评价应当有明确的结论,如批准放行、不合格或其他决定。

3. 变更控制 应当建立操作规程,规定原辅料、包装材料、质量标准、检验方法、操作规程、厂房、设施、设备、仪器、生产工艺和计算机软件变更的申请、评估、审核、批准和实施。质量管理部门应当指定专人负责变更控制。

4. 偏差处理 任何偏差都应当评估其对产品质量的潜在影响。企业可以根据偏差的性质、范围、对产品质量潜在影响的程度将偏差分类(如重大、次要偏差)。任何偏离生产工艺、物料平衡限度、质量标准、检验方法、操作规程等的情况均应当有记录,并立即报告主管人员及质量管理部门,应当有清楚的说明,重大偏差应当由质量管理部门会同其他部门进行彻底调查,并有调查报告。偏差调查报告应当由质量管理部门的指定人员审核并签字。

5. 纠正和预防措施 企业应当建立纠正措施和预防措施系统,对投诉、召回、偏差、自检或外部检查结果、工艺性能和质量监测趋势等进行调查并采取纠正和预防措施。调查的深度和形式应当与风险的级别相适应。纠正措施和预防措施系统应当能够增进对产品和工艺的理解,改进产品和工艺。

6. 供应商的评估与批准 质量管理部门应当对所有生产用物料的供应商进行质量评估,会同有关部门对主要物料供应商(尤其是生产商)的质量体系进行现场质量审计,并对质量评估不符合要求的供应商行使否决权。

(十一)委托生产和委托检验

为确保委托生产产品的质量和委托检验的准确性和可靠性,委托方和受托方必须签订书面合同,明确规定各方责任、委托生产或委托检验的内容及相关的技术事项;委托生产或委托检验的所有活动,包括在技术或其他方面拟采取的任何变更,均应当符合药品生产许可和注册的有关要求。

(十二)产品发运与召回

每批产品均应当有发运记录。根据发运记录,应当能够追查每批产品的销售情况,必要时应当能够及时全部追回,发运记录应当至少保存至药品有效期后一年。

企业应当建立产品召回系统,必要时可迅速、有效地从市场召回任何一批存在安全隐患的产品;应当制订召回操作规程,确保召回工作的有效性;应当指定专人负责组织协调召回工作,并配备足够数量的人员。产品召回负责人应当独立于销售和市场部门。

(十三)自检

自检应当有计划,对机构与人员、厂房与设施、设备管理、物料与产品管理、确认与验证、文件管理、生产管理、质量控制与质量保证、委托生产与委托检验、产品发运与召回等项目定期进行检查;自检应当有记录。自检完成后应当有自检报告。

四、GMP 认证管理

GMP 认证是药品监督管理部门依法对药品生产企业药品生产质量管理情况进行监督检查的一种手段,是对企业实施 GMP 情况进行检查、评价并决定是否发给认证证书的监督管理过程。

为了加强药品生产质量管理规范检查认证工作的管理,进一步规范检查认证行为,推动《药品生产质量管理规范(2010 年修订)》的实施,国家食品药品监督管理总局于 2011 年 8 月 2 日发布了修订后的《药品生产质量管理规范认证管理办法》(国食药监安〔2011〕365 号),共七章四十条,从发布之日起开始施行。原《药品生产质量管理规范认证管理办法》(国食药监安〔2005〕437 号)同时废止。

（一）GMP 认证机构

1. 国家食品药品监督管理总局　主管全国药品 GMP 认证管理工作。负责注射剂、放射性药品、生物制品等药品 GMP 认证和跟踪检查工作;负责进口药品 GMP 境外检查和国家或地区间药品 GMP 检查的协调工作。

2. 省级药品监督管理部门　负责本辖区内除注射剂、放射性药品、生物制品以外其他药品 GMP 认证和跟踪检查工作及国家食品药品监督管理总局委托开展的药品 GMP 检查工作。

（二）GMP 认证范围

新开办药品生产企业或药品生产企业新增生产范围、新建车间的,应当按照《药品管理法实施条例》的规定申请药品 GMP 认证;已取得药品 GMP 证书的药品生产企业应在证书有效期届满前 6 个月,重新申请药品 GMP 认证;药品生产企业改建、扩建车间或生产线的,应按本办法重新申请药品 GMP 认证。

（三）GMP 认证程序

1. 认证申请

申请药品 GMP 认证的生产企业,应按规定填写药品 GMP 认证申请书,并报送相关资料。

(1) 生产注射剂、放射性药品、生物制品等企业,经省、自治区、直辖市药品监督管理部门出具日常监督管理情况的审核意见后,将申请资料报国家食品药品监督管理总局。

(2) 其他药品生产企业,将申请资料报省、自治区、直辖市药品监督管理部门。

2. 资料审查

(1) 省级以上药品监督管理部门对药品 GMP 申请书及相关资料进行形式审查,申请材料齐全、符合法定形式的予以受理;未按规定提交申请资料的,以及申请资料不齐全或者不符合法定形式的,当场或者在 5 日内一次性书面告知申请人需要补正的内容。

(2) 药品认证检查机构对申请资料进行技术审查,需要补充资料的,应当书面通知申请企业。申请企业应按通知要求,在规定时限内完成补充资料,逾期未报的,其认证申请予以终止;技术审查工作时限为自受理之日起 20 个工作日。需补充资料的,工作时限按实际顺延。

3. 现场检查

(1) 制订现场检查工作方案:药品认证检查机构完成申报资料技术审查后,应当制订现场检查工作方案,并组织实施现场检查。制订工作方案及实施现场检查工作时限为 40 个工作日。

(2) 现场检查:现场检查实行组长负责制,检查组一般由不少于 3 名药品 GMP 检查员组成,从药品 GMP 检查员库中随机选取,并应遵循回避原则。检查员应熟悉和了解相应专业知识,必要时可聘请有关专家参加现场检查。现场检查时间一般为 3～5 天,可根据具体情况适当调整。企业所在地省级药品监督管理部门应选派一名药品监督管理工作人员作为观察员参与现场检查,并负责协调和联络与药品 GMP 现场检查有关的工作。

现场检查开始时,检查组应向申请企业出示药品 GMP 检查员证或其他证明文件,确认检查范围,告知检查纪律、注意事项及企业权利,确定企业陪同人员。申请企业在检查过程中应及时提供检查所需的相关资料。

现场检查如发现申请企业涉嫌违反《药品管理法》等相关规定,检查组应及时将证据通过观察员移交企业所在地药品监督管理部门,并将有关情况上报派出检查组的药品认证检查机构,派出机构根据情况决定是否中止现场检查活动。检查组应将情况在检查报告中详细记录。中止现场检查的,药品认证检查机构应根据企业所在地药品监督管理部门调查处理结果,决定是否恢复认证检查。

4. 审批与发证

(1) 药品认证检查机构可结合企业整改情况对现场检查报告在 40 个工作日内完成综合评定。

(2) 完成综合评定后,应将评定结果予以公示,公示期为 10 个工作日。对公示内容无异议或对异议已有调查结果的,药品认证检查机构应将检查结果报同级药品监督管理部门,由药品监督管理部门进行审批。

(3) 经药品监督管理部门审批,符合药品 GMP 要求的,向申请企业发放药品 GMP 证书;不符合药品 GMP 要求的,认证检查不予通过,药品监督管理部门以药品 GMP 认证审批意见方式通知申请企业。行政审批工作时限为 20 个工作日;药品监督管理部门应将审批结果予以公告。省级药品监督管理部门应将公告上传至国家食品药品监督管理总局网站。药品 GMP 认证工作程序见图 11-3。

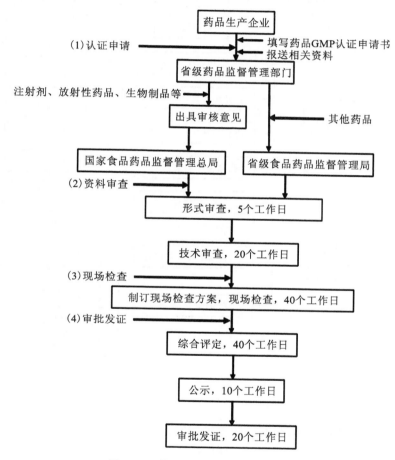

图 11-3 药品 GMP 认证工作程序

5. 跟踪检查

(1) 药品监督管理部门应对持有药品 GMP 证书的药品生产企业组织进行跟踪检查。药品 GMP 证书有效期内应至少进行一次跟踪检查。

(2) 药品监督管理部门负责组织药品 GMP 跟踪检查工作;药品认证检查机构负责制订检查计划和方案,确定跟踪检查的内容及方式,并对检查结果进行评定。国家食品药品监督管理总局药品认证检查机构负责组织或委托省级药品监督管理部门药品认证检查机构对注射剂、放射性药品、生物制品等进行跟踪检查。

6. GMP 证书管理

(1) 按照原《药品生产质量管理规范认证管理办法》(国药监安〔2005〕437 号)规定,药品 GMP 证书由国家食品药品监督管理总局统一印制,有效期为 5 年。药品生产企业应在药品 GMP 证书有效期届满前 6

个月,按重新申请药品 GMP 认证,药品监督管理部门应在药品 GMP 证书届满前作出审批决定。

(2)药品 GMP 证书有效期内,与质量管理体系相关的组织结构、关键人员等如发生变化的,企业应自发生变化之日起 30 日内,按照有关规定向原发证机关进行备案。原发证机关应对企业备案情况进行审查,必要时应进行现场核查。如经审查不符合要求的,原发证机关应要求企业限期改正。

学习小结

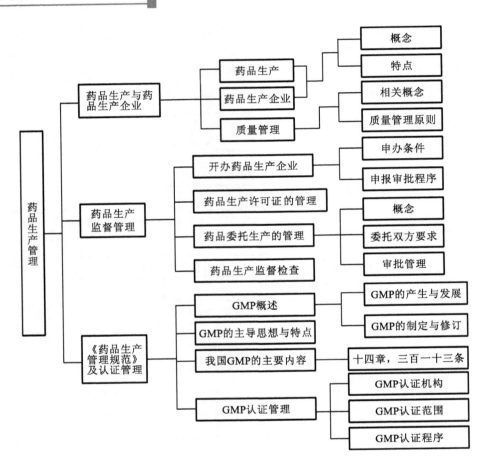

目标检测

一、最佳选择题(每题的备选项中,只有一个最佳答案)

1. 开办药品生产企业,应向( )提出筹建申请。
A. 国家食品药品监督管理总局
B. 省级食品药品监督管理局
C. 市级食品药品监督管理局
D. 县家食品药品监督管理局

2. 药品生产企业要进行药品生产,必须具备( )。
A. 药品生产许可证、营业执照、GMP 证书
B. GMP 证书、药品批准文号、营业执照
C. 药品生产许可证、GMP 证书、药品批准文号
D. 药品生产许可证、营业执照、药品批准文号

3. 药品生产和质量管理的基本准则是( )。
A. 药品生产质量管理规范
B. 对产品质量负全部责任
C. 定期对生产和质量管理进行全面检查

D. 主动接受卫生行政部门对药品质量的监督检查

4. 药品生产许可证应当载明的内容,正确的是(   )。

A. 许可证编号、企业名称,法定代表人,企业负责人,质量管理负责人,企业类型,注册地址,生产地址,生产范围,发证机关

B. 许可证编号、企业名称,企业负责人,企业类型,注册地址,生产地址,生产范围,发证机关,有效期限,发证时间

C. 许可证编号、企业名称,法定代表人,企业负责人,注册资金,注册地址,生产地址,生产范围,发证机关,有效期限

D. 许可证编号、企业名称,法定代表人,企业负责人,企业类型,注册地址,生产地址,生产范围,发证机关,有效期限

5. 可以委托生产的药品是(   )。

A. 疫苗　　　　　B. 血液制品　　　　C. 生物制品　　　　D. CFDA 规定的其他药品

6. QC 指的是(   )。

A. 质量保证　　　B. 质量控制　　　　C. 质量管理　　　　D. 质量改进

7. 药品生产企业中,关键人员是指(   )。

A. 企业法人,生产管理负责人,质量管理负责人,质量受权人

B. 企业法人,企业负责人,生产管理负责人,质量管理负责人

C. 企业负责人,生产管理负责人,质量管理负责人,质量受权人

D. 企业法人,企业负责人,质量管理负责人,质量受权人

8. 直接接触药品的生产人员,至少(   )进行一次健康检查。

A. 半年　　　　　B. 一年　　　　　　C. 两年　　　　　　D. 三年

9. 不同级别洁净区之间的压差应当不低于(   )。

A. 0.5 Pa　　　　B. 1 Pa　　　　　　C. 5 Pa　　　　　　D. 10 Pa

10. 必须进行 GMP 认证的是(   )。

A. 新开办药品生产企业,新增生产范围,新建车间的,GMP 证书有效期届满

B. 新开办药品生产企业,新增生产品种,新增生产范围,新建车间的

C. 新开办药品生产企业,新增生产品种,新增生产范围,GMP 证书有效期届满

D. 新开办药品生产企业,新增生产品种,新建车间的,GMP 证书有效期届满

二、多选题(每题的备选项中,只有 2 个或 2 个以上正确答案,不得错选或少选)

1. CFDA 负责 GMP 认证的范围是(   )。

A. 注射剂　　　　B. 生物制品　　　　C. 血液制品　　　　D. 放射性药品　　　　E. 毒性药品

2. 批记录包括哪几类记录?(   )

A. 批生产记录　　　　　　　　　　B. 批检验记录

C. 药品放行审核记录　　　　　　　D. 批包装记录

E. 设备维修记录

3. 开办药品生产企业必须具备的条件是(   )。

A. 具有依法经过资格认定的药学技术人员、工程技术人员及相应的技术工人

B. 具有与其生产药品相适应的厂房、设施和卫生环境

C. 具有保证药品质量的规章制度

D. 具有能对所生产的药品进行质量管理和质量检验的机构、人员及必要的仪器设备

E. 符合国家行业发展规划和产业政策

4. 根据 GMP 规定,必须使用独立的空气净化系统的是(   )。

A. β-内酰胺结构类药品的生产　　　B. 非甾体类抗炎药的生产

C. 性激素类避孕药的生产　　　　　D. 强毒微生物制品的生产

E. β-受体阻断剂类药品的生产

5. 与药品直接接触的生产设备,应当符合(　　)。

A. 表面平整、光洁、易清洗或消毒、耐腐蚀

B. 不得与药品发生化学反应、吸附药品或向药品中释放物质

C. 所用的润滑剂、冷却剂等不得对药品或容器造成污染

D. 使用食用级或级别相当的润滑剂

E. 维护和维修应当有相应的记录

实训项目

药品生产企业 GMP 实施情况调查

【实训目的】

通过参观药品生产企业,绘制组织机构图,增强学生对《药品生产管理规范》的理解,提高学生分析和解决实际工作问题的能力。

【实训单位】

药品生产企业。

【实训内容】

组织学生到药品生产企业进行参观,并对照 GMP 要求,理解企业是如何将 GMP 的要求落到实处。

【实训步骤】

1. 对学生进行安全教育和纪律教育。

2. 根据班级人数分组,由带队教师带队参观。

3. 严格按照实训单位的要求进行参观,并遵守实训单位的规章制度。

4. 根据参观实际,完成 GMP 实施情况调查报告,字数在 1000~2000 字。

(陈　磊)

学习项目十二 药品标识物管理

学习目标

学习目的

本项目介绍了药品的包装、标签、说明书等在药品生产、流通、使用及监管等领域中的重要作用及管理要求。药品是一种特殊的商品,其直接关系到公众的用药安全,同时还表现在药品的使用需要专业的指导。药品标识物是药品生产、经营部门向医药卫生专业人员和消费者介绍药品特性、指导合理用药和普及医药知识的重要渠道,是传递药品信息的最直接媒介。因此,对药品标识物即药品包装、说明书和标签进行规范化、科学化、法治化管理是非常必要的。药师必须熟悉药品标识物的相关知识,科学合理的使用药品。

能力目标

能正确运用药品标识物的管理相关规定和知识分析案例,能够审核发现不合理药品包装。能够根据标签、说明书等相关内容在销售药品时全面介绍该药品。

知识目标

掌握:药品包装、标签、说明书的管理规定。

熟悉:直接接触药品的包装材料和容器的分类管理及注册管理。

了解:药品包装的概念、作用,药品包装管理的内容及重要性。

素质目标

以保障公众用药安全为首位,审核标签、说明书内容格式是否符合要求,并向使用者详细介绍和说明。

学习任务一 药品标识物的概述

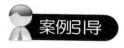

药品内包装不符合规定事件

2014年7月,鄂州市食品药品监督管理局在检查中发现,湖北某医药包装材料有限公司生产销售的"口服固体药用高密度聚乙烯瓶",经湖北省食品药品监督检验研究院检验,其红外光谱和密度不符合标准规定。该局以涉嫌使用未经批准的直接接触药品的包装材料报经批准立案调查。

该公司生产的口服固体药用高密度聚乙烯瓶部分项目不合格,依据《直接接触药品的包装材料和容器管理办法》第六十四条第二款之规定,处以没收违法所得21478元、罚款101475元的行政处罚。

这是一起因直接药品的内包装材料不符合规定,违反相应规定进行查处的典型案例。

思考:1. 哪些属于直接接触药品的包装?

2. 为什么直接接触药品的包装管理如此严格?

药品的包装、标签、说明书,又称药品标识物。药品标识物是作为整体商品的药品的重要组成部分,是药品外在质量的主要体现,也是医师和药师决定用药和指导消费者购买选择的重要药品信息来源之一。对药品标识物的管理,是各国药事管理部门对药品监督管理的重要内容之一。

一、药品标识物的含义

药品标识物包括药品包装、标签、说明书。它们是药品的重要组成部分,体现在药品的外在质量上,是传递药品信息的最主要的媒介之一。在药品生产、流通及使用过程中起着极其重要的作用。

药品包装作为药品的载体,对保证药品在运输、储存过程中的质量,保障公众用药安全方面具有重要作用,尤其是直接接触药品内包材料,直接影响药品的质量。药品的特殊性决定药品的使用需要专业指导,如果对药品的功能主治、适应证、用药禁忌及不良反应等了解不清楚,很可能因为错用或滥用药品而发生药疗事故及药害事件。因此,加强对药品的标识物的监督管理具有十分重要的意义。

为加强药品包装及包装材料的管理,保证药品质量,保障公众用药安全和方便,2006年3月,国家食品药品监督管理总局颁布了《药品说明书和标签管理规定》,使药品包装的管理更加的严格、科学。

二、药品标识物的基本功能

1. 保护药品功能　在物流系统中,包装的主要作用是保护商品,避免在运输和储存过程中发生货损货差。药品的高质量性要求和生命关联性使药品包装的保护功能更加突出。一方面,药品在生产、运输、储存和使用过程中,易受外界自然环境,如温度、湿度、空气、光线等的影响,必须籍由相应包装材料和容器提供防潮、密封、避光、控温等措施,以防止药品质量发生变化;药品外包装在药品储运过程中,发挥防破损、防冻、防潮、防虫鼠的作用。另一方面,完整的药品包装,能够有效防止掺杂、掺假,以及被儿童误用情况的发生,保护人们用药的安全。

2. 提高效率功能　在药品生产和流通过程中,按药品形态和标准订单数量包装药品,有助于提高物流作业的效率,合理的包装能够保证药品流通迅速便利,方便药品,尤其是原料药和中药材的运输和储存,降低物流费用。不同的药物及其剂型选用适当的剂量包装,能够方便医疗使用。

3. 信息传递功能　药品包装的另一个重要功能就是信息传递。药品包装本身及其所附的标签和说明书上,往往简略或详细地列出药品名称、作用用途、用法用量、毒副作用、禁忌证、注意事项、规格含量、贮藏、有效期、批准文号等内容,这是药品生产、流通部门向医药卫生专业人员和消费者宣传介绍药品特性、指导合理用药和普及医药知识的重要媒介。

 # 学习任务二　药品包装管理

药品的包装从里向外可分为内包装和外包装。内包装是指直接接触药品的包装,如安瓿、输液瓶、铝箔、PVC塑料等。内包装应能保证药品在生产、运输、贮藏和使用过程中的质量,并方便使用。药品内包装以外的其他包装称为外包装,按包装层次可分为中包装和大包装。药品外包装应根据药品的储运要求选择,以保证药品储运过程的质量。

一、药品包装的要求

1. 文字要求　凡在中国境内销售、使用的,所用文字必须以中文为主并使用国家语言文字工作委员会公布的规范化文字。药品包装提供药品信息的标志及文字说明,字迹应清晰易辨,标示清楚醒目,不得有印字脱落或粘贴不牢等现象,并不得用粘贴、剪切的方式进行修改和补充。

2. 印刷要求　必须按照规定印有或者贴有标签,不得夹带其他任何介绍或者宣传产品、企业的文字、音像及其他资料。在非处方药(Over The Counter,OTC)的包装上,OTC标识应与内外包装一体化印刷,其大小可根据实际需要设定,但必须醒目、清晰,并按照国家食品药品监督管理总局公布的坐标比例使用。在包装外形、颜色等方面应与处方药严格区别出来。

3. 规格要求 同一药品生产企业生产的同一药品,药品规格相同的,其标签的内容、格式及颜色必须一致;药品规格或者包装规格不同的,其标签应当明显区别或者规格项明显标注。同一药品生产企业生产的同一药品,分别按处方药与非处方药管理的,两者的包装颜色应当明显区别。儿童和成人用 OTC 药品应分别包装,易于辨认。

二、直接接触药品包装材料的要求

药品内包装是指直接接触药品的包装材料和容器,简称"药包材",是与药品不可分割的有机整体。世界多数国家均将药包材的质量监管作为药品质量监管的重要组成部分。2004 年 7 月 20 日,国家食品药品监督管理总局颁布了的《直接接触药品的包装材料和容器管理办法》,对药品内包装管理作了专门要求。

(1)直接接触药品的包装材料和容器,必须符合药用要求,符合保障人体健康、安全的标准,并由药品监督管理部门在审批药品时一并审批。对不合格的直接接触药品的包装材料和容器,由药品监督管理部门责令停止使用。

(2)凡直接接触药品的包装材料和容器(包括油墨、黏合剂、衬垫、填充物)必须无毒,与药品不发生化学作用,不发生组分脱落或迁移到药品中,必须保证和方便患者安全用药。

(3)药品生产企业不得使用未经批准的直接接触药品的包装材料和容器。如果药品生产企业使用未经批准的直接接触药品的包装材料和容器生产药品,该药品将按劣药论处。

(4)直接接触药品的包装材料和容器的更改,要根据药包材的材质,考察其稳定性和药包材与药品的相容性。

(5)原料药包装的管理要求同内包装。原料药的包装应能保证药品在生产、运输、贮藏及使用过程中的质量,并便于使用单位使用。

(6)生产、进口和使用药包材,必须符合药包材国家标准。药包材国家标准由国家食品药品监督管理总局制定和颁布。国家食品药品监督管理总局制定注册药包材产品目录,并对目录中的产品实行注册管理。对于不能确保药品质量的药包材,国家食品药品监督管理总局公布淘汰的药包材产品目录。

> **知识链接**
>
> ### 注册管理的药包材产品目录
>
> 包括输液瓶(袋、膜及配件);安瓿;药用(注射剂、口服或者外用剂型)瓶(管、盖);药用欲灌封注射器;药用滴眼(鼻、耳)剂瓶(管);药用硬片(膜);药用铝箔;药用软膏管(盒);药用喷(气)雾剂泵(阀门、罐、筒);药用干燥剂等 11 类。

三、不同药品的包装要求

1. 特殊药品 麻醉药品、精神药品、医疗用毒性药品、放射性药品等特殊管理的药品、外用药品、非处方药品在其大包装、中包装、最小销售单元和标签上必须印有符合规定的标志;对贮藏有特殊要求的药品,必须在包装、标签的醒目位置中注明。

2. 进口药品 进口药品的包装、标签上还应标明"进口药品注册证号"或"医药产品注册证号"、生产企业名称等;进口分包装药品的包装、标签应标明原生产国或地区企业名称、生产日期、批号、有效期及国内分包装企业名称等。

3. 异地生产或委托加工的药品 经批准异地生产的药品,其包装、标签还应标明集团名称、生产企业、生产地点;经批准委托加工的药品,其包装、标签还应标明委托双方企业名称、加工地点。

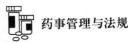

 学习任务三　药品标签管理

一、药品标签管理的概念和分类

药品的标签是指药品包装上印有或者贴有的内容,分为内标签和外标签。药品内标签是指直接接触药品的包装的标签,外标签是指内标签以外的其他包装的标签。药品的内标签应当包含药品通用名称、适应证或者功能主治、规格、用法用量、生产日期、产品批号、有效期、生产企业等内容。包装尺寸过小无法全部标明上述内容的,至少应当标注药品通用名称、规格、产品批号、有效期等内容。药品外标签应当注明药品通用名称、成分、性状、适应证或者功能主治、规格、用法用量、不良反应、禁忌、注意事项、贮藏、生产日期、产品批号、有效期、批准文号、生产企业等内容。适应证或者功能主治、用法用量、不良反应、禁忌、注意事项不能全部注明的,应当标出主要内容并注明"详见说明书"字样。对贮藏有特殊要求的药品,应当在标签的醒目位置注明。

同时,国家对标签内容有具体的管理要求,要求如下:

1. 用于运输、储藏的包装的标签　用于运输、储藏的包装的标签,至少应当注明药品通用名称、规格、贮藏、生产日期、产品批号、有效期、批准文号、生产企业,也可以根据需要注明包装数量、运输注意事项或者其他标记等必要内容。

2. 原料药的标签　原料药的标签应当注明药品名称、贮藏、生产日期、产品批号、有效期、执行标准、批准文号、生产企业,同时还需注明包装数量以及运输注意事项等必要内容。

3. 同一药品生产企业生产的同一药品的标签规定　同一药品生产企业生产的同一药品,药品规格和包装规格均相同的,其标签的内容、格式及颜色必须一致;药品规格或者包装规格不同的,其标签应当明显区别或者规格项明显标注。同一药品生产企业生产的同一药品,分别按处方药与非处方药管理的,两者的包装颜色应当明显区别。

4. 有效期标注格式　药品标签中的有效期应当按照年、月、日的顺序标注,年份用四位数字表示,月、日用两位数表示。其具体标注格式为"有效期至××××年××月"或者"有效期至××××年××月××日";也可以用数字和其他符号表示为"有效期至××××.××."或者"有效期至××××/××/××"等。预防用生物制品有效期的标注按照国家食品药品监督管理总局批准的注册标准执行,治疗用生物制品有效期的标注自分装日期计算,其他药品有效期的标注自生产日期计算。有效期若标注到日,应当为起算日期对应年月日的前一天,若标注到月,应当为起算月份对应年月的前一月。

5. 特殊管理的药品、外用药品的标签　麻醉药品、精神药品、医疗用毒性药品、放射性药品、外用药品和非处方药品等国家规定有专用标识的,其说明书和标签必须印有规定的标识。

┃ 知识链接 ┃

药品名称和注册商标的使用

药品通用名称应当显著、突出,其字体、字号和颜色必须一致,并符合要求如下。

(1) 对于横版标签,必须在上三分之一范围内显著位置标出;对于竖版标签,必须在右三分之一范围内显著位置标出。

(2) 不得选用草书、篆书等不易识别的字体,不得使用斜体、中空、阴影等形式对字体进行修饰。

(3) 字体颜色应当使用黑色或者白色,与相应的浅色或者深色背景形成强烈反差。

(4)除因包装尺寸的限制而无法同行书写的,不得分行书写。

药品商品名称不得与通用名称同行书写,其字体和颜色不得比通用名称更突出和显著,其字体以单字面积计不得大于通用名称所用字体的二分之一。

药品标签使用注册商标的,应当印刷在药品标签的边角,含文字的,其字体以单字面积计不得大于通用名称所用字体的四分之一。

二、药品标签的主要内容

下面以化学药品和治疗用生物制品处方药为例,展示药品标签的格式及主要内容。图 12-1 为药品标签的格式。

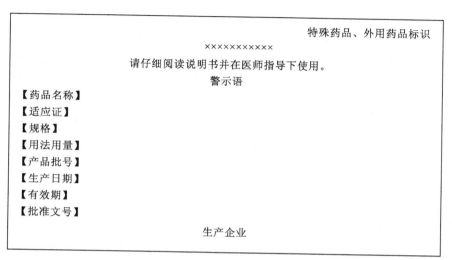

特殊药品、外用药品标识

×××××××××××

请仔细阅读说明书并在医师指导下使用。

警示语

【药品名称】

【适应证】

【规格】

【用法用量】

【产品批号】

【生产日期】

【有效期】

【批准文号】

生产企业

图 12-1　药品标签的格式

学习任务四　药品说明书管理

一、药品说明书的概念和分类

药品说明书是药品信息的重要来源,是医疗的重要文件。药品说明书应当包含药品安全性、有效性的重要科学依据、结论和信息,用以指导安全、合理使用药品。药品说明书是药品注册审批的重要资料,药品说明书由国家食品药品监督管理总局予以核准,一旦获得批准,即成为药品的法定文件。自 2006 年 3 月,《药品说明书和标签管理规定》颁布实施后,国家食品药品监督管理总局又陆续出台了《化学药品和治疗用生物制品说明书规范细则》、《预防用生物制品说明书规范细则》、《化学药品非处方药说明书规范细则》、《中药、天然药物处方药说明书格式内容书写原则及撰写指导原则》、《中成药非处方药说明书规范细则》和《放射性药品说明书规范细则》等一系列规范及要求,使各类药品的说明书有了科学的、规范的和统一的标准。

药品说明书按照是否为处方药分为处方药药品说明书和非处方药药品说明书,按照药品分类可分为中药、天然药物说明书,化学药品和治疗用生物制品说明书,预防用生物制品说明书和放射性药品说明书。但无论何种药品说明书,它们的总体要求如下。

(1) 药品说明书文字要求:药品说明书文字表述应当科学、规范、准确。非处方药说明书还应当使用容易理解的文字表述,以便患者自行判断、选择和使用。药品说明书还要求印刷的文字应当使用国家语言文字工作委员会公布的规范化汉字。文字应清晰易辨,标识应当清晰醒目,不得有印字脱落或者粘贴不牢等现象,不得以粘贴、剪切、涂改等方式进行修改或者补充。

(2) 药品说明书警示语要求:出于保护公众健康和指导正确合理用药的目的,药品生产企业可以主动提出在标签上加注警示语,国家食品药品监督管理总局也可以要求药品生产企业在标签上加注警示语。对贮藏有特殊要求的药品,应当在标签的醒目位置注明。如处方药:请仔细阅读说明书并在医师指导下使用。甲、乙类非处方药:请仔细阅读说明书并按说明使用或在药师指导下购买和使用。

(3) 药品说明书专业表述要求:药品说明书对疾病名称、药学专业名词、药品名称、临床检验名称和结果的表述,应当采用国家统一颁布或规范的专用词汇,度量衡单位应当符合国家标准的规定。药品说明书应当列出全部活性成分或者组方中的全部中药药味(注射剂和非处方药还应列出全部辅料名称)。药品说明书应当充分包含药品不良反应信息,详细注明药品不良反应,药品处方中含有可能引起严重不良反应的成分或者辅料的,应当予以说明。如果说明书所标明的适应证或者功能主治超出规定范围的,则按假药论处。

(4)药品说明书日期标识要求:药品说明书核准日期和修改日期应当在说明书中醒目标识。

(5)对药品生产企业要求:药品生产企业应当主动跟踪药品上市后的安全性、有效性情况,需要对药品说明书进行修改的,应当及时提出申请。药品说明书获准修改后药品生产企业应当将修改的内容立即通知相关药品经营企业、使用单位及其他部门,并按要求及时使用修改后的说明书和标签。国务院药品监督管理部门根据药品不良反应监测、药品再评价结果等信息,可以要求药品生产企业修改药品说明书。药品生产企业生产上市销售的最小包装必须附有说明书。药品生产企业未根据药品上市后的安全性、有效性情况及时修改说明书或者未将药品不良反应在说明书中充分说明的,由此引起的不良后果由该生产企业承担。

二、药品说明书的格式与内容

下面以化学药品、治疗用生物制品说明书为例,展示药品说明书的格式及主要内容。图 12-2 为化学药品、治疗用生物制品药品说明书的格式。

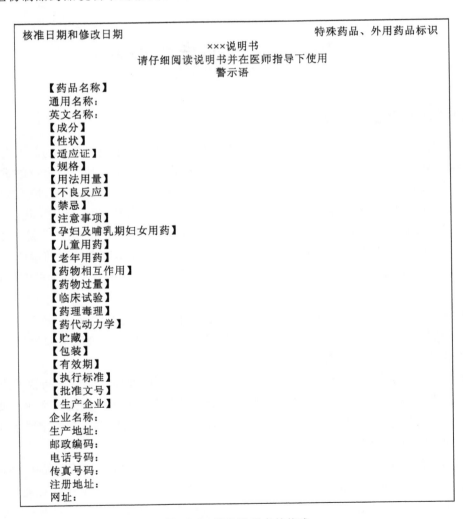

图 12-2　药品说明书的格式

三、处方药的说明书规范

以化学药品、治疗用生物制品处方药说明书为例,介绍药品说明书各项内容书写要求。

【核准和修改日期】 核准日期为国家食品药品监督管理总局批准该药品注册的时间。修改日期为此后历次修改的时间。核准和修改日期应当印制在说明书首页左上角。修改日期位于核准日期下方,按时间顺序逐行书写。

【特殊药品、外用药品标识】 麻醉药品、精神药品、医疗用毒性药品、放射性药品和外用药品等专用标识在说明书首页右上方标注。

【说明书标题】 "×××说明书"中的"×××"是指该药品的通用名称。"请仔细阅读说明书并在医师指导下使用"该内容必须标注,并印制在说明书标题下方。

【警示语】 指对药品严重不良反应及其潜在的安全性问题的警告,还可以包括药品禁忌、注意事项及剂量过量等需提示用药人群特别注意的事项。有该方面内容的,应当在说明书标题下以醒目的黑体字注明。无该方面内容的,不列该项。

【药品名称】 按下列顺序列出:通用名称、商品名称、英文名称、汉语拼音。

【成分】 列出活性成分的化学名称、化学结构式、分子式、分子量。复方制剂可以不列出每个活性成分的化学名称、化学结构式、分子式、分子量等内容。本项可以表达为"本品为复方制剂,其组分为:×××"。组分按一个制剂单位(如每片、粒、支、瓶等)分别列出所含的全部活性成分及其量。多组分或者化学结构尚不明确的化学药品或者治疗用生物制品,应当列出主要成分名称,简述活性成分来源。处方中含有可能引起严重不良反应的辅料的,该项下应当列出该辅料名称。注射剂应当列出全部辅料名称。

【性状】 包括药品的外观、臭、味、溶解度以及物理常数等。

【适应证】 应当根据该药品的用途,采用准确的表述方式,明确用于预防、治疗、诊断、缓解或者辅助治疗某种疾病(状态)或者症状。

【规格】 指每支、每片或其他每一单位制剂中含有主药(或效价)的重量、含量或装量。生物制品应标明每支(瓶)有效成分的效价(或含量及效价)及装量(或冻干制剂的复溶后体积)。表示方法一般按照中国药典要求规范书写,有两种以上规格的应当分别列出。

【用法和用量】 应当包括用法和用量两部分。需按疗程用药或者有规定用药期限的,必须注明疗程、期限。应当详细列出该药品的用药方法,准确列出用药的剂量、计量方法、用药次数以及疗程期限,并应当特别注意与规格的关系。用法上有特殊要求的,应当按实际情况详细说明。

【不良反应】 应当实事求是地详细列出该药品不良反应。并按不良反应的严重程度、发生的频率或症状的系统性列出。

【禁忌】 应当列出禁止应用该药品的人群或者疾病情况。

【注意事项】 列出使用时必须注意的问题,包括需要慎用的情况(如肝、肾功能的问题),影响药物疗效的因素(如食物、烟、酒),用药过程中需观察的情况(如过敏反应、血常规、肝功能、肾功能)及用药对于临床检验的影响等。滥用或者药物依赖性内容可以在该项目下列出。

【孕妇及哺乳期妇女用药】 着重说明该药品对妊娠、分娩及哺乳期母婴的影响,并写明可否应用本品及用药注意事项。未进行该项试验且无可靠参考文献的,应当在该项下予以说明。

【儿童用药】 主要包括儿童由于生长发育的关系而对于该药品在药理、毒理或药代动力学方面与成人的差异,并写明可否应用本品及用药注意事项。未进行该项试验且无可靠参考文献的,应当在该项下予以说明。

【老年用药】 主要包括老年人由于机体各种功能衰退的关系而对于该药品在药理、毒理或药代动力学方面与成人的差异,并写明可否应用本品及用药注意事项。未进行该项试验且无可靠参考文献的,应当在该项下予以说明。

【药物相互作用】 列出与该药产生相互作用的药品或者药品类别,并说明相互作用的结果及合并用药的注意事项。未进行该项试验且无可靠参考文献的,应当在该项下予以说明。

【药物过量】 详细列出过量应用该药品可能发生的毒性反应、剂量及处理方法。未进行该项试验且无可靠参考文献的,应当在该项下予以说明。

【临床试验】 为本品临床试验概述,应当准确、客观地进行描述。包括临床试验的给药方法、研究对象、主要观察指标、临床试验的结果和不良反应等。没有进行临床试验的药品不书写该项内容。

【药理毒理】 包括药理作用和毒理研究两部分内容:药理作用为临床药理中药物对人体作用的有关信息。也可列出与临床适应证有关或有助于阐述临床药理作用的体外试验和(或)动物试验的结果。复方制剂的药理作用可以为每一组成成分的药理作用。毒理研究所涉及的内容是指与临床应用相关,有助于判断药物临床安全性的非临床毒理研究结果。应当描述动物种属类型,给药方法(剂量、给药周期、给药途径)和主要毒性表现等重要信息。复方制剂的毒理研究内容应当尽量包括复方给药的毒理研究结果,若无该信息,应当写入单药的相关毒理内容。未进行该项试验且无可靠参考文献的,应当在该项下予以说明。

【药代动力学】 应当包括药物在体内吸收、分布、代谢和排泄的全过程及其主要的药代动力学参数,以及特殊人群的药代动力学参数或特征。说明药物是否通过乳汁分泌、是否通过胎盘屏障及血脑屏障等。应以人体临床试验结果为主,如缺乏人体临床试验结果,可列出非临床试验的结果,并加以说明。未进行该项试验且无可靠参考文献的,应当在该项下予以说明。

【贮藏】 具体条件的表示方法按《中国药典》要求书写,并注明具体温度,如阴凉处(不超过 20℃)保存。生物制品应当同时注明制品保存和运输的环境条件,特别应明确具体温度。

【包装】 包括直接接触药品的包装材料和容器及包装规格,并按该顺序表述。

【有效期】 以月为单位表述。

【执行标准】 列出执行标准的名称、版本,如《中国药典》(2015 年版)二部。或者药品标准编号,如 WS-10001(HD-0001)-2002。

【批准文号】 指该药品的药品批准文号,进口药品注册证号或者医药产品注册证号。麻醉药品、精神药品、蛋白同化制剂和肽类激素还需注明药品准许证号。

【生产企业】 国产药品该项内容应当与《药品生产许可证》载明的内容一致,进口药品应当与提供的政府证明文件一致。并按下列方式列出:企业名称、生产地址、邮政编码、电话和传真号码、网址。

四、非处方药的说明书规范

非处方药说明书格式与处方药稍有区别,以化学药品的非处方药说明书为例,介绍各项内容书写要求。

【非处方药、外用药品标识】 非处方药、外用药品标识在说明书首页右上角标注。外用药品专用标识为红色方框底色内标注白色"外"字。药品说明书如采用单色印刷,其说明书中外用药品专用标识亦可采用单色印刷。非处方药专有标识按《关于公布非处方药专有标识及管理规定的通知》规定使用。

【说明书标题】 "×××说明书"中的"×××"是指该药品的通用名称。"请仔细阅读说明书并按说明使用或在药师指导下购买和使用"该忠告语必须标注,采用加重字体印刷于"×××说明书"下一行。

【警示语】 指需特别提醒用药人在用药安全方面需特别注意的事项。有该方面内容,应当在说明书标题下以醒目的黑体字注明。无该方面内容的,不列该项。

【药品名称】 按下列顺序列出:通用名称、商品名称、英文名称、汉语拼音。

【成分】 处方组成及各成分含量应与该药品注册批准证明文件一致。成分含量按每一个制剂单位(如每片、粒、包、支、瓶等)计。单一成分的制剂须写明成分通用名称及含量,并注明所有辅料成分。表达为"本品每×含×××××××。辅料为:×××××××"。复方制剂须写明全部活性成分组成及各成分含量,并注明所有辅料成分。表达为"本品为复方制剂,每×含×××××××。辅料为:×××××××××"。

【性状】 包括药品的外观(颜色、外形)、气、味等,依次规范描述。性状应符合药品标准。

【作用类别】 按照国家食品药品监督管理总局公布的该药品非处方药类别书写,如"解热镇痛类"。

【适应证】 按照国家食品药品监督管理总局公布的非处方药适应证书写,不得超出国家食品药品监督管理总局公布的该药品非处方药适应证范围。

【规格】 指每支、每片或其他每一单位制剂中含有主药的重量、含量或装量。生物制品应标明每支(瓶)有效成分效价(或含量)及装量(或冻干制剂的复溶体积)。计量单位必须以中文表示。每一说明书只能写一种规格。

【用法和用量】 用量按照国家食品药品监督管理总局公布的该药品非处方药用量书写。数字以阿拉伯数字表示,所有重量或容量单位必须以汉字表示。用法可根据药品的具体情况,在国家食品药品监督管理总局公布的该药品非处方药用法用量和适应证范围内描述,用法不能对用药人有其他方面的误导或暗示。需提示患者注意的特殊用法用量应当在注意事项中说明。老年人或儿童等特殊人群的用法用量不得使用"儿童酌减"或"老年人酌减"等表述方法,可在【注意事项】中注明"儿童用量(或老年人用量)应咨询医师或药师"。

【不良反应】 不良反应是指合格药品在正常用法用量下出现的与用药目的无关的或者意外的有害反应。在本项目下应当实事求是地详细列出该药品已知的或者可能发生的不良反应。并按不良反应的严重程度、发生的频率或症状系统性列出。国家食品药品监督管理总局公布的该药品不良反应内容不得删减。

【禁忌】 应列出该药品不能应用的各种情况,如禁止应用该药品的人群或疾病等情况。国家食品药品监督管理总局公布的该药品禁忌内容不得删减。【禁忌】内容应采用加重字体印刷。

【注意事项】 应列出使用该药必须注意的问题,包括需要慎用的情况(如肝、肾功能的问题),影响药物疗效的因素(如食物、烟、酒等),孕妇、哺乳期妇女、儿童、老人等特殊人群用药,用药对于临床检验的影响,滥用或药物依赖情况,以及其他保障用药人自行用药安全的有关内容。必须注明"对本品过敏者禁用,过敏体质者慎用""本品性状发生改变时禁止使用""如正在使用其他药品,使用本品前请咨询医师或药师""请将本品放在儿童不能接触的地方"。对于可用于儿童的药品必须注明"儿童必须在成人监护下使用"。处方中含兴奋剂的品种应注明"运动员应在医师指导下使用"。对于是否适用于孕妇、哺乳期妇女、儿童、老人等特殊人群尚不明确的,必须注明相应人群应在医师指导下使用。国家食品药品监督管理总局公布的该药品注意事项内容不得删减。【注意事项】内容应采用加重字体印刷。

【药物相互作用】 应列出与该药产生相互作用的药物及合并用药的注意事项。未进行该项试验且无可靠参考文献的,应当在该项下予以说明。必须注明"如与其他药物同时使用可能会发生药物相互作用,详情请咨询医师或药师"。

【贮藏】 按药品标准书写,有特殊要求的应注明相应温度。

【包装】 包括直接接触药品的包装材料和容器及包装规格,并按该顺序表述。

【有效期】 指该药品在规定的储存条件下,能够保持质量稳定的期限。有效期应以月为单位描述,可以表述为:××个月(×用阿拉伯数字表示)。

【执行标准】 列出执行标准的名称、版本或药品标准编号,如《中国药典》(2015年版)二部、国家药品标准WS-10001(HD-0001)-2002。

【批准文号】 指该药品的药品批准文号、进口药品注册证号或者医药产品注册证号。

【说明书修订日期】 指经批准使用该说明书的日期。

【生产企业】 国产药品该项应当与《药品生产许可证》载明的内容一致,进口药品应当与提供的政府证明文件一致。按下列方式列出:企业名称、生产地址、邮政编码、电话号码、传真号码、网址。"如有问题可与生产企业联系"该内容必须标注,并采用加重字体印刷在【生产企业】项后。

学习小结

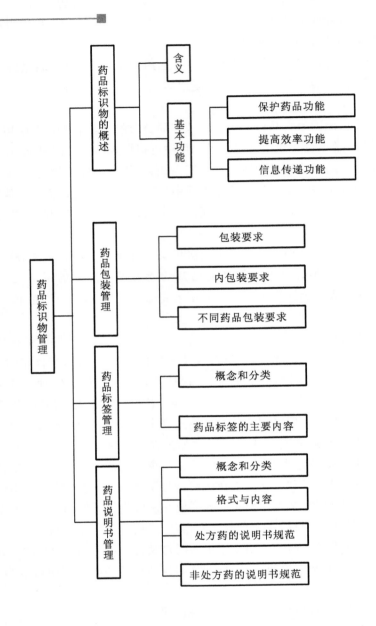

目标检测

最佳选择题(每题的备选项中,只有一个最佳答案)

1.《药品管理法》规定,直接接触药品的包装容器和材料,必须符合(   )。

A. 卫生要求　　　B. 药用要求　　　C. 化学纯要求　　　D. 无菌要求

2. 下列哪一项不是药品包装具有的功能?(   )

A. 保护药品　　　B. 信息传递　　　C. 提高效率　　　D. 宣传药品

3. 药包材须经药品监督管理部门注册并获得(   )后方可生产。

A. 药包材生产许可证　　　　　　　B. 药包材注册许可证

C. 药包材生产企业许可证　　　　　D. 药包材批准文号

4. 首次进口的药包材,须取得(   )核发的《进口药包材注册证书》。

A. 省级药监部门　　　　　　　　　B. 省级质检部门

C. 国家药监部门　　　　　　　　　D. 国家质检部门

5. 药品包装、标签、说明书必须按照（　　）规定的要求印制。

A. 国家药品监督管理总局　　　　B. 省级药品监督管理总局

C. 省级工商行政管理局　　　　　D. 省卫生厅

实训项目

查看药品使用说明书

【实训目的】

通过查看正规和违规药品使用说明书，使学生对说明书的格式和内容要求加深理解，提高学生分析和解决实际违法药品包装问题的能力。

【实训方式】

课堂演练、课堂讨论。

【实训内容】

要求学生按照《药品说明书和标签管理规定》的具体要求，对药品的使用说明书进行查看，并加以分析。

【实训案例】

1. 根据班级人数分组；根据实训单位，要求学生准备相关的资料。

2. 对学生进行纪律性教育。

3. 严格按照实训单位的要求进行查阅，并遵守实训单位的规章制度。

4. 撰写实训报告，具体要求如下。

（1）字数 500 字以上。

（2）对药品说明书内容进行分析。

（3）违规药品包装有哪些情况。

（张立峰）

工作模块六

药品经营与流通阶段的管理

Yaoshi Guanli Yu Fagui

学习项目十三　药品经营管理

 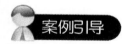

学习任务一　药品经营管理概述

购药送赠品案

"购药达到一定金额，可以获赠洗衣粉、大米、色拉油。"这是徐州路上一家药店促销海报的内容。记者近日在这家药店内看到，"买一送一""买药送礼品""润肠通便，买就送牙膏"等促销标语醒目地贴在墙上。其促销海报这样介绍促销活动规则：当日购药，满 800 元赠电磁炉一台；满 100 元赠 30 元的药物……

市民张大爷告诉记者，该药店的促销活动已经搞了一段时间了。与这家药店相隔不远的另一家药店也在搞相似的促销活动，大有一副比拼的架势。"开始的时候，大家大包小包地来采购药品就像赶集一样。"张大爷说，"为了凑够钱数获得赠品，把一些不是急用的药也买回了家。"

记者注意到，来药店买药的大多是老年人。几位已经选购了一些药品的老年人，为了凑足可以领赠品的金额，正商量着多买几盒某品牌的常用药。

思考：1. 该药店在销售药品时采用附赠药品或礼品销售方式是否合法？

　　　2. 该药店进行药品的促销目的是什么？

　　　3. 该行为对消费者带来的危害是什么？

　　　4. 我国加强药品管理立法的原因是什么？

药品生产企业生产的药品，最终要供应给患者，目前主要通过独立的药品经营企业来实现。药品经营质量管理是保证药品使用安全的前提。

一、药品经营管理的概念

(一)药品经营管理相关术语

(1)药品经营:有关组织和人员依照药事管理的法律法规对药品进行采购、验收、储存、养护、出库、运输、送货以及药品的广告、定价、销售、售后服务的一系列活动,也可称为药品流通。

(2)药品经营企业:经营药品的专营企业或者兼营企业。

(3)药品经营范围:经药品监督管理部门核准经营药品的品种类别。

(4)药品批发企业:将购进的药品销售给药品生产企业、药品经营企业、医疗机构的药品经营企业。

(5)药品零售企业:将购进的药品直接销售给消费者的药品经营企业。

(二)药品的经营方式

根据《药品管理法》的规定,药品经营企业根据经营方式分为药品批发企业和药品零售企业。目前我国药品监督管理部门核准的药品经营方式有药品批发、零售连锁和零售3种,其中零售连锁按零售管理。

1. 药品批发　药品批发,是指成批量的大型购销活动。企业与企业之间,企业与医院之间均是采用批发形式的商业活动。批发经营对商品一般不拆包,不分装,批发价格低于零售价。药品批发企业只能将购进的药品销售给具有合法资质的药品生产、经营企业和使用单位(医疗机构),不得将药品直接销售给患者或其他消费者。

2. 药品零售　药品零售是直接面对消费者的买卖活动。出售数量一般以治疗疗程用量为售货单位,生产企业多根据使用剂量设计出零售的小包装。零售药店,根据消费者需要,也会拆包,提供散装药品,但要提供写明品名、用法、用量的包装。药品零售连锁经营是一种在同一总部管理下,统一采购、统一配送,实行购销分离的经营方式。连锁企业的配送中心不得向该企业外的药店进行批发、配送;连锁企业的各门店不得自行采购药品。

3. 网上药品交易　互联网药品交易运营商必须获得国家食品药品监督管理局颁发的《从事互联网药品交易服务资格证书》,才能从事互联网药品交易服务。还必须严格按照《药品管理法》、《药品管理法实施条例》、《药品流通监管办法》(局令地26号)、《互联网药品信息服务管理办法》(局令第9号)等相关规定从事互联网药品交易。

> **知识链接**
>
> ### 网上药品交易牌照
>
> 目前,在国家食品药品监督管理总局备案的医药类信息网站有1700多家,其中获得国家批准的药品交易网站分类如下:
>
> (1)"C"字号:药房药店网上售药属于B2C形式,国家批准文号为浙C(浙江省)、豫C(河南省)。网上零售本药房的药品。
>
> (2)"B"字号:医药企业自有产品网上批发销售的,也属于B2B形式,国家批文为浙B(浙江省)、豫B(河南省)。企业自有产品对外批发销售。
>
> (3)"A"字号:独立的第三方在线交易(B2B),国家批准文号为国A开头的,全国的制药厂、医药公司、医院、药房都可以在这网站买卖药品。全国各地的卖家和买家都可以买卖,为买家和卖家提供了无限的空间。目前,国A牌照的企业共有六家,其中五家做药品招标业务,其中有一家做网上药品交易业务,网上批发药品。

二、药品经营的特点

药品作为商品具有特殊性。药品经营活动的特点主要体现为专业性、政策性、综合交融性。

(一)专业性强

药品管理专业性强。药品经营企业经营的品种多、规格多、数量大、流动性大,参与药品流通的机构人员多,其过程较一般商品复杂。由于药品购进、储存、销售的过程中,易出差错和产生污染。所以对药品经营企业提出了严格的要求。必须具备符合《药品经营质量管理规范》的经营场所、仓储条件、运输条件及一系列质量保证的管理制度,同时必须配备具有依法经过资格认定的药学技术人员,确保药品在流通过程中的质量。

(二)政策性强

为加强药品监督管理,保证药品质量,保障人体用药安全,维护人民身体健康和用药的合法权益。国家自1985年7月1日起实施《药品管理法》,于2001年2月28日通过新修订《药品管理法》,对药品的生产、经营、使用、检验、科研管理等作出了法律规定。国家药品监督管理部门还制定了一系列有关流通管理的法规及规范性文件。主要有《药品经营质量管理规范》(2013年)及其《实施细则》、《药品经营质量管理规范》(2000年)及其《实施细则》、《药品经营质量管理规范认证管理办法》(2003年)、《药品经营许可管理办法》(2004年)、《药品流通监督管理办法》(2007年)、《处方药与非处方药流通管理暂行规定》(1999年)、《关于做好处方药与非处方药分类管理实施工作的通知》(2005年)、《医疗机构药品集中招标采购试点工作若干规定》(2000年)、《药品招标代理机构资格认定及监督管理办法》(2000年)、《城镇职工基本医疗保险用药范围管理暂行办法》(1999年)、《关于加强药品监督管理,促进药品现代化物流发展的意见》及关于执行《意见》有关问题的通知。此外,还要遵守价格管理政策、税务管理政策等。药品经营企业必须依法经营,确保人民用药合理、安全、有效。

(三)综合交融性强

药品经营企业开展经营活动,除了药品的购进、储存、销售,还要同金融、交通运输、医院药房、社会药房等各行业及医师、药师、患者等联系。既有专业技术性工作又有事务工作;企业既要处理好经济效益和社会效益之间的关系,又要处理好国家、集体、个人之间的关系。

学习任务二　药品经营企业管理

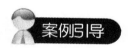

药品经营地址变更案

某药店在南大街208号正常营业,因市政府决定拆迁需要迁址,便于2007年7月5日向当地市药品监督管理局提出变更地址申请,要求将经营地址迁移到南大街1078号。

2007年9月17日,某市药品监督管理局批准变更《药品经营许可证》地址;20日,该药店领取副本。11月1日领取工商管理局于10月28日制作的经营地址已经变更为××街1078号的《营业执照》(副本)。

10月9日,市药监局在检查中发现该药店有"两地"经营药品行为;自9月20日起到10月9日止仍在原址南大街208号经营药品,于9月30日开始在新址经营药品。于是,市药监局认定其在原址经营药品是无证经营药品行为,并据此作出如下行政处罚决定:①没收价值17038元的药品;②没收违法所得的9259.6元;③处以52595.2元罚款(按药品货值金额2倍计算)。

该药店不服,向省药监局申请行政复议。市药监局认为,原址因有效变更而废止,当事人仍在旧址继续经营药品是无证经营药品行为,所以作出上述行政处罚决定。该药店认为,自己持有的《药品经营许可证》已在有效期内,且《营业执照》变更前的经营地址仍为南大街208号,故在原址继续经营药品是合法行为。

省药监局经复议认为,药店在领取经营地址变更后的《药品经营许可证》后,仍在原址经营药品,属于无证经营药品行为,市药监局对此认定正确。但是,在此过程中,药店正在申请变更《营业执照》,因此,在原址继续经营药品有一定的客观原因,市药监局宜按照《行政处罚法》第二十七条规定,减轻行政处罚。据此,责成市药监局重新作出处理。

思考:1. 试分析该案例对社会造成的影响?

2. 该案例违反了哪些条例?

3. 对上述违规行为的处罚措施包括哪几个方面?

《药品管理法》规定:"开办药品批发企业,须经企业所在地省、自治区、直辖市人民政府药品监督管理部门批准并发给《药品经营许可证》;开办药品零售企业,须经企业所在县级以上地方药品监督管理部门批准并发给《药品经营许可证》,凭《药品经营许可证》到工商行政管理部门办理登记注册。无《药品经营许可证》的不得经营药品。"国家食品药品监督管理局2004年2月4日颁布了《药品经营许可证证管理办法》,于2004年4月1日起施行。

一、开办药品经营企业的条件

(一)关于《药品经营许可证》的管理

国家食品药品监督管理局主管全国药品经营许可的监督管理工作。省级药品监督管理部门负责本辖区内药品批发企业《药品经营许可证》发证、换证、变更和日常监督管理工作。并指导和监督下级药品监督管理机构开展《药品经营许可证》的监督管理工作。设区的市级药品监督管理机构或省级药品监督管理部门直接设置的县级药品监督管理机构负责本辖区内药品零售企业《药品经营许可证》发证、换证、变更和日常监督管理等工作。

《药品经营许可证》变更分为许可事项变更和登记事项变更。许可事项变更是指经营方式、经营范围、注册地址、仓库地址(包括增减仓库)、企业法定代表人或负责人以及质量负责人的变更。登记事项变更是指上述事项以外的其他事项的变更。《药品经营许可证》有效期为5年。有效期届满,需要继续经营药品的持证企业,应在有效期届满前6个月内,向原发证机关申请换发《药品经营许可证》。

(二)药品经营企业的经营范围

药品经营范围是指经药品监督管理部门核准经营药品的品种类别。药品经营企业经营范围包括麻醉药品、精神药品、医疗用毒性药品、生物制品、中药材、中药饮片、中成药、化学原料药及其制剂、抗生素原料药及其制剂、生化药品。

从事药品零售的,应先核定经营类别,确定申办人经营处方药或非处方药、乙类非处方药的资格,并在经营范围中予以明确,再核定具体经营范围。

医疗用毒性药品、麻醉药品、精神药品、放射性药品和预防性生物制品的核定按照国家特殊药品管理和预防性生物制品管理的有关规定执行。

(三)药品经营企业应具备的条件

药品监督管理部门批准开办药品经营企业,应当遵循合理布局和方便群众购药的原则,还必须具备的条件如下。

(1)具有依法经过资格认定的药学技术人员。

(2)具有与所经营的药品相适应的营业场所、设备、仓储设施、卫生环境。

(3)具有与所经营药品相适应的质量管理机构或人员。

(4)具有保证经营药品质量的规章制度。

二、开办药品经营企业的程序

(一)申报条件

按照《药品管理法》第14条规定,开办药品批发企业,应符合省、自治区、直辖市药品批发企业合理布局的要求,并提交资料如下。

(1)拟办企业法定代表人、企业负责人、质量负责人学历、职称证明和身份证复印件及个人简历。

(2)拟办企业法定代表人或企业负责人、质量管理部门负责人有无《药品管理法》第76条、83条规定情形的说明文件。

（3）执业药师（含执业中药师）执业证书复印件。

（4）拟办企业所在地工商行政管理部门预先核准的拟办企业名称证明文件。

（5）拟设营业场所、设备、仓库平面布局图（应标明仓储设施情况）及周边卫生环境情况。以上材料一式两份，统一使用 A4 纸打印装订成册（下同）。

（二）申报材料

申办人取得同意筹建的批准文件并完成筹建后，向省食品药品监督管理局提出验收申请，并提交材料如下。

（1）《药品经营许可证申请表》。

（2）企业组织机构职能框图。

（3）公司章程，合作或合资协议书及验资证明文件。

（4）依法经过资格认定的药学及相关专业技术人员资格证书及聘书复印件。

（5）企业质量管理文件目录。

（6）决定企业法定代表人或负责人的董事会或股东大会决议或企业主管部门任命文件或企业任命文件。

（7）企业负责人员和质量管理人员情况表，包括企业法定代表人、企业负责人、分管质量负责人、质量管理部门负责人、质量管理人员。以上人员自其他单位调入的，须出具由原单位辞职或不在该单位工作的证明文件；已变更执业单位的执业资格证书复印件。

（8）企业验收养护人员情况表。

（9）企业经营设施、设备情况表。

（10）经营场所功能布局图（标明详细地址、部门名称、面积）。

（11）仓库平面布局图（标明详细地址、仓库地址名称、总建筑面积、待验品库或区、合格品库或区、不合格品库或区、退货库或区、配送区、经营中药饮片的零货称取专库或区及其面积，验收养护室及其面积，设施设备名称、位置等）。

（12）营业场所、仓库房屋产权或使用证明。

三、药品经营中的禁止性规定

（一）严格禁止无证经营

《药品管理法》规定：药品经营企业必须通过合法的审批程序，取得经营许可证，并到工商管理部门登记后方可经营药品，同时要求与之交易的对方单位也必须持有合法证件，双方才能进行药品贸易。具体规定如下。

（1）未取得《药品经营许可证》的药品经营企业不得进行药品营销活动；不得向未取得《药品生产许可证》的生产企业采购药品；不得向医疗机构制剂室购进其配制的药品；不得向无《药品经营许可证》的药品经营企业，包括许可证超过有效期的企业购、销药品；不得向无《医疗机构执业许可证》的单位或个人以及城镇中的个体行医人员、个体诊所进行药品购、销活动。

（2）药品经营企业不得伪造、变造、买卖、出租、出售《许可证》，也不允许外单位到药品经营企业"挂靠"经营，不得向任何单位和个人提供经营柜台、摊位、发票、纳税及证、照等。

（3）药品经营企业不得向无《药品生产许可证》、无《药品经营许可证》或无《医疗机构执业许可证》的单位以偿还债务、货款的方式为其营业提供药品。

（4）医疗机构有《医疗机构制剂许可证》配制的制剂，不得在市场销售，也不得销给持有《药品经营许可证》的药品经营企业，不得销给其他医疗机构和个人诊所。医疗机构向合法经营企业购进的药品，用于本医疗机构的临床治疗，不得进行经营性销售。乡镇卫生院经过批准代乡村个体行医人员和诊所采购药品，除必要的合理费用外，不得进行经营性销售。

（二）有证经营中的禁止性规定

（1）持有《药品生产许可证》的生产企业，只能销售本企业生产的药品，不得经营外单位的药品。生产企业设立的办事机构不得进行药品现货销售活动。

（2）药品经营企业，不得超越《药品经营许可证》上批注的经营范围经营药品。

（3）药品经营企业不得经营假药、劣药。不得经营无《进口药品注册证书》的进口药品。

（4）药品经营企业经营药品，不得编造虚假的购销记录，购销记录不得随意修改和销毁。销售药品应按方配剂，不得擅自更改或用其他药品代用。不得调配有配伍禁忌或超剂量的处方，无医师处方不得向消费者出售处方药。

（5）药品经营企业不得在城乡集市贸易市场上出售中药材以外的药品，不得参与非法药品市场的药品贸易。

（6）法律、法规禁止的其他经营行为，见有关的法律、法规。

（三）其他禁止的药品经营行为

（1）药品经营企业应遵守国家有关药品定价管理规定，制定、标明药品零售价格，禁止暴力和损害用药者利益的价格欺诈行为。

（2）禁止药品的生产企业、经营企业和医疗机构在药品购销中账外暗中给予、收受回扣或者其他利益。违者依法给予处分、罚款，没收违法所得，对情节严重的直接责任人，吊销其执业证件，构成犯罪的，依法追究刑事责任。

（3）药品生产、经营企业，或其委派的药品销售人员，不得在没有签订药品购销合同的情况下，带药品现货销售。企业派出的医药代表也不得现货销售药品。以上违法行为按无证经营处理。

（4）药品经营企业的药品宣传广告，未取得药品广告批准文号的，不得发布。详见药品广告管理的有关章节。

请分析下列案例违反了哪些禁止行为？

近日，某局在对含兴奋剂药品进行专项检查时，发现 A 药店自今年起经营的胰岛素数量很大，遂产生怀疑。在现场，当事人提供了外地供货方 B 的《药品经营许可证》以及营业执照的加盖原单位红章的复印件，但是提供的药品单据却是供货方 B 开给外地某医院的而不是药店 A。据 A 药店解释，外地某医院因为从供货方 B 处进货量大，价格相对来说比较便宜，所以在开具票据的时候就以某医院的名义开的，但药品绝对是供货方 B 处的药品。经过进一步核实发现，供货方 B 确实销售过此批胰岛素，但是供货方 B 自×年×月×日以后没有办理增加"蛋白同化制剂和肽类激素药品"的经营范围，也就是说供货方 B 不具备批发胰岛素的资格，而 A 药店从超范围经营胰岛素的供货方 B 处进货也是违法的。

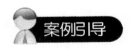 学习任务三　《药品经营质量管理规范》（GSP）

违反 GSP 销售药品案

某县食品药品监管局执法人员在对该县 B 零售药店进行 GSP 跟踪检查时发现，B 药店经营的注射用头孢哌酮钠贮藏条件标示为"密闭、冷处贮藏"，而该药店的注射用头孢哌酮钠却在常温环境下陈列销售，药店无冷藏设施，温、湿度计显示室内温度为 25 ℃。检查 B 药店各项记录显示，该药店共计购入注射用头孢哌酮钠 200 支，货值 1600 元。销售出 50 支。销售收入 400 元。全部凭处方销售。库存 150 支。B 药店负责人在调查笔录中也承认：药店无冷藏设施。购入注射用头孢哌酮钠后未进行冷藏贮存。

思考：1. 该行为对消费者带来的危害是什么？

2. 我国规范药品经营管理的原因是什么？

3. 还有哪些经营条件和经营行为会对药品质量、合理用药及群众用药安全有效产生影响？

药品经营过程的质量管理，是药品生产质量管理的延伸，也是药品使用质量管理的前提和保证。在我国药品经营企业建立和实施质量保证体系的依据和操作原则是《药品经营质量管理规范》(GSP)。《药品管理法》第十六条规定：药品经营企业必须按照国务院药品监督管理部门依据本法制定的《药品经营质量管理规范》经营药品。药品监督管理部门按照规定对药品经营企业是否符合《药品经营质量管理规范》的要求进行认证，对认证合格的，发给认证证书。这一明确规定，标志着我国实施 GSP 的工作进入到了依法强制实施阶段。

一、GSP 概述

（一）GSP 的定义

《药品经营质量管理规范》(Good Supply Practice,GSP)意思为"良好的供应规范"。

▌知识链接▐

GSP 的发展

1982 年，日本药品经营企业制定的《医药品供应管理规范》(JGSP)被介绍到我国。

1984 年，国家医药管理局制定了《医药商品质量管理规范(试行)》，在医药行业内试行，既医药行业的 GSP。

1992 年，国家医药管理局正式颁布了《医药商品质量管理规范》，这标志着我国 GSP 已经成为政府规章。

1993 年国家医药管理局质量司制定《医药商品质量管理规范达标企业(批发)验收细则(试行)》，并于 1994 年在全国医药批发企业中开展 GSP 达标企业的验收试点工作，进而把医药批发、零售企业的达标验收及合格验收工作推向了全国。

2000 年，国家药品监督管理局以第 20 号局令发布了《药品经营质量管理规范》。2000 年 7 月 1 日起施行。

2000 年 11 月，国家药品监督管理局又制定了《药品经营质量管理规范实施细则》和《药品经营质量管理规范(GSP)认证管理办法(试行)》。

2012 年 11 月 6 日，卫生部部务会审议通过的《药品经营质量管理规范》，自 2013 年 6 月 1 日起施行。

2015 年 5 月 18 日，国家食品药品监督管理总局局务会议审议通过新的《药品经营质量管理规范》，2015 年 6 月 25 日国家食品药品监督管理总局令第 13 号公布。卫生部 2013 年 6 月 1 日施行的《药品经营质量管理规范》(中华人民共和国卫生部令第 90 号)予以废止。

（二）GSP 的适用范围

GSP 是国家为规范我国药品经营企业制定的专业性质量管理规范，是药品经营质量管理的基本准则。企业应当在药品采购、储存、销售、运输等环节采取有效的质量控制措施，确保药品质量。药品经营企业应严格执行 GSP。药品生产企业销售药品、药品流通过程中其他涉及储存与运输药品的，也应当符合 GSP 的相关要求。

（三）实施 GSP 的意义

实施 GSP 对于提高药品经营企业质量管理水平，规范企业药品经营行为，净化药品市场，加强药品监管，保证药品质量，保障人体用药安全，促进医药事业的健康发展都有极其重要而深远的意义。

1. 规范企业的经营行为，提高企业质量管理水平 企业通过实施 GSP，建立健全了药品经营质量管理制度并有相应工作记录，明确了各个岗位责权，责任到人，层层落实，便于经营者管理。做得好的，有据可查，按规定给予奖励；做得不好的，有记录在案，按规定予以处罚。这样，通过规范企业每个岗位员工的工作行为，不断提高各个岗位工作质量，从而规范企业的经营行为，提高了企业质量管理水平。

2. 净化药品流通市场,加强药品监督管理部门监管 实施 GSP,企业在药品的购进、储运和销售等环节实行严格质量把关。现行版《药品管理法》第十八条规定:药品经营企业购销药品,必须有真实完整的购销记录。同时,现行版《药品管理法》第八十五条规定:药品经营企业违反本法第十八条、第十九条规定的,责令改正,给予警告;情节严重的,吊销《药品经营许可证》。实施 GSP,企业备有真实完整的药品购销存记录,有据可查,具有可追踪性,这有利于药品监管部门从源头上打击假劣药品,保护合法药品生产经营者的权益,保障人体用药安全,维护人民身体健康和用药的合法权益。

3. 有利于参与国际竞争 随着全球经济日趋一体化、我国医药市场的进一步开放和大量外资企业的进入,使得我国医药市场的竞争愈发激烈。我国政府在《药品管理法》中规定药品经营企业必须实施 GSP,为企业进入药品流通领域的资格设定了一个严格的标准,提高了经营药品的要求和难度。这样,可以促进企业提高药品经营质量管理水平,推动药品经营企业向规模化、集约化方向发展,有利于迅速提高医药行业的整体素质。所以,依法强制实施 GSP,对外资进入药品分销服务带来的挑战,具有非常重要的意义。

(四) 2015 年版 GSP 的特点

1. 内容编排 2015 年版 GSP 与 2013 年版保持了一致,仍旧包括总则、药品批发的质量管理、药品零售的质量管理和附则,共 4 章,187 条。

2. 质量管理体系 2015 年版 GSP 仍旧是从人员、机构、设施设备、体系文件等质量管理要素的各个方面,对药品经营企业的采购、验收、储存、养护、销售、运输、售后管理等环节进行规定。GSP 中各条目的语言及其简练,为确保消费者的利益,对经营企业各方面软硬件的要求有所提高。2015 年版 GSP 明确要求企业应具有与经营范围和规模相适应的经营条件,要建立质量管理体系,设立质量管理部门或者配备质量管理人员,对质量管理制度、质量管理教育和培训、各岗位质量管理的流程和记录报告、文件管理等都提出了详细要求,还规定了文件管理的及时性。

3. 从业人员要求 在人员要求中,对企业负责人、质量负责人、质量管理部门负责人以及质管、验收、养护等岗位人员的资质要求进一步严格,要求企业法定代表人或者企业负责人应当具备执业药师资格,企业负责人要对经营的药品质量负主要责任。企业还要为销售特殊管理的药品、国家有专门管理要求的药品、冷藏药品的人员接受相应培训提供条件,使其掌握相关法律法规和专业知识;还应当按照国家有关规定配备执业药师,由执业药师负责处方审核,并指导合理用药,对服务能力作出了高要求。此外,为了促进合理用药,对在药店卖场的销售人员的从属关系作了明确规定,要求非药店的本企业在职人员,不得在营业场所内从事药品销售的相关活动。

4. 硬件要求 在硬件方面,继续推行计算机信息化管理,对计算机系统操作权限的审核、控制及质量管理基础数据的维护作出了明确要求;明确规定零售药店的营业场所要有监测、调控温度的设备,经营冷藏药品的,必须有专用冷藏设备。并强调了要按规定设置计算机系统,对信息化管理提出了更高的要求,计算机系统要能满足药品电子监管的实施条件,对实施电子监管的药品,在售出时,都要进行扫码和数据上传。此外,还要保证数据的原始、真实、准确、安全和可追溯。

5. 药品销售环节要求 2015 年版 GSP,从消费者安全合理使用药品的角度,对以往企业经营管理中的薄弱环节进行了更细致的规定。如对于冷链管理,明确提出了冷藏药品在验收、存放、陈列各环节的要求。对于近效期药品的管理,更贴近消费者的实际需求,要求从文件管理到销售过程中都要关注近效期药品,近效期药品销售给顾客之后,需要继续跟踪直至药品全部使用完毕等。

二、GSP 的主要内容

为加强药品经营质量管理,保证人民用药安全有效,依据《药品管理法》等有关法律、法规制定,由国家食品药品监督管理总局于 2015 年 6 月 25 日颁布的《药品经营质量管理规范》分为总则、药品批发的质量管理、药品零售的质量管理和附则 4 章 187 条,自发布之日起施行。

本规范是药品经营管理和质量控制的基本准则,药品经营企业应当坚持诚实守信,依法经营;禁止任何虚假、欺骗行为;应当在药品采购、储存、销售、运输等环节采取有效的质量控制措施,确保药品质量。

知识链接

GSP 的主要内容目录(2015 版共 4 章 187 条)

(一)质量管理体系

药品批发企业应当依据有关法律法规及本规范的要求建立质量管理体系,确定质量方针,制定质量管理体系文件,开展质量策划、质量控制、质量保证、质量改进和质量风险管理等活动。质量方针文件应当明确企业总的质量目标和要求,并贯彻到药品经营活动的全过程;质量管理体系应当与其经营范围和规模相适应,包括组织机构、人员、设施设备、质量管理体系文件及相应的计算机系统等。

企业应当定期以及在质量管理体系关键要素发生重大变化时,组织开展内审;对内审的情况进行分析,依据分析结论制定相应的质量管理体系改进措施,不断提高质量控制水平,保证质量管理体系持续有效运行;采用前瞻或者回顾的方式,对药品流通过程中的质量风险进行评估、控制、沟通和审核;对药品供货单位、购货单位的质量管理体系进行评价,确认其质量保证能力和质量信誉,必要时进行实地考察;全员参与质量管理。各部门、各岗位人员应当正确理解并履行职责,承担相应的质量责任。

(二)组织机构与质量管理职责

药品批发企业应设立与其经营活动和质量管理相适应的组织机构或者岗位,明确规定其职责、权限及相互关系,并要求药品批发企业设置质量管理部门,药品零售企业设置质量管理部门或者配备质量管理人员,有效开展质量管理工作,质量管理部门的职责不得由其他部门及人员履行。药品经营企业组织机构示例图见图 13-1;质量领导组织结构示例图见图 13-2;质量管理部门具体职责见表 13-1。

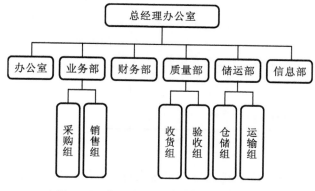

图 13-1　药品经营企业组织机构示例图

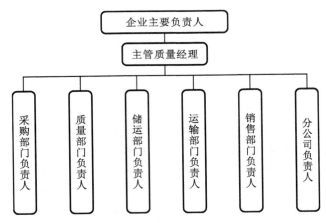

图 13-2　质量领导组织结构示例

表 13-1　药品经营企业质量管理部门职责

药品批发企业设置的质量 管理部门的职责	药品零售企业设置的质量管理部门或者 配备的质量管理人员的职责
①督促相关部门和岗位人员执行药品管理的法律法规及本规范 ②组织制订质量管理体系文件,并指导、监督文件的执行 ③负责对供货单位和购货单位的合法性、购进药品的合法性以及供货单位销售人员、购货单位采购人员的合法资格进行审核,并根据审核内容的变化进行动态管理 ④负责质量信息的收集和管理,并建立药品质量档案 ⑤负责药品的验收,指导并监督药品采购、储存、养护、销售、退货、运输等环节的质量管理工作 ⑥负责不合格药品的确认,对不合格药品的处理过程实施监督 ⑦负责药品质量投诉和质量事故的调查、处理及报告 ⑧负责假劣药品的报告 ⑨负责药品质量查询 ⑩负责指导设定计算机系统质量控制功能 ⑪负责计算机系统操作权限的审核和质量管理基础数据的建立及更新 ⑫组织验证、校准相关设施设备 ⑬负责药品召回的管理 ⑭负责药品不良反应的报告 ⑮组织质量管理体系的内审和风险评估 ⑯组织对药品供货单位及购货单位质量管理体系和服务质量的考察和评价 ⑰组织对被委托运输的承运方运输条件和质量保障能力的审查 ⑱协助开展质量管理教育和培训 ⑲其他应当由质量管理部门履行的职责	①督促相关部门和岗位人员执行药品管理的法律法规及本规范 ②组织制订质量管理文件,并指导、监督文件的执行 ③负责对供货单位及其销售人员资格证明的审核 ④负责对所采购药品合法性的审核 ⑤负责药品的验收,指导并监督药品采购、储存、陈列、销售等环节的质量管理工作 ⑥负责药品质量查询及质量信息管理 ⑦负责药品质量投诉和质量事故的调查、处理及报告 ⑧负责对不合格药品的确认及处理 ⑨负责假劣药品的报告 ⑩负责药品不良反应的报告 ⑪开展药品质量管理教育和培训 ⑫负责计算机系统操作权限的审核、控制及质量管理基础数据的维护 ⑬负责组织计量器具的校准及检定工作 ⑭指导并监督药学服务工作 ⑮其他应当由质量管理部门或者质量管理人员履行的职责

（三）质量管理文件

药品经营企业制定质量管理体系文件内容应符合现行药品法律法规、政策文件的规定,围绕企业质量方针和质量目标来建立,覆盖质量管理的所有要求。文件包括质量管理制度、部门及岗位职责、操作规程、档案、报告、记录和凭证等,具体内容见表 13-2。文件的起草、修订、审核、批准、分发、保管以及修改、撤销、替换、销毁等应当按照文件管理操作规程进行,并保存相关记录。此外,文件应当定期审核、修订,使用的文件应当为现行有效的文本,已废止或者已失效的文件除留档备查外,不得在工作现场出现。

表 13-2 药品经营企业质量管理文件具体内容

文件 类别	药品批发企业	药品零售企业
质量管理制度	①质量管理体系内审的规定 ②质量否决权的规定 ③质量管理文件的管理 ④质量信息的管理 ⑤供货单位、购货单位、供货单位销售人员及购货单位采购人员等资格审核的规定 ⑥药品采购、收货、验收、储存、养护、销售、出库、运输的管理 ⑦特殊管理的药品的规定 ⑧药品有效期的管理 ⑨不合格药品、药品销毁的管理 ⑩药品退货的管理 ⑪药品召回的管理 ⑫质量查询的管理 ⑬质量事故、质量投诉的管理 ⑭药品不良反应报告的规定 ⑮环境卫生、人员健康的规定 ⑯质量方面的教育、培训及考核的规定 ⑰设施设备保管和维护的管理 ⑱设施设备验证和校准的管理 ⑲记录和凭证的管理 ⑳计算机系统的管理 ㉑执行药品电子监管的规定 ㉒其他应当规定的内容	①药品采购、验收、陈列、销售等环节的管理,设置库房的还应当包括储存、养护的管理 ②供货单位和采购品种的审核 ③处方药销售的管理 ④药品拆零的管理 ⑤特殊管理的药品和国家有专门管理要求的药品的管理 ⑥记录和凭证的管理 ⑦收集和查询质量信息的管理 ⑧质量事故、质量投诉的管理 ⑨中药饮片处方审核、调配、核对的管理 ⑩药品有效期的管理 ⑪不合格药品、药品销毁的管理 ⑫环境卫生、人员健康的规定 ⑬提供用药咨询、指导合理用药等药学服务的管理 ⑭人员培训及考核的规定 ⑮药品不良反应报告的规定 ⑯计算机系统的管理 ⑰执行药品电子监管的规定 ⑱其他应当规定的内容
部门及岗位职责	①质量管理、采购、储存、销售、运输、财务和信息管理等部门职责 ②企业负责人、质量负责人及质量管理、采购、储存、销售、运输、财务和信息管理等部门负责人的岗位职责 ③质量管理、采购、收货、验收、储存、养护、销售、出库复核、运输、财务、信息管理等岗位职责 ④与药品经营相关的其他岗位职责	①企业负责人、质量管理、采购、验收、营业员以及处方审核、调配等岗位的职责,设置库房的还应当包括储存、养护等岗位职责 ②质量管理岗位、处方审核岗位的职责不得由其他岗位人员代为履行
操作规程	企业应当制定药品采购、收货、验收、储存、养护、销售、出库复核、运输等环节及计算机系统的操作规程	①药品采购、验收、销售 ②处方审核、调配、核对 ③中药饮片处方审核、调配、核对 ④药品拆零销售 ⑤特殊管理的药品和国家有专门管理要求的药品的销售 ⑥营业场所药品陈列及检查 ⑦营业场所冷藏药品的存放 ⑧计算机系统的操作和管理 ⑨设置库房的还应当包括储存和养护的操作规程

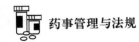

续表

类别 文件	药品批发企业	药品零售企业
记录	企业应当建立药品采购、验收、养护、销售、出库复核、销后退回和购进退出、运输、储运温湿度监测、不合格药品处理等相关记录	企业应当建立药品采购、验收、销售、陈列检查、温湿度监测、不合格药品处理等相关记录
	书面记录及凭证应当及时填写,并做到字迹清晰,不得随意涂改,不得撕毁。更改记录的,应当注明理由、日期并签名,保持原有信息清晰可辨。记录做到真实、完整、准确、有效和可追溯。记录及凭证应当至少保存5年。疫苗、特殊管理的药品的记录及凭证按相关规定保存。通过计算机系统记录数据时,相关岗位人员应当按照操作规程,通过授权及密码登录计算机系统,进行数据的录入	

(四)人员与培训

药品经营企业应在建立保证质量管理体系有效运行的机构的基础上,配备符合相应岗位资质要求的人员,并通过培训等方式不断提高员工素质。

1. 人员要求 企业从事药品经营和质量管理工作的人员,应当符合有关法律法规及本规范规定的资格要求,不得有相关法律法规禁止从业的情形。

药品批发企业负责人是药品质量的主要责任人,全面负责企业日常管理,负责提供必要的条件,保证质量管理部门和质量管理人员有效履行职责,确保企业实现质量目标,并按照GSP要求经营药品;要求具有大专专科以上学历或者中级以上专业技术职称,经过基本的药学专业知识培训,熟悉有关药品管理的法律法规及GSP。质量负责人应当由高层管理人员担任,全面负责药品质量管理工作,独立履行职责,在企业内部对药品质量管理具有裁决权。药品批发企业从事与质量相关工作的人员应符合相应的资质要求见表13-3。

表 13-3 药品批发企业相关岗位人员要求

岗位 \ 资质	学历/专业	职称/资格	经 历	要求	岗 位 作 用
企业负责人	大专	中级以上	—	其一	药品质量的主要负责人
质量负责人	本科	执业药师	3年以上药品经营管理工作经历	全部	对药品质量管理具有裁决权
质量机构负责人	—	执业药师	3年以上药品经营管理工作经历	全部	机构负责
质量管理工作人员	药学中专或药学相关专业大专以上	药学初级以上专业技术职称	—	其一	质量管理工作
采购人员	药学或相关专业中专以上	—	—	—	采购
养护人员	药学或相关专业中专以上	药学初级以上专业技术职称	—	其一	验收、养护
销售、储存人员	高中以上文化程度	—	—	—	销售、储存
中药材、中药饮片验收人员	中药学专业中专以上	中药学中级以上专业技术职称	—	其一	中药材验收
中药材、中药饮片养护人员	中药学专业中专以上	中药学中级以上专业技术职称	—	其一	中药材养护
疫苗质量管理和验收人员	预防医学、药学、微生物学或者医学等专业本科以上学历	中级以上专业技术职称	3年以上从事疫苗管理或者技术工作经历	全部	管理与验收
体外诊断试剂	检验学中专以上学历	—	—	—	验收

知识链接

从事质量管理、验收工作的人员应在职在岗,不得兼职其他业务工作。实施细则如下。

(1) 质量负责人、质量管理部门负责人、质量管理员、验收员应与企业签订正式劳动合同,按国家规定缴纳医保及相关社会保险费用。

(2) 质量负责人、质量管理部门负责人、质量管理员、验收员应在工作时间内履行岗位职责。

(3) 质量负责人、质量管理部门负责人、质量管理员、验收员不得兼职采购、收货、储存、养护、销售、出库复核、运输、财会、信息管理等其他业务工作。

(4) 企业负责人不得兼职质量负责人,保证相互监督和制约。

(5) 质量负责人不得兼职质量管理部门负责人,保证质量管理领导岗位层级的分布和职责的落实。

(6) 质量管理人员不能兼验收员。

(7) 验收员不能兼收货员、养护员。

药品零售企业法定代表人或者企业负责人应当具备执业药师资格,相关人员要求见表13-4。

表 13-4 药品零售企业相关岗位人员要求

岗　位	人员资质	岗位作用
法定代表人或企业负责人	执业药师	处方审核,指导合理用药
质量管理、验收、采购人员	具有药学或者医学、生物、化学等相关专业学历或者具有药学专业技术职称	
中药饮片质量管理、验收、采购人员	具有中药学中专以上学历或者具有中药学专业初级以上专业技术职称	
营业员	具有高中以上文化程度或者符合省级药品监督管理部门规定的条件	
中药饮片调剂人员	具有中药学中专以上学历或者具备中药调剂员资格	

2. 培训要求 药品批发和零售企业应当对各岗位人员进行与其职责和工作内容相关的岗前培训和继续培训,以符合GSP的要求。培训内容应当包括相关法律法规、药品专业知识及技能、质量管理制度、职责及岗位操作规程等。企业应当按照培训管理制度制定年度培训计划并开展培训,使相关人员能正确理解并履行职责。培训工作应当做好记录并建立档案。从事特殊管理的药品和冷藏冷冻药品的储存、运输等工作的人员,应当接受相关法律法规和专业知识培训并经考核合格后方可上岗。

3. 人员健康要求 GSP对人员健康进行了具体规定。企业应当对直接接触药品岗位的人员进行岗前及年度健康检查,并建立健康档案。患有传染病或者其他可能污染药品的疾病的,不得从事直接接触药品的工作。身体条件不符合相应岗位特定要求的,不得从事相关工作。

(五) 设施与设备

1. 药品批发企业设施与设备 企业应当具有与其药品经营范围、经营规模相适应的经营场所和库房。库房的选址、设计、布局、建造、改造和维护应当符合药品储存的要求,防止药品的污染、交叉污染、混淆和差错。药品储存作业区、辅助作业区应当与办公区和生活区分开一定距离或者有隔离措施。对经营场所和库房的要求见表13-5。

表 13-5 药品批发企业经营场所和库房要求

	功　能	要　求
经营场所	进行经营业务洽谈、样品展示、信息传输、相关管理的处所	与其药品经营范围、经营规模相适应
库房	用来储存、保管、养护药品和有关物资的地方	①库房内外环境整洁,无污染源,库区地面硬化或者绿化 ②库房内墙、顶光洁,地面平整,门窗结构严密 ③库房有可靠的安全防护措施,能够对无关人员进入实行可控管理,防止药品被盗、替换或者混入假药 ④有防止室外装卸、搬运、接收、发运等作业受异常天气影响的措施

库房应配备相应的设备,经营冷藏、冷冻药品的,应当配备相应设施设备,如表 13-6。经营中药材、中药饮片的,应当有专用的库房和养护工作场所,直接收购地产中药材的应当设置中药样品室(柜)。运输药品应当使用封闭式货物运输工具。运输冷藏、冷冻药品的冷藏车及车载冷藏箱、保温箱应当符合药品运输过程中对温度控制的要求。冷藏车具有自动调控温度、显示温度、存储和读取温度监测数据的功能;冷藏箱及保温箱具有外部显示和采集箱体内温度数据的功能。储存、运输设施设备的定期检查、清洁和维护应当由专人负责,并建立记录和档案。

表 13-6 药品批发企业应配备的设备

库房应配备的设备	经营冷藏、冷冻药品的企业应配备的设备
①药品与地面之间有效隔离的设备 ②避光、通风、防潮、防虫、防鼠等设备 ③有效调控温湿度及室内外空气交换的设备 ④自动监测、记录库房温湿度的设备 ⑤符合储存作业要求的照明设备 ⑥用于零货拣选、拼箱发货操作及复核的作业区域和设备 ⑦包装物料的存放场所 ⑧验收、发货、退货的专用场所 ⑨不合格药品专用存放场所 ⑩经营特殊管理的药品有符合国家规定的储存设施	①与其经营规模和品种相适应的冷库,经营疫苗的应当配备两个以上独立冷库 ②用于冷库温度自动监测、显示、记录、调控、报警的设备 ③冷库制冷设备的备用发电机组或者双回路供电系统 ④对有特殊低温要求的药品,应当配备符合其储存要求的设施设备 ⑤冷藏车及车载冷藏箱或者保温箱等设备

2. 药品零售企业设施与设备 药品零售企业营业场所和仓库要求具体如表 13-7。

表 13-7 药品零售企业营业场所和仓库要求

要 求	营业场所应配备的设备	仓库应配备的设备
营业场所:应当与其药品经营范围、经营规模相适应,并与药品储存、办公、生活辅助及其他区域分开 营业场所应当具有相应设施或者采取其他有效措施,避免药品受室外环境的影响,并做到宽敞、明亮、整洁、卫生 库房:内墙、顶光洁,地面平整,门窗结构严密;有可靠的安全防护、防盗等措施 计算机系统:能够符合经营和质量管理要求	①货架和柜台 ②监测、调控温度的设备 ③经营中药饮片的,有存放饮片和处方调配的设备 ④经营冷藏药品的,有专用冷藏设备 ⑤经营第二类精神药品、毒性中药品种和罂粟壳的,有符合安全规定的专用存放设备 ⑥药品拆零销售所需的调配工具、包装用品	①药品与地面之间有效隔离的设备 ②避光、通风、防潮、防虫、防鼠等设备 ③有效监测和调控温湿度的设备 ④符合储存作业要求的照明设备 ⑤验收专用场所 ⑥不合格药品专用存放场所 ⑦经营冷藏药品的,有与其经营品种及经营规模相适应的专用设备

3. 库房区域设置 应按照药品的质量管理状态要求,将仓库划分为:待验库(区)、合格品库(区)、发货库(区)、不合格库(区)、退货库(区)及中药饮片零货称取库(区)。其相应的恒温库相对划分为:冷库(2~10 ℃)、阴凉库(≤20 ℃)、常温库(10~30 ℃),各类型仓库的相对湿度应保持在 35%～75%。

4. 特殊品种库房 特殊品种库房要求经营特殊管理的药品以及有某些品种的药品,按照 GSP 的要求应有符合国家规定的储存设施,如表 13-8。

表 13-8 特殊品种库房要求

品 种	库房要求	保管要求
疫苗	两个及以上独立冷库	应有两个以上独立冷库,总容积为 80 m³ 以上。应有 2 辆以上冷藏车
麻醉药品、一类精神药品	特殊管理药品专库	专人负责管理,建立专用账册,入库双人验收,出库双人复核

品 种	库 房 要 求	保 管 要 求
二类精神药品	专库或专柜	实行专人管理,建立专用账册
蛋白同化制剂、肽类激素	专库或专柜	实行专人管理,有专门的验收、检查、保管、销售和出入库登记制度和记录
中药材、中药饮片	专库存放	中药材、中药饮片应分开;有专用的中药材、中药饮片养护工作场所,养护场所可以共用
直接收购中药材	中药样品室或柜	设有 40 m² 以上,收集的中药样品应标明品名、常用名、产地、收集时间,并与所收购中药材、中药饮片相匹配

(六)校准与验证

企业应当按照国家有关规定,对计量器具、温湿度监测设备等定期进行校准或者检定;对冷库、储运温湿度监测系统以及冷藏运输等设施设备进行使用前验证、定期验证及停用时间超过规定时限的验证;根据相关验证管理制度,形成验证控制文件,包括验证方案、报告、评价、偏差处理和预防措施等。验证应当按照预先确定和批准的方案实施,验证报告应当经过审核和批准,验证文件应当存档。企业应当根据验证确定的参数及条件,正确、合理使用相关设施设备。

(七)计算机系统

药品批发企业应当建立能够符合经营全过程管理及质量控制要求的计算机系统,实现药品质量可追溯,并满足药品电子监管的实施条件。

企业计算机系统应当符合以下要求:①有支持系统正常运行的服务器和终端机;②有安全、稳定的网络环境,有固定接入互联网的方式和安全可靠的信息平台;③有实现部门之间、岗位之间信息传输和数据共享的局域网;④有药品经营业务票据生成、打印和管理功能;⑤有符合本规范要求及企业管理实际需要的应用软件和相关数据库。

各类数据的录入、修改、保存等操作应当符合授权范围、操作规程和管理制度的要求,保证数据原始、真实、准确、安全和可追溯。计算机系统运行中涉及企业经营和管理的数据应当采用安全、可靠的方式储存并按日备份,备份数据应当存放在安全场所,记录数据的应保存 5 年。

(八)药品采购

1. 药品批发和零售企业的采购活动要求 应确定供货单位的合法资格,确定所购入药品的合法性,核实供货单位销售人员的合法资格,与供货单位签订质量保证协议。

2. 首营审核 采购中涉及的首营企业、首营品种,采购部门应当填写相关申请表格,经过质量管理部门和企业质量负责人的审核批准。必要时应当组织实地考察,对供货单位质量管理体系进行评价。

3. 供货单位销售人员资料和质量保证协议 GSP 对供货单位销售人员资料和质量保证协议内容的规定如表 13-9。

表 13-9 对供货单位销售人员资料和质量保证协议内容

供货单位销售人员资料留存	质量保证协议内容要求
①加盖供货单位公章原印章的销售人员身份证复印件 ②加盖供货单位公章原印章和法定代表人印章或者签名的授权书,授权书应当载明被授权人姓名、身份证号码,以及授权销售的品种、地域、期限 ③供货单位及供货品种相关资料	①明确双方质量责任 ②供货单位应当提供符合规定的资料且对其真实性、有效性负责 ③供货单位应当按照国家规定开具发票 ④药品质量符合药品标准等有关要求 ⑤药品包装、标签、说明书符合有关规定 ⑥药品运输的质量保证及责任 ⑦质量保证协议的有效期限

4. 票据管理 采购药品时,企业应当向供货单位索取发票。发票应当列明药品的通用名称、规格、单位、数量、单价、金额等;不能全部列明的,应当附《销售货物或者提供应税劳务清单》,并加盖供货单位发票专用章原印章、注明税票号码。发票上的购、销单位名称及金额、品名应当与付款流向及金额、品名一致,并与财务账目内容相对应。发票按有关规定保存。

5. 采购记录 采购药品应当建立采购记录。采购记录应当有药品的通用名称、剂型、规格、生产厂商、供货单位、数量、价格、购货日期等内容,采购中药材、中药饮片的还应当标明产地。发生灾情、疫情、突发事件或者临床紧急救治等特殊情况,以及其他符合国家有关规定的情形,企业可采用直调方式购销药品,将已采购的药品不入本企业仓库,直接从供货单位发送到购货单位,并建立专门的采购记录,保证有效的质量跟踪和追溯。

(九) 收货与验收

1. 收货要求 企业应当按照规定的程序和要求对到货药品逐批进行收货、验收,防止不合格药品入库。药品到货时,收货人员应当核实运输方式是否符合要求,并对照随货同行单(票)和采购记录核对药品,做到票、账、货相符。随货同行单(票)应当包括供货单位、生产厂商,药品的通用名称、剂型、规格、批号、数量、收货单位、收货地址、发货日期等内容,并加盖供货单位药品出库专用章原印章。冷藏、冷冻药品到货时,应当对其运输方式及运输过程的温度记录、运输时间等质量控制状况进行重点检查并记录。不符合温度要求的应当拒收。收货人员对符合收货要求的药品,应当按品种特性要求放于相应的待验区域,或者设置状态标志,通知验收。冷藏、冷冻药品应当在冷库内待验。

2. 验收要求

(1) 验收药品应当按照药品批号查验同批号的检验报告书。供货单位为批发企业的,检验报告书应当加盖其质量管理专用章原印章。检验报告书的传递和保存可以采用电子数据形式,但应当保证其合法性和有效性。待验药品的抽样原则、验收内容及验收记录内容详见表13-10。

表 13-10　药品经营企业药品验收相关事项具体要求

相关事项	具体要求
抽样原则	①同一批号的药品应当至少检查一个最小包装,但生产企业有特殊质量控制要求或者打开最小包装可能影响药品质量的,可不打开最小包装;同一批号药品整件数量在2件及以下的,应全部抽样;整件数量在2～50件的,至少抽样3件;整件数量在50件以上的,每增加50件至少增加抽样1件,不足50件的按50件计。开箱检查应从每整件的上、中、下不同位置随机抽样至最小包装,每整件药品中至少抽取3个最小包装 ②破损、污染、渗液、封条损坏等包装异常以及零货、拼箱的,应当开箱检查至最小包装 ③外包装及封签完整的原料药、实施批签发管理的生物制品,可不开箱检查
验收内容	抽样药品的外观、包装、标签、说明书以及相关的证明文件
验收记录内容	药品的通用名称、剂型、规格、批准文号、批号、生产日期、有效期、生产厂商、供货单位、到货数量、到货日期、验收合格数量、验收结果等内容。验收人员应当在验收记录上签署姓名和验收日期
中药材验收记录内容	品名、产地、供货单位、到货数量、验收合格数量
中药饮片验收记录内容	品名、规格、批号、产地、生产日期、生产厂商、供货单位、到货数量、验收合格数量等内容,实施批准文号管理的中药饮片还应当记录批准文号

(2) 对实施电子监管的药品,企业应当按规定进行药品电子监管码扫码,并及时将数据上传至中国药品电子监管网系统平台。企业对未按规定加印或者加贴中国药品电子监管码,或者监管码的印刷不符合规定要求的,应当拒收。监管码信息与药品包装信息不符的,应当及时向供货单位查询,未得到确认之前不得入库,必要时向当地药品监督管理部门报告。

（3）企业应当建立库存记录，验收合格的药品应当及时入库登记；验收不合格的，不得入库，并由质量管理部门处理。

（4）企业进行药品直调的，可委托购货单位进行药品验收。购货单位应当严格按照本规范的要求验收药品和进行药品电子监管码的扫码与数据上传，并建立专门的直调药品验收记录。验收当日应当将验收记录的相关信息传递给直调企业。

（十）储存与养护

（1）药品储存药品经营企业应当根据药品的质量特性对药品进行合理储存，并符合以下要求。

① 按包装标示的温度要求储存药品，包装上没有标示具体温度的，按照《中华人民共和国药典》规定的贮藏要求进行储存：常温库 10～30 ℃，阴凉库 0～20 ℃，冷库 2～10 ℃。

② 储存药品相对湿度为 35%～75%。

③ 在人工作业的库房储存药品，按质量状态实行色标管理：合格药品为绿色，不合格药品为红色，待确定药品为黄色。

④ 储存药品应当按照要求采取避光、遮光、通风、防潮、防虫、防鼠等措施。

⑤ 搬运和堆码药品应当严格按照外包装标示要求规范操作，堆码高度符合包装图示要求，避免损坏药品包装。

⑥ 药品按批号堆码，不同批号的药品不得混垛，垛间距不小于 5 cm，与库房内墙、顶、温度调控设备及管道等设施间距不小于 30 cm，与地面间距不小于 10 cm。

⑦ 药品与非药品、外用药与其他药品分开存放，中药材和中药饮片分库存放。

⑧ 特殊管理的药品应当按照国家有关规定储存。

⑨ 拆除外包装的零货药品应当集中存放。

⑩ 储存药品的货架、托盘等设施设备应当保持清洁，无破损和杂物堆放。

⑪ 未经批准的人员不得进入储存作业区，储存作业区内的人员不得有影响药品质量和安全的行为。

⑫ 药品储存作业区内不得存放与储存管理无关的物品。

（2）药品养护人员应当根据库房条件、外部环境、药品质量特性等对药品进行养护，主要内容如下。

① 指导和督促储存人员对药品进行合理储存与作业。

② 检查并改善储存条件、防护措施、卫生环境。

③ 对库房温湿度进行有效监测、调控。

④ 按照养护计划对库存药品的外观、包装等质量状况进行检查，并建立养护记录；对储存条件有特殊要求的或者有效期较短的品种应当进行重点养护。

⑤ 发现有问题的药品应当及时在计算机系统中锁定和记录，并通知质量管理部门处理。

⑥ 对中药材和中药饮片应当按其特性采取有效方法进行养护并记录，所采取的养护方法不得对药品造成污染。

⑦ 定期汇总、分析养护信息。

（3）其他规定企业应当采用计算机系统对库存药品的有效期进行自动跟踪和控制，采取近效期预警及超过有效期自动锁定等措施，防止过期药品销售。药品因破损而导致液体、气体、粉末泄漏时，应当迅速采取安全处理措施，防止对储存环境和其他药品造成污染。

对质量可疑的药品应当立即采取停售措施，并在计算机系统中锁定，同时报告质量管理部门确认。对存在质量问题的药品应当采取措施：①存放于标志明显的专用场所，并有效隔离，不得销售；②怀疑为假药的，及时报告药品监督管理部门；③属于特殊管理的药品，按照国家有关规定处理；④不合格药品的处理过程应当有完整的手续和记录；⑤对不合格药品应当查明并分析原因，及时采取预防措施。

（十一）药品陈列

药品零售企业应当对营业场所温度进行监测和调控，以使营业场所的温度符合常温要求；并定期进行卫生检查，保持环境整洁。存放、陈列药品的设备应当保持清洁卫生，不得放置与销售活动无关的物品，并采取防虫、防鼠等措施，防止污染药品。药品的陈列应当符合以下要求。

（1）按剂型、用途以及储存要求分类陈列，并设醒目标志，类别标签字迹清晰、放置准确。

（2）药品放置于货架（柜），摆放整齐有序，避免阳光直射。

（3）处方药、非处方药分区陈列，并有处方药、非处方药专用标识。

（4）处方药不得采用开架自选的方式陈列和销售。

（5）外用药与其他药品分开摆放。

（6）拆零销售的药品集中存放于拆零专柜或者专区。

（7）第二类精神药品、毒性中药品种和罂粟壳不得陈列。

（8）冷藏药品放在冷藏设备中，按规定对温度进行监测和记录，并保证存放温度符合要求。

（9）中药饮片柜斗谱的书写应当正名正字；装斗前应当复核，防止错斗、串斗；应当定期清斗，防止饮片生虫、发霉、变质；不同批号的饮片装斗前应当清斗并记录。

（10）经营非药品应当设置专区，与药品区域明显隔离，并有醒目标志。

为了保证药品质量，企业应当定期对陈列、存放的药品进行检查，重点检查拆零药品和易变质、近效期、摆放时间较长的药品以及中药饮片。发现有质量疑问的药品应当及时撤柜，停止销售，由质量管理人员确认和处理，并保留相关记录。企业应当对药品的有效期进行跟踪管理，防止近效期药品售出后可能发生的过期使用情况。

（十二）药品出库、运输与配送

1. 药品出库 药品出库复核应当建立记录，包括购货单位，药品的通用名称、剂型、规格、数量、批号、有效期、生产厂商、出库日期、质量状况和复核人员等内容。特殊管理的药品出库应当按照有关规定进行复核。药品拼箱发货的代用包装箱应当有醒目的拼箱标志。对实施电子监管的药品，应当在出库时进行扫码和数据上传。

GSP 规定了药品出库时应当对销售记录进行复核。发现以下情况不得出库，并报告质量管理部门处理；以及冷藏、冷冻药品的装箱、装车等作业，应当由专人负责并符合以下要求，具体如表 13-11。

表 13-11 不得出库情形和冷藏、冷冻药品的装箱、装车要求

不得出库，并报告质量管理部门处理的情况	冷藏、冷冻药品的装箱、装车要求
①药品包装出现破损、污染、封口不牢、衬垫不实、封条损坏等问题 ②包装内有异常响动或者液体渗漏 ③标签脱落、字迹模糊不清或者标识内容与实物不符 ④药品已超过有效期 ⑤其他异常情况的药品	①车载冷藏箱或者保温箱在使用前应当达到相应的温度要求 ②应当在冷藏环境下完成冷藏、冷冻药品的装箱、封箱工作 ③装车前应当检查冷藏车辆的启动、运行状态，达到规定温度后方可装车 ④启运时应当做好运输记录，内容包括运输工具和启运时间等

2. 药品运输与配送 企业应当按照质量管理制度的要求，严格执行运输操作规程，并采取有效措施保证运输过程中的药品质量与安全。运输药品，应当根据药品的包装、质量特性并针对车况、道路、天气等因素，选用适宜的运输工具，采取相应措施防止出现破损、污染等问题。发运药品时，应当检查运输工具，发现运输条件不符合规定的，不得发运。运输药品过程中，运载工具应当保持密闭。企业应当严格按照外包装标示的要求搬运、装卸药品。

企业应当根据药品的温度控制要求，在运输过程中采取必要的保温或者冷藏、冷冻措施。运输过程中，药品不得直接接触冰袋、冰排等蓄冷剂，防止对药品质量造成影响。在冷藏、冷冻药品运输途中，应当实时监测并记录冷藏车、冷藏箱或者保温箱内的温度数据。企业应当制定冷藏、冷冻药品运输应急预案，对运输途中可能发生的设备故障、异常天气影响、交通拥堵等突发事件，能够采取相应的应对措施。

企业委托其他单位运输药品的，应当对承运方运输药品的质量保障能力进行评估，索取运输车辆的相关资料，符合本规范运输设施设备条件和要求的方可委托。企业委托运输药品应当与承运方签订运输协议，明确药品质量责任、遵守运输操作规程和在途时限等内容。企业委托运输药品应当有记录，实现运输过程的质量追溯。记录至少包括发货时间、发货地址、收货单位、收货地址、货单号、药品件数、运输方式、委托经办人、承运单位,采用车辆运输的还应当载明车牌号,并留存驾驶人员的驾驶证复印件。记录应当至少保存 5 年。

已装车的药品应当及时发运并尽快送达。委托运输的,企业应当要求并监督承运方严格履行委托运输协议,防止因在途时间过长影响药品质量。企业应当采取运输安全管理措施,防止在运输过程中发生药品盗抢、遗失、调换等事故。特殊管理的药品的运输应当符合国家有关规定。

(十三)药品销售与售后管理

1. 药品销售 药品批发企业应当将药品销售给合法的购货单位,并对购货单位的证明文件、采购人员及提货人员的身份证明进行核实,保证药品销售流向真实、合法。企业应当严格审核购货单位的生产范围、经营范围或者诊疗范围,并按照相应的范围销售药品。

药品零售企业应当在营业场所的显著位置悬挂《药品经营许可证》、营业执照、执业药师注册证等。营业人员应当佩戴有照片、姓名、岗位等内容的工作牌,是执业药师和药学技术人员的,工作牌还应当标明执业资格或者药学专业技术职称。在岗执业的执业药师应当挂牌明示。销售药品应当符合以下要求。

(1)处方经执业药师审核后方可调配;对处方所列药品不得擅自更改或者代用,对有配伍禁忌或者超剂量的处方,应当拒绝调配,但经处方医师更正或者重新签字确认的,可以调配;调配处方后经过核对方可销售。

(2)处方审核、调配、核对人员应当在处方上签字或者盖章,并按照有关规定保存处方或者其复印件。

(3)销售近效期药品应当向顾客告知有效期。

(4)销售中药饮片做到计量准确,并告知煎服方法及注意事项;提供中药饮片代煎服务,应当符合国家有关规定。

(5)非本企业在职人员不得在营业场所内从事药品销售相关活动。

(6)对实施电子监管的药品,在售出时,应当进行扫码和数据上传。

药品批发企业和零售企业关于药品销售的其他要求见表 13-12。

表 13-12 药品批发企业和零售企业关于药品销售的其他要求

	药品批发企业	药品零售企业
销售对象	合法的购货单位	消费者
票据要求	开具发票	开具销售凭证
记录要求	销售记录	销售记录
特殊管理的药品	销售特殊管理的药品和国家有专门管理要求的药品,应当严格执行国家有关规定	

2. 药品售后管理 除药品质量原因外,药品一经售出,不得退换。企业应当在营业场所公布药品监督管理部门的监督电话,设置顾客意见簿,及时处理顾客对药品质量的投诉。企业应当按照国家有关药品不良反应报告制度的规定,收集、报告药品不良反应信息。发现已售出药品有严重质量问题的,应当及时采取措施追回药品并做好记录,同时向药品监督管理部门报告。企业应当协助药品生产企业履行召回义务,控制和收回存在安全隐患的药品,并建立药品召回记录。

(十四)附则

明确了 GSP 一些用语的含义,规定了 GSP 的施行时间。

(1)在职:与企业确定劳动关系的在册人员。

(2)在岗:相关岗位人员在工作时间内在规定的岗位履行职责。

(3)首营企业:采购药品时,与本企业首次发生供需关系的药品生产或者经营企业。

(4)首营品种:本企业首次采购的药品。

(5)原印章:企业在购销活动中,为证明企业身份在相关文件或者凭证上加盖的企业公章、发票专用章、质量管理专用章、药品出库专用章的原始印记,不能是印刷、影印、复印等复制后的印记。

（6）待验：对到货、销后退回的药品采用有效的方式进行隔离或者区分，在入库前等待质量验收的状态。

（7）零货：指拆除了用于运输、储藏包装的药品。

（8）拼箱发货：将零货药品集中拼装至同一包装箱内发货的方式。

（9）拆零销售：将最小包装拆分销售的方式。

（10）国家有专门管理要求的药品：国家对蛋白同化制剂、肽类激素、含特殊药品复方制剂等品种实施特殊监管措施的药品。

附则指出：药品批发和零售企业必须按照本规范实施，互联网销售药品的质量管理规定由国家食品药品监督管理总局另行制定。

三、GSP 的认证管理

GSP 认证是国家对药品经营企业药品经营质量管理进行监督检查的一种手段，是对药品经营企业实施 GSP 情况的检查认可和监督管理的过程。

（一）GSP 认证的管理部门

CFDA 负责全国 GSP 认证工作的统一领导和监督；负责与国家认证认可监督部门在 GSP 认证方面的工作协调；负责国际间药品经营质量管理认证领域的互认工作。根据认证工作的要求，对 GSP 认证检查员进行继续教育。

CFDA 认证管理中心负责实施 CFDA 组织的有关 GSP 认证的监督检查；负责对省、自治区、直辖市 GSP 认证机构进行技术指导。省、自治区、直辖市药品监督管理部门负责组织实施本地区药品经营企业的 GSP 认证。

（二）GSP 认证的主要程序

GSP 认证的主要程序如图 13-3 所示。

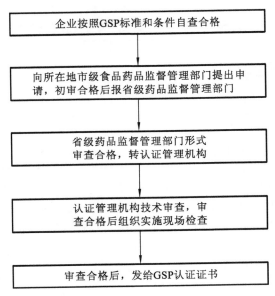

图 13-3　GSP 认证主要程序

（三）GSP 证书的发放

对批准认证企业，颁发《药品经营质量管理规范认证证书》，有效期 5 年，期满前 3 个月内，由企业提出重新认证的申请，合格的换发证书；审查不合格以及认证证书期满但未重新申请认证的，应收回或撤销原认证证书，并予以公告。新开办药品经营企业认证证书有效期为 1 年。对认证不合格企业、撤销认证证书以及认证证书过期失效的企业，须在 6 个月后方可提出重新申请。

学习小结

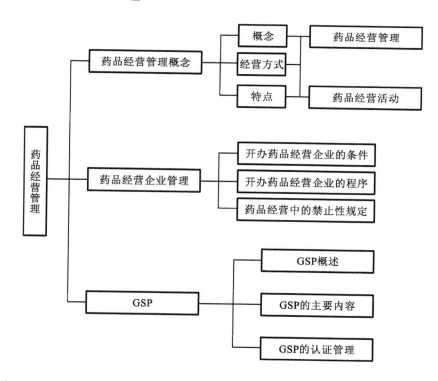

目标检测

一、最佳选择题(每题的备选项中,只有一个最佳答案)

1. 药品经营质量管理规范(GSP)适用于(　　)。

A. 药品生产企业

B. 药品批发经营企业

C. 药品使用单位

D. 药品零售经营企业

E. 中华人民共和国境内经营药品的专营或兼营企业

2. GSP 认证证书有效期为(　　)年,期满(　　)个月前需要重新提出认证的申请。

A. 5,3　　　　　B. 4,3　　　　　C. 5,2　　　　　D. 4,2

3. GSP 的核心是(　　)。

A. 领导重视　　　　　B. 全员参与　　　　　C. 管理技术

D. 质量体系　　　　　E. 经济效益

4. 2015 年正式实施《药品经营质量管理规范》分为(　　)。

A. 十一章　75 条　　　　　B. 四章　187 条

C. 四章　138 条　　　　　D. 十章　106 条

5. 药品验收记录的保存时间为(　　)。

A. 保存至有效期二年

B. 不得少于五年

C. 保存至有效期后一年,但不得少于三年

D. 保存至有效期后一年,但不得少于二年

6. 药品入库和出库必须执行(　　)。

A. 检查制度　　　　　B. 验收制度　　　　　C. 监督制度

D．有关规定　　　　　　　　　　　　E．药品保管制度

7．购进首营品种，并经企业质量管理机构和企业主管领导的审核批准，填写（　　　）。

A．"首次经营药品审批表"　　　　　　　B．"首营企业审批表"

C．"首次经营药品和企业审批表"　　　　D．"首次经营药品生产审批表"

8．药品批发和零售连锁企业的购进记录，应保存（　　　）。

A．1年，但不得少于2年　　　　　　　B．5年

C．1年，但不得少于4年　　　　　　　D．2年，但不得少于4年

9．药品零售连锁门店（　　　）。

A．可以独立购进药品　　　　　　　　B．不得独立购进药品

C．可以独立配制制剂　　　　　　　　D．只可以出售处方药

10．药品经营企业从事药品质量管理或检验工作的人员（　　　）。

A．应该在职在岗，不得在其他企业兼职

B．可以在其他单位有兼职工作

C．应经专业或岗位培训，取得岗位合格证

D．每年应接受省级药品监督管理部门组织的继续教育

E．如是跨地域连锁经营的零售连锁企业，应是执业药师

二、配伍选择题（每组题目对应同一组选项，备选可重复选用，也可不选用）

A．应当具有大学专科以上学历或者中级以上专业技术职称

B．应当具有执业药师资格和3年以上药品经营质量管理工作经历

C．大学本科以上学历、执业药师资格和3年以上药品经营质量管理工作经历

D．应当具有药学中专或者医学、生物、化学等相关专业大学专科以上学历或者具有药学初级以上专业技术职称

根据《药品经营质量管理规范》，药品批发企业

1．企业负责人应是（　　　）。

2．质量管理部门负责人应是（　　　）。

3．质量负责人应是（　　　）。

4．从事质量管理工作的人员应是（　　　）。

A．红色色标　　　　B．黄色色标　　　　C．绿色色标　　　　D．蓝色色标

根据《药品经营质量管理规范》

5．按质量状态实行色标管理，合格药品库（区）应标示（　　　）。

6．按质量状态实行色标管理，待确定药品库（区）应标示（　　　）。

7．按质量状态实行色标管理，不合格药品库（区）应标示（　　　）。

A．清斗并记录　　　　　　　　　　　B．专柜或者专区存放

C．另设专斗存放　　　　　　　　　　D．审核药品合法性

根据《药品经营质量管理规范》，药品零售企业

8．不同批号的饮片装斗前应（　　　）。

9．采购首营品种应（　　　）。

10．对拆零药品应（　　　）。

A．5 cm　　　　　　B．10 cm　　　　　　C．15 cm　　　　　　D．30 cm

根据《药品经营质量管理规范》

11．垛与垛之间间距不小于（　　　）。

12．垛与库房内墙、顶、温度调控设备及管道等设施间距不小于（　　　）。

13．垛与地面间距不小于（　　　）。

三、多选题（每题的备选项中，只有2个或2个以上正确答案，不得错选或少选）

1．关于药品经营企业的管理，正确的是（　　　）。

A. 必须取得《药品经营许可证》才能从事业务工作，由所在地县以上药品监督管理部门批准开办

B. 禁止在药品购销中账外暗中给予、收受回扣或者其他利益

C. 为降低成本在保证质量的前提下可以从无《药品生产许可证》、《药品经营许可证》的企业购进药品

D. 购销药品必须有真实完整的购进记录

E. 依法向政府价格主管部门提供其药品的实际购销价格和购销数量等资料

2. 药品经营企业必须（　　）。

A. 取得《药品经营许可证》

B. 取得《药品经营合格证》

C. 取得《制剂许可证》

D. 取得营业执照

E. 遵守《药品管理法》

3. 所谓商业贿赂行为，包括经营者为销售或购买商品（　　）。

A. 中间人接受经营者给予的佣金，不入账

B. 假借促销费、宣传费、赞助费、劳务费等名义给付对方单位或者个人以财物

C. 按照商业惯例赠送小额广告礼品

D. 以报销各种费用方式，给付对方中间人佣金，并如实入账

E. 账外暗中给予对方单位或个人回扣的

4. 药品零售企业的行为规则包括（　　）。

A. 拒绝调配有配伍禁忌或超剂量的处方

B. 调配处方必须经过核对

C. 有真实完整的药品检验记录

D. 销售药品准确无误并正确说明用法、用量和注意事项

E. 从合法药品生产、经营企业购药

5. 下列说法正确的是（　　）。

A. 甲类非处方药、乙类非处方药可不凭医师处方销售、购买和使用，但患者可以要求在执业药师或药师的指导下进行购买和使用

B. 执业药师或药师应对患者选购非处方药提供用药指导或提出寻求医师治疗的建议

C. 药品的警示语或忠告语如下：处方药，凭医师处方销售、购买和使用；非处方药，请仔细阅读药品使用说明书并按说明使用或在药师指导下购买和使用

D. 普通商业企业乙类非处方药销售人员及有关管理人员必须经过当地地市以上药品监管部门适当的法律、法规和专业知识培训、考核并持证上岗

E. 处方药、非处方药应当分柜摆放，普通商业企业销售乙类非处方药时，应设立专门货架或专柜

6. 药品零售企业营业场所和药品仓库应配置的设备有（　　）。

A. 药品防尘、防潮、防污染和防虫、防鼠、防霉变等设备

B. 检验和调节温、湿度的设备

C. 避光、通风、排水设备

D. 符合药品特性要求的常温、阴凉和冷藏保管的设备

E. 特殊管理药品的保管设备

7. 《药品经营质量管理规范》规定，应分开存放的药品是（　　）。

A. 国产药与进口药

B. 药品与非药品

C. 内用药与外用药

D. 中药材与中药饮片

E. 处方药与非处方药

8. 药品批发企业质量管理机构负责人应（　　）。

A. 经考核合格，持证上岗

B. 有实践经验

C. 可独立解决经营过程中的质量问题

D. 能坚持原则

E. 是执业药师或具有相应的药学专业技术职称

实训项目

药品经营企业岗位调研

【实训目的】

通过了解实训单位的各种岗位工作,使学生对药品经营企业的各种程序及相关要求加深理解,提高学生分析和解决实际工作问题的能力。

【实训单位】

药品经营企业。

【实训内容】

要求学生按照《药品经营质量管理规范》的具体要求,调研一家药品批发企业或药品零售企业,选择一种岗位,写出质量职责名称与岗位职责内容,以及与自己岗位相关的程序,写出程序名称并简述程序。

【实训步骤】

1. 根据班级人数分组;根据实训单位,要求学生准备相关的资料。

2. 对学生进行安全性教育。

3. 严格按照实训单位的要求进行调研,并遵守实训单位的规章制度。

4. 撰写实训调研报告,具体要求如下。

(1) 字数 1000 字以上。

(2) 对实训单位的各种岗位进行分析。

(3) 提出存在的问题及解决措施。

(兰小群)

学习项目十四　药品流通监督管理

学习任务一　药品流通概述

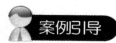案例引导

违规销售药品案

　　申某系淇县桥盟乡大石岩村乡村医生,在本村开设一家"中西药门诊"。2002年5月9日,淇县药品监督管理局工作人员在履行日常检查时,查出申某正在销售的药品中有过期药品和非法制剂,同时发现该门诊没有药品购进记录。对此,淇县药监局于2002年7月29日,依据《中华人民共和国药品管理法》和《药品流通监管管理办法》,给申某下达了淇药行罚字(2002)第007号处罚决定书,没收原告过期药品和非法制剂,对原告处以120元罚款。

　　思考:本案中的申某违反了那些药品流通管理规定?

　　流通是商品经济条件下社会再生产过程的一个环节。商品流通是以货币为媒介的商品交换,其公式是"商品——货币——商品"。药品流通从整体来看是药品从生产者转移到患者的活动、体系和过程,包括

了药品流、货币流、药品所有权流和药品信息流。药品流通的概念不同于药品买卖、药品市场营销,属宏观经济范畴。

一、药品流通的特殊性

1. 药品流通的概念 药品流通(drugs distribution)是指在商品经济条件下,以货币为媒介,药品从生产企业向患者转移的过程中,形成的由药品生产企业、经营企业、医疗机构和患者共同构成的复杂交错的循环过程。

药品流通渠道一般可分为两个环节,一是批发环节,二是零售环节,即生产商通过批发商销售给零售商(包括医院药房),再由零售商销售至患者手中。在我国批发环节包括各地区总经销、代理,市级、县级批发商。通常,药品从出厂最终到消费者手里,往往要经过6～7个环节。有时,生产企业也会直接对医院和零售药店进行销售。

2. 药品流通的特殊性 药品是特殊的商品,是人类同疾病斗争的主要武器,在国家医药卫生体系中占据重要位置。因此,药品在市场流通过程中呈现出以下几个方面的流通特性。

(1) 体积小、价值高,质量很重要:药品通常具有高度的生理活性,几个毫克就可产生很强的药理作用。其质量与患者的生命健康息息相关,任何微小的差错都会导致严重后果。因此世界各国对药品的研制、生产、流通、使用制定了严格的管理制度,具有很高的制度成本。

(2) 药品的品种多,规格复杂,生产和使用高度分散:人类疾病有10万多种,客观上需要有多种不同的药品来防治,目前全世界大约有20000种药品。如此种类繁多的药品会被各个地区一定比例的患者所需要,这些药品通过成千上万的医疗机构和社会药房,最终使用到患者身上,药品是世界上使用过程最为复杂,使用范围最为分散的产品之一。

(3) 药品需求的急迫性:疾病威胁生命,药品攸关生命,药品需求的发生通常具有一定的急迫性。所以,只能药等病,不能病等药。但药品有效期通常较短,且管理严格,一旦超过有效期,就属于劣药,不能销售使用。为了解决药品需求的紧迫性和有效期短的难题,需要建立一个快速高效的药品物流配送系统。

(4) 对人员和销售机构的要求高:药品与其他消费品不相同,专业技术性很强。从采购到分发都必须有执业药师参与管理、指导,有的关键环节必须由执业药师直接负责执行。处方药还必须根据执业医师处方调配销售。在流通全过程所提供的药学服务,只有合格的药师才能完成。

(5) 药品定价和价格控制难度大:生产经营企业期望获得高利润,患者期望质高价廉,国家能承担的补助只能与经济水平相适应。还有一些人企图介入药品流通领域牟取非法暴利。诸多社会因素致使药品价格不能完全由市场竞争来调节。

二、我国药品市场流通领域现状

改革开放以来,我国药品流通从计划分配体制转向市场化经营体制,行业获得了长足发展。药品流通领域的法律框架和监管体制基本建立,药品供应保障能力明显提高,多种所有制并存、多种经营方式互补、覆盖城乡的药品流通体系初步形成。

1. 集中度低,规模小,规模效应正在逐步形成 现阶段我国药品流通企业数量众多,但是规模较小,没有形成专业化、规模化和集约化经营,这直接导致药品流通企业的经营成本较高,整体经济效益偏低。2008年数据显示,我国仅有医药批发企业1.3万家,医药零售药店36.2万家,但企业集中度较差,产业格局以多、小、散为特点。近五年来,我国医药流通企业的销售规模在持续扩大,我国药品流通领域企业也正在朝着大型化的方向发展,规模化的药品流通企业正在形成,药品流通企业正在朝做大做强的趋势迈进。

2. 流通环节成本高、利润低 我国药品流通领域呈现流通成本较高,利润率普遍偏低的特点。这主要是由于两方面的原因,一是由于物流手段原始,运行效率低,造成了整个行业运营成本上升,药品流通企业的利润率不断下降;另外一方面是因为我国药品的销售过程复杂,分销环节过多,市场营销和公关成本较高。对比美国和日本的药品流通企业的相关指标,我国药品流通企业成本高,总体利润率偏低的特点非常明显。

3. 零售药店发展迅速,集中度迅速增强　2008 年,我国零售连锁企业门店近 13 万家,零售单体药店近 23 万家。近年来,城市社区药品市场和农村基层药品市场崛起的态势比较明显,而这些服务区域恰恰是零售连锁药店和零售单体药店重要的服务区域。2014 年,城市社区药品市场规模同比增长 31.80%,农村基层药品市场规模同比增长 17.60%,高于整个药品市场 17.30%的增速。

4. 药品流通企业竞争无序,流通秩序混乱　由于我国药品流通企业集中度较差,造成药品流通企业竞争无序。集中度较差导致同品种的药品生产企业众多,产能过剩,药品流通秩序混乱。药品作为特殊商品,本应质量优先,但是现在我国的药品流通市场上的竞争准则是不惜一切代价的降低生产成本,而将大量的资金成本投入到流通环节中去。这种流通环节的无序,严重的影响上游生产企业的生产行为,导致生产企业只能以牺牲药品质量为代价,药品研发生产能力削弱,药品安全的风险随之大大增加,最终整个医药产业的结构和医药企业的发展受到巨大的破坏。

5. 批发商开始向配送商转型　随着经济建设的推进,传统批发商开始向现代物流配送服务商转变。同时伴随新医改工作的推进,农村基层药品市场迅速扩容,配送能力较强的企业开始关注这个市场,未来的一段时间内,优势企业会利用渠道与规模效应等优势,对于覆盖农村基层市场的中小型医药商业企业进行新一轮的重组、兼并与整合。配送型医药商业是未来比较活跃的药品流通领域,通过这些活动,形成上游资源和市场资源的共享,增强整体规模效应。

想一想如何解决我国现阶段药品市场流通过程中存在的问题?

学习任务二　药品流通监督管理办法

1999 年 6 月国家药品监督管理局发布了《药品流通监督管理办法(暂行)》,同年 8 月 1 日起实施。这是我国加强药品流通监督管理、整顿药品流通秩序的重要规章。该法规对药品生产企业销售的监督管理、药品经营的监督管理、药品采购的监督管理、药品销售人员的监督管理及法则分别作出明确规定。通过 8 年的执法实践,国家食品药品监督管理局对该暂行本进行修改,于 2007 年 1 月 31 日正式颁布了《药品流通监督管理办法》,自 2007 年 5 月 1 日起实施。

一、药品生产、经营企业购销药品的监督管理

1. 承担法律责任的相关规定　药品生产、经营企业对其药品购销行为负责,对其销售人员或设立的办事机构以本企业名义从事的药品购销行为承担法律责任。

2. 购销人员管理的相关规定

(1) 药品生产、经营企业应当对其购销人员进行相关的法律、法规和专业知识培训,建立培训档案,其中应当明确记录培训时间、地点、内容及接受培训的人员。

(2) 药品生产、经营企业应当加强对其销售人员的管理,并对其销售行为作出规定。

3. 对药品生产、经营企业销售行为的具体规定

(1) 药品生产、批发企业销售药品时,应当开具标明供货单位名称、药品名称、生产厂商、批号、数量、价格等内容的销售凭证。药品零售企业销售药品时,应当开具标明药品名称、生产厂商、数量、价格、批号等内容的销售凭证。

(2) 药品生产、经营企业采购药品时,应按本办法第十条规定索取、查验、留存供货企业有关证件、资料,按本办法第十一条规定索取、留存销售凭证。留存的资料和销售凭证,应当保存至超过药品有效期 1 年,但不得少于 3 年。

(3) 经营处方药和甲类非处方药的药品零售企业,执业药师或者其他依法经资格认定的药学技术人员不在岗时,应当挂牌告知,并停止销售处方药和甲类非处方药。

4. 药品购销的禁止性规定

（1）不得为从事无证生产、经营药品行为的企业和个人提供药品。

（2）不得以展示会、交易会、订货会、产品宣传会等方式现货销售药品。

（3）不得为他人以本企业的名义经营药品提供场所，或者资质证明文件，或者票据等便利条件。

（4）不得购进和销售医疗机构配制的制剂。

（5）药品经营企业应当按照《药品经营许可证》许可的经营范围经营药品，不得超范围经营。

（6）不得以搭售、买药品赠药品、买商品赠药品等方式向公众赠送处方药或者甲类非处方药。

（7）不得采用邮售、互联网交易等方式直接向公众销售处方药。

（8）禁止非法收购药品。

5. 药品生产企业、药品批发企业销售药品时，应当提供的资料

（1）加盖本企业原印章的《药品生产许可证》或《药品经营许可证》和营业执照的复印件。

（2）加盖本企业原印章的所销售药品的批准证明文件复印件。

（3）销售进口药品的，按照国家有关规定提供相关证明文件。

除上资料外，还应当提供加盖本企业原印章的授权书复印件。授权书原件应当载明授权销售的品种、地域、期限，注明销售人员的身份证号码，并加盖本企业原印章和企业法定代表人印章（或者签名）。销售人员应当出示授权书原件及本人身份证原件，供药品采购方核实。

二、医疗机构购进、储存药品的监督管理

1. 医疗机构购进药品的相关规定

（1）医疗机构设置的药房，应当具有与所使用药品相适应的场所、设备、仓储设施和卫生环境，配备相应的药学技术人员，设立药品质量管理机构或者配备质量管理人员，建立药品保管制度。

（2）购进药品时，应当按照规定索取、查验、保存供货企业有关证件、资料、票据，并执行进货检查验收制度，并建有真实完整的药品购进记录。药品购进记录必须注明药品的通用名称、生产厂商（中药材标明产地）、剂型、规格、批号、生产日期、有效期、批准文号、供货单位、数量、价格、购进日期。药品购进记录必须保存至超过药品有效期1年，但不得少于3年。

（3）医疗机构不得未经诊疗直接向患者提供药品，也不得采用邮售、互联网交易等方式直接向公众销售处方药。

2. 医疗机构采购、储存药品的相关规定

（1）医疗机构以集中招标方式采购药品的，应当遵守有关法律法规。

（2）医疗机构应当将药品与非药品分开存放；中药材、中药饮片、化学药品、中成药应分别储存、分类存放。

▌ 知识链接 ▌

无证经营的相关规定

以下16种情况按无证经营处理：①有许可证但从事异地经营的；②超范围经营的；③非法收购药品的；④兽药单位经营人用药品的；⑤无许可证而是借药品经营企业提供的条件参加药品经营的；⑥无许可证从事进口药品国内销售的；⑦药品生产企业销售非本企业生产的药品的，其办事机构从事药品现货销售的；⑧乡镇卫生院进行经营性销售的；⑨城镇个体行医、个体诊所从事药品购销活动的；⑩乡镇卫生院从事药品经营性销售的；⑪药品批发企业从事零售业务，或零售企业从事批发业务的；⑫药品零售连锁总店及各门店只有一个《药品经营许可证》的；⑬非法药品集贸市场；⑭在中药材专业市场销售中药材以外药品的；⑮在城乡集贸市场销售中药材以外药品的；⑯药品销售人员在其他企业兼职从事药品销售活动的。

学习小结

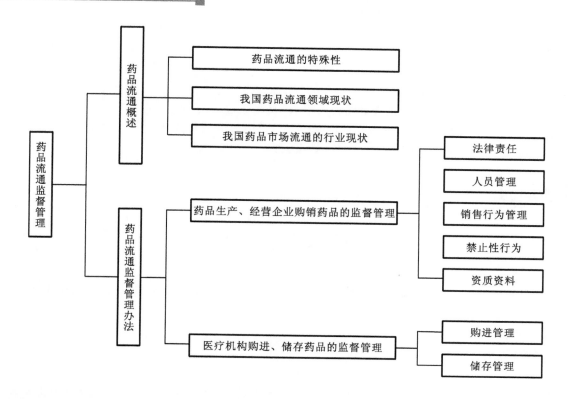

目标检测

一、最佳选择题（每题的备选项中,只有一个最佳答案）

1.《药品流通监督管理办法》的实施日期是（   ）。

A. 2007 年 3 月 1 日　　　　　　　　　　　　B. 2007 年 5 月 1 日

C. 2007 年 10 月 1 日　　　　　　　　　　　D. 2007 年 7 月 1 日

2. 药品经营企业销售药品的销售凭证应保存至超过有效期 1 年,但不得少于（   ）。

A. 1 年　　　　　　B. 2 年　　　　　　C. 3 年　　　　　　D. 5 年

3. 药品经营企业不得购进和销售（   ）。

A. 医疗机构自配制剂　　　　　　　　　　B. 生物制品

C. 生化制剂　　　　　　　　　　　　　　D. 抗生素

二、配伍选择题（每组题目对应同一组选项,备选可重复选用,也可不选用）

A. 处方药　　　　　　　　　　　　　　　B. 甲类非处方药

C. 乙类非处方药　　　　　　　　　　　D. 处方药和甲类非处方药

1. 药品生产、经营企业不得以搭售、买药赠药、买商品赠药品的方式向公众赠送（   ）。

2. 药品生产、经营企业不得采用邮售、互联网交易等方式直接向公众销售（   ）。

三、多选题（每题的备选项中,只有 2 个或 2 个以上正确答案,不得错选或少选）

1. 药品生产、经营企业应当对其购销人员进行药品相关的法律、法规和专业知识培训,建立培训档案,培训档案中应当记录（   ）。

A. 培训时间　　　　　　　　　　　　　B. 培训地点

C. 培训内容　　　　　　　　　　　　　D. 接受培训的人员

2. 药品生产企业、药品批发企业销售药品时,应当提供的资料是（   ）。

A. 加盖本企业原印章的《药品生产许可证》或《药品经营许可证》和营业执照的复印件

B. 加盖本企业原印章的所销售药品的批准证明文件复印件

C. 销售进口药品的,按照国家有关规定提供相关证明文件

D. 加盖本企业原印章的授权书复印件

3. 授权书原件应当载明授权销售的(　　)。

A. 品种、地域

B. 期限

C. 注明销售人员的身份证号码

D. 并加盖本企业原印章和企业法定代表人印章(或者签名)

4. 药品零售企业销售药品时,应当开具标明(　　)等内容的销售凭证。

A. 药品名称　　　　B. 生产厂商　　　　C. 数量、价格　　　　D. 批号

实训项目

药品购销情景模拟

【实训目的】

通过模拟药品购销过程,帮助学生掌握有关药品流通监督管理的相关规定,提高学生运用所学知识分析问题和解决问题的能力,并说出自己的见解。

【实训方式】

情景模拟、课堂讨论。

【实训内容】

准备两种药品,分别是处方药和非处方药,要求学生按照《药品流通监督管理办法》的相关要求,进行药品购销过程的模拟演练。分组进行,互相找出问题和漏洞,强化对相关规定的理解和记忆。

【实训步骤】

1. 根据班级分组,以小组为单位课前对本案例进行资料收集和讨论。

2. 每组选取一种药品进行模拟销售,由组长分配角色和任务。

3. 销售工作包括前期培训,准备资质材料,开具销售凭证,书写销售记录以及具体销售行为。另一组同学作为买家需要确认对方资质,书写购货记录,以及发现对方在销售过程中的不正确行为。

4. 各小组演练完毕后派一名成员对本组的"销售工作"进行小结发言;同时提出对方同学存在的问题和建议。

5. 指导老师根据发言情况进行课堂总结。

6. 学生将案例资料和讨论结果进行归纳整理,并写出书面分析报告。

7. 指导老师根据演练、发言及分析报告情况给出实训考核成绩。

(庞　红)

学习项目十五　药品广告管理

学习任务一　药品广告基本知识

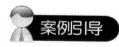案例引导

违法药品广告通报

　　沈阳某药业有限公司生产的药品"固本延龄丸",其功能主治为"固本培元,滋阴,补髓填精,强壮筋骨"等。广告宣称该产品"久服还可返老还童;服用3天,症状减轻;长期服用,白发转黑"等。该广告含有不科学地表示功效的断言和保证。

　　西安某制药集团有限公司生产的药品"醒脾开胃颗粒",其功能主治为"醒脾调中,升发胃气。用于面黄乏力,食欲低下,腹胀腹痛,食少便多"。广告宣称该产品用于"肠胃炎,肠道激惹综合征,慢性、萎缩性、糜烂性胃炎,胃溃疡;吃两个疗程,完全就好了"等。该广告严重篡改审批内容,含有利用患者名义作证明,不科学地表示功效的断言或者保证等,严重欺骗和误导消费者。

　　思考:1. 处方药与非处方药在广告发布管理方面有何区别?

　　　　　2. 药品广告内容应符合何种标准?

药品广告作为传播药品信息的一种方式,不但起到宣传药品、引导消费者正确选择使用药品的作用,而且已经成为药品生产、经营企业促销的一种常用手段。药品广告已成为目前公众获取药品信息,选择药品的主要途径之一。药品广告内容的真实性、科学性能为患者提供有关药品的性能、成分、用途、特点以及适应证、作用机制、注意事项等信息,有助于患者合理选择药品。但是,广告效应带来的巨额经济利益,使一些企业见利忘义,通过各种方式进行违法药品广告宣传,误导消费者,干扰了药品市场秩序,对人民群众的身体健康和用药安全构成了威胁。因此,加强对药品广告的监督管理、规范药品广告的发布,对保障人民群众合理、安全、有效的用药,具有重要意义。

一、药品广告的概念

(一) 广告的定义

根据《中华人民共和国广告法》,广告是指商品经营者或者服务提供者承担费用,通过一定媒介和形式直接或者间接地介绍自己所推销的商品或者所提供的服务的商业广告。

(二) 广告的相关法律主体

广告法中涉及的法律主体有广告主、广告经营者和广告发布者。

(1) 广告主:指为推销商品或者提供服务,自行或者委托他人设计、制作、发布广告的法人、其他经济组织或者个人。

(2) 广告经营者:指受委托提供广告设计、制作、代理服务的法人、其他经济组织或者个人。

(3) 广告发布者:指为广告主或者广告主委托的广告经营者发布广告的法人或者其他经济组织。

(三) 药品广告的定义

药品广告作为广告的一种,是指药品生产企业或者药品经营企业承担费用,通过一定的媒介和形式介绍具体药品品种,直接或间接地进行以药品销售为目的的商业广告。为了推销药品而利用各种媒介和形式发布的广告,包括药品生产企业、药品经营企业的产品宣传材料在内,都属于药品广告。

二、药品广告的作用

在商品经济中,药品广告已逐渐成为药品促销的必要手段。药品广告的作用主要有:①提供药品信息,指导医师、药师、患者合理、正确用药;②开拓药品市场,促进药品销售;③树立企业形象,增强企业竞争力;④药品广告特别是非处方药广告信息的传播,对增强人们的自我保健意识有一定作用。

学习任务二 药品广告管理的相关规定

与其他商品广告相比,药品广告最显著的特点是受各国法律的严格控制。作为特殊商品,药品关系着人民群众的生命健康,虚假或误导的药品广告,轻则延误疾病的治疗,重则导致生命安全受到威胁。各国法律法规中都对药品广告的内容、媒体选择、审批机关和程序有着严格的管理。我国的《中华人民共和国广告法》、《中华人民共和国药品管理法》和《中华人民共和国药品管理法实施条例》等法律法规,均对药品广告的监督管理作出了相应的规定。

一、药品广告审查发布标准

2007 年 3 月,国家食品药品监督管理局会同国家工商行政管理总局,以国家工商行政管理总局令发布《药品广告审查办法》,自 2007 年 5 月 1 日起实施。新的审查发布标准对药品广告标准作出了明确规定。

(一) 不得发布广告的药品

(1) 麻醉药品、精神药品、医疗用毒性药品、放射性药品。

(2) 医疗机构配制的制剂。

（3）军队特需药品。

（4）国家食品药品监督管理局依法明令停止或者禁止生产、销售和使用的药品。

（5）批准试生产的药品。

（二）发布处方药品广告的限制性规定

处方药可以在卫生部和国家食品药品监督管理总局共同指定的医学、药学专业刊物上发布广告，但不得在大众传播媒介上发布广告或者以其他方式进行以公众为对象的广告宣传。不得以赠送医学、药学专业刊物等形式向公众发布处方药广告。截至 2011 年 7 月，国家食品药品监督管理局已公布了 24 个批次共 546 种允许发布处方药广告的医学药学专业刊物，如《药学学报》《中医药学报》《中国药房》等。

（三）药品广告的内容规定

（1）药品广告内容涉及药品适应证或者功能主治、药理作用等内容的宣传，应当以国务院食品药品监督管理部门批准的说明书为准，不得进行扩大或者恶意隐瞒的宣传，不得含有说明书以外的理论、观点等内容。

（2）药品广告中必须标明药品的通用名称、忠告语、药品广告批准文号、药品生产批准文号；以非处方药商品名称为各种活动冠名的，可以只发布药品商品名称。

（3）药品广告必须标明药品生产企业或者药品经营企业名称，不得单独出现"咨询热线""咨询电话"等内容。

（4）药品广告中有关药品功能疗效的宣传应当科学准确，不得出现下列情形。

① 含有不科学地表示功效的断言或者保证的。

② 说明治愈率或者有效率的。

③ 与其他药品的功效和安全性进行比较的。

④ 违反科学规律，明示或者暗示包治百病、适应所有症状的。

⑤ 含有"安全无毒副作用""毒副作用小"等内容的；含有明示或者暗示中成药为"天然"药品，因而安全性有保证等内容的。

⑥ 含有明示或者暗示该药品为正常生活和治疗病症所必需等内容的。

⑦ 含有明示或暗示服用该药能应付现代紧张生活和升学、考试等需要，能够帮助提高成绩、使精力旺盛、增强竞争力、增高、益智等内容的。

⑧ 其他不科学的用语或者表示，如"最新技术""最高科学""最先进制法"等。

（5）药品广告应当宣传和引导合理用药，不得直接或者间接怂恿任意、过量地购买和使用药品，不得含有的内容如下。

① 含有不科学的表述或者使用不恰当的表现形式，引起公众对所处健康状况和所患疾病产生不必要的担忧和恐惧，或使公众误解不使用该药品会患某种疾病或加重病情的。

② 含有免费治疗、免费赠送、有奖销售、以药品作为礼品或者奖品等促销药品内容的。

③ 含有"家庭必备"或者类似内容的。

④ 含有"无效退款""保险公司保险"等保证内容的。

⑤ 含有评比、排序、推荐、指定、选用、获奖等综合性评价内容的。

课堂互动

日常生活中，你发现过哪些涉嫌违法的药品广告？它们分别违反了哪些广告法？

（6）处方药广告的忠告语是："本广告仅供医学药学专业人士阅读。"非处方药广告的忠告语是："请按药品说明书或在药师指导下购买和使用。"

（7）药品广告不得含有利用医药科研单位、学术机构、医疗机构或者专家、医生、患者的名义和形象作证明的内容。药品广告不得使用国家机关和国家机关工作人员的名义。药品广告不得含有军队单位或者军队人员的名义、形象。不得利用军队装备、设施从事药品广告宣传。

（8）药品广告不得含有涉及公共信息、公共事件或其他与公共利益相关联的内容，如各类疾病信息、经济社会发展成果或医药科学以外的科技成果。

（9）药品广告不得在未成年人出版物和广播电视频道、节目、栏目上发布。药品广告不得以儿童为诉求对象,不得以儿童名义介绍药品。

（10）药品广告不得含有医疗机构的名称、地址、联系办法、诊疗项目、诊疗方法以及有关义诊、医疗（热线）咨询、开设特约门诊等医疗服务的内容。

二、药品广告审批程序

我国《药品管理法》第六十条明确规定:"药品广告须经企业所在地省、自治区、直辖市人民政府药品监督管理部门批准,并发给药品广告批准文号;未取得药品广告批准文号的,不得发布。"《药品管理法实施条例》第五十三条规定发布药品广告,应当向药品生产企业所在地省、自治区、直辖市人民政府药品监督管理部门报送有关材料。2007年5月1日起实施的《药品广告审查办法》(SFDA局令第27号)对药品广告的审查范围、审查机关、审批程序等内容作出了详细规定。

（一）审查范围

1.《药品广告审查办法》的适用范围　凡利用各种媒介或者形式发布的广告含有药品名称、药品适应证(功能主治)或者与药品有关的其他内容的,为药品广告,应当按照该办法进行审查。

2. 无需审查的情况　非处方药仅宣传药品名称(含药品通用名称和药品商品名称)的,或者处方药在指定的医学药学专业刊物上仅宣传药品名称(含药品通用名称和药品商品名称)的,无需审查。

（二）审查机关

（1）省、自治区、直辖市药品监督管理部门是药品广告审查机关,负责本行政区域内药品广告的审查工作。县级以上工商行政管理部门是药品广告的监督管理机关。

（2）国家食品药品监督管理总局对药品广告审查机关的药品广告审查工作进行指导和监督,对药品广告审查机关违反本办法的行为,依法予以处理。

（三）审批程序

具体审批程序如图15-1。

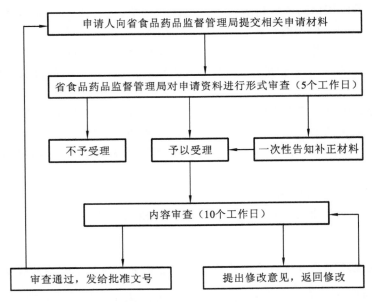

图15-1　药品广告审批流程

1. 药品广告的申请　申请药品广告批准文号,应当提交《药品广告审查表》,同时提交以下真实、合法、有效的证明文件。

（1）申请人的"营业执照"复印件。

（2）申请人的"药品生产许可证"或者"药品经营许可证"复印件。

（3）申请人是药品经营企业的,应当提交药品生产企业同意其作为申请人的证明文件原件。

（4）代办人代为申办药品广告批准文号的,应当提交申请人的委托书原件和代办人的营业执照复印件等主体资格证明文件。

（5）药品批准证明文件（含“进口药品注册证”、“医药产品注册证”）复印件、批准的说明书复印件和实际使用的标签及说明书。

其中,非处方药品广告需提交非处方药品审核登记证书复印件或相关证明文件的复印件;申请进口药品广告批准文号的,应当提供进口药品代理机构的相关资格证明文件的复印件;广告中涉及药品商品名称、注册商标、专利等内容的,应当提交相关有效证明文件的复印件以及其他确认广告内容真实性的证明文件。提供上述证明文件的复印件,需加盖证件持有单位的印章。

2. 药品广告的形式审查和受理 药品广告审查机关收到药品广告批准文号申请后,对申请材料齐全并符合法定要求的,发给《药品广告受理通知书》;申请材料不齐全或者不符合法定要求的,应当当场或者在 5 个工作日内一次告知申请人需要补正的全部内容;逾期不告知的,自收到申请材料之日起即为受理。

3. 药品广告的内容审查 药品广告审查机关应当自受理之日起 10 个工作日内,对申请人提交的证明文件的真实性、合法性、有效性进行审查,并依法对广告内容进行审查。

4. 药品广告的审批结果 对审查合格的药品广告,发给药品广告批准文号;对审查不合格的药品广告,应当作出不予核发药品广告批准文号的决定,书面通知申请人并说明理由,同时告知申请人享有依法申请行政复议或者提起行政诉讼的权利。

5. 对违规申请的处理

（1）篡改经批准的药品广告内容并进行虚假宣传的,由药品监督管理部门责令立即停止该药品广告的发布,撤销该品种药品广告批准文号,1 年内不受理该品种的广告审批申请。

（2）对提供虚假材料申请药品广告审批,被药品广告审查机关在受理审查中发现的,1 年内不受理该企业该品种的广告审批申请。对提供虚假材料申请药品广告审批,取得药品广告批准文号的,药品广告审查机关在发现后应当撤销该药品广告批准文号,并 3 年内不受理该企业该品种的广告审批申请。

（四）药品广告批准文号的有关规定

（1）药品广告批准文号为“×药广审（视）第 0000000000 号”、“×药广审（声）第 0000000000 号”、“×药广审（文）第 0000000000 号”。其中“×”为各省、自治区、直辖市的简称。“0”为由 10 位数字组成,前 6 位代表审查年月,后 4 位代表广告批准序号。“视”、“声”、“文”代表用于广告媒介形式的分类代号。

（2）药品广告批准文号有效期为 1 年,到期作废。

三、药品广告管理的法律责任

我国《药品管理法》第九十二条明确规定:违反本法有关药品广告的管理规定的,依照《中华人民共和国广告法》的规定处罚,并由发给广告批准文号的药品监督管理部门撤销广告批准文号,一年内不受理该品种的广告审批申请;构成犯罪的,依法追究刑事责任。药品监督管理部门对药品广告不依法履行审查职责,批准发布的广告有虚假或者其他违反法律、行政法规的内容的,对直接负责的主管人员和其他直接责任人员依法给予行政处分;构成犯罪的,依法追究刑事责任。

《中华人民共和国广告法》规定,利用广告对商品或者服务作虚假宣传的,由广告监督管理机关责令广告主停止发布、并以等额广告费用在相应范围内公开更正消除影响,并处广告费用三倍以上五倍以下的罚款;对负有责任的广告经营者、广告发布者没收广告费用,并处广告费用三倍以上五倍以下的罚款;情节严重的,依法停止其广告业务。构成犯罪的,依法追究刑事责任。

我国《中华人民共和国广告法》规定,发布虚假广告,欺骗和误导消费者,使购买商品或者接受服务的消费者的合法权益受到损害的,由广告主依法承担民事责任;广告经营者、广告发布者明知或者应知广告虚假仍设计、制作、发布的,应当依法承担连带责任。

我国《中华人民共和国广告法》规定,发布含有禁止内容的药品广告或宣传禁止发布广告的药品,由工商行政管理部门和省级药品监督管理部门责令负有责任的广告主、广告经营者、广告发布者改正或者停止发布,没收广告费用,可以并处广告费用一倍以上五倍以下的罚款;情节严重的,依法停止其广告业务。

学习小结

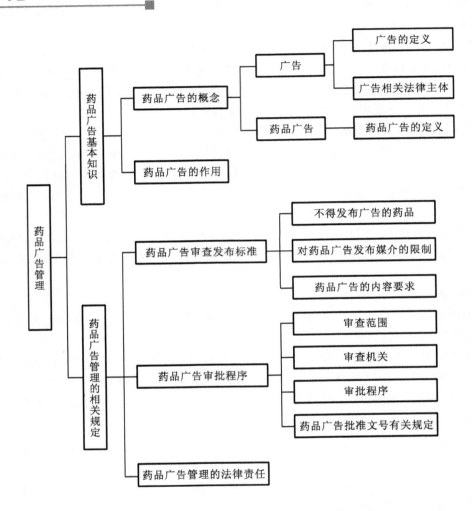

目标检测

一、最佳选择题(每题的备选项中,只有一个最佳答案)

1. 不得发布广告的药品有(   )。

A. 新药   B. 已有国家标准药品   C. 非处方药

D. 处方药   E. 医疗机构配制的制剂

2. 对提供虚假材料申请药品广告审批,取得药品广告批准文号的,药品广告审查机关在发现后应当撤销该药品广告批准文号,并(   )年内不受理该企业该品种的广告审批申请。

A. 1 年   B. 2 年   C. 3 年   D. 4 年   E. 5 年

3. 药品广告批准文号的有效期是(   )。

A. 1 年   B. 2 年   C. 3 年   D. 4 年   E. 5 年

4. 药品广告的审批机构是(   )。

A. 省级食品药品监督管理机构   B. 国家食品药品监督管理机构

C. 市级食品药品监督管理机构   D. 食品药品监督管理部门派出机构

E. 国家工商行政管理总局

二、配伍选择题(每组题目对应同一组选项,备选可重复选用,也可不选用)

A. 申请人所在地的省级药品监督管理部门

B. 发布地省级药品监督管理部门

C. 进口部门所在地省级药品监督管理部门

D. 省级工商行政管理部门

1. 国产药品广告申请应该向哪个部门提出?(　　)

2. 跨省发布药品广告,发布广告的企业在发布前申请备案的部门是(　　)。

3. 进口药品广告应该向哪个部门提出?(　　)

三、多选题(每题的备选项中,只有2个或2个以上正确答案,不得错选或少选)

1. 有关药品广告的说法,正确的是(　　)。

A. 药品广告不得含有不科学的表示功效的断言或者保证

B. 药品广告须经企业所在地省级工商行政部门批准,并发给药品广告批准文号

C. 药品广告只能在指定的医学药物专业刊物上发表

D. 药品广告必须真实、合法,以国家药品监督管理部门批准的说明书为准,不得含有虚假的内容

E. 药品广告可以使用医疗科研机构的名称

2. 药品广告不得出现的内容包括(　　)。

A. 有效率超过90%　　　　　　　　　B. 益智

C. 同类产品中效果最佳　　　　　　　D. 日常生活必备

E. 安全无毒副作用

实训项目

药品广告发布的调研

【实训目的】

了解药品广告发布工作,使学生对药品广告发布的现状及相关要求加深理解,提高学生分析问题和解决问题的能力。

【实训方式】

课堂演练,课堂讨论。

【实训内容】

要求学生按照《中华人民共和国广告法》、《中华人民共和国药品管理法》、《药品广告审查发布标准》以及《药品广告审查办法》的具体要求,对以下案例进行分析、演练及课堂讨论。

【实训案例】

广西平南制药厂生产的"前列清茶"、河南凌云医药科技有限公司生产的医疗器械"腰枕治疗仪"等11种违法广告。

2010年10月,国家食品药品监督管理局根据各地食品药品监督管理部门近期发布的违法广告公告,发布了2010年第3期违法广告汇总,并对广西平南制药厂生产的"前列清茶"、河南凌云医药科技有限公司生产的医疗器械"腰枕治疗仪"、保健食品"新滋美胶囊"(国食健字G20070117)等11种违法情节严重、违法发布广告频次高的药品、医疗器械和保健食品予以曝光。

其中,君碧莎制药有限公司生产的药品"皮肤病血毒片",其功能主治为"清血解毒、消肿止痒之效"。广告宣称该产品"6分钟杀毒止痒,10分钟清毒活细胞,24小时除癣换肤"等。保定中药制药有限公司生产的药品"舒筋丸"(广告中宣传名称:金关捷),其功能主治为"祛风除湿,舒筋活血。用于风寒湿痹,四肢麻木,筋骨疼痛,行步艰难"。该药品为处方药,擅自在大众媒介发布广告。广告宣称该产品"一丸定痛,只需服用一粒疼痛立刻消失,服用三个疗程就能根除骨关节疾病;被称为中华止痛第一方;筋骨同治,治骨除根,并有所谓专家进行推荐"等。

【实训步骤】

1. 根据班级人数分组,选出一人担任小组长。

2. 以小组为单位在课前对本案例进行资料收集和讨论。

3. 各小组讨论结束进行小结发言。

4. 指导老师根据发言情况进行课堂总结。

5. 学生将案例资料和讨论结果进行归纳整理,并写出书面分析报告。

6. 指导老师根据讨论、发言及分析报告情况给出实训考核成绩。

(杜守京)

学习项目十六 互联网药品交易服务的管理

学习目标

学习目的

本项目介绍了互联网药品交易服务的概念与形式、互联网药品交易服务企业应具备的条件、互联网药品交易服务申报与审批程序、互联网药品交易服务经营与管理规定等相关内容。互联网药品交易服务因其高效率、低成本、选择性高等优点正逐渐成为电子商务领域重点发展的方向之一。药师应该熟悉我国对互联网药品交易服务管理的相关规定,从而更好地适应今后可能从事的信息化药品服务工作。

能力目标

能正确运用《互联网药品经营管理办法》相关规定分析案例,对互联网药品交易服务规定有正确的认识。在进行互联网药品交易服务工作时,能根据相关规定完成服务内容。

知识目标

掌握:互联网药品交易服务的概念与形式。

熟悉:互联网药品交易服务企业应具备的条件;互联网药品交易服务申报与审批程序;互联网药品交易服务经营与管理规定。

了解:《互联网药品经营管理办法》相关规定。

素质目标

在互联网药品交易服务等环节中,药师能根据相关规定完成服务内容,为公众用药提供更便捷的服务。

学习任务一 互联网药品交易服务的概念与形式

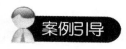

案例引导

淘宝医药馆被叫停

2011 年 6 月,淘宝网开通医药馆,引入九洲大药房、金象大药房、开心人大药房、复美大药房等首批药品零售商,而围绕着"淘宝能否卖药"以及"应该通过怎样的形式卖药"的争议也随之而来。日前,国家食品药品监督管理局公开表态认为,淘宝网虽然取得了互联网药品信息服务资格证,但尚未取得互联网药品交易服务机构资格证书,不得进行药品网上交易。

记者了解到,目前,浙江省食品药品监管部门已对淘宝网进行查处,要求其尽快整改。而现在点击淘宝商城里试着购买药品时,购买链接已不能打开,旁边提示"需购买的用户请直接登录商家官网购买"。

思考:1. 我国对互联网药品交易服务有何相关规定?

2. 互联网药品交易服务机构资格证书如何取得?

随着社会的发展,网络购物以其便捷的特点,已经成为人们生活必需的一种购物方式,网购可以满足人们对绝大部分商品的需求,但是药品毕竟是一种关系到人民身体健康和生命安全的特殊商品,是否适合网上购买,引起了广泛的争议。

一、互联网药品交易服务的概念与形式

1. 互联网药品交易服务的概念 根据《互联网药品交易服务审批暂行规定》,互联网药品交易服务是指通过互联网提供药品(包括医疗器械、直接接触药品的包装材料和容器)交易服务的电子商务活动。

2. 互联网药品交易服务的形式 互联网药品交易服务包括为药品生产企业、药品经营企业和医疗机构之间的互联网药品交易提供的服务,药品生产企业、药品批发企业通过自身网站与本企业成员之外的其他企业进行的互联网药品交易以及向个人消费者提供的互联网药品交易服务。

其中,本企业成员是指企业集团成员或者提供互联网药品交易服务的药品生产企业、药品批发企业对其拥有全部股权或者控股权的企业法人。

课堂互动

根据《互联网药品经营管理办法》规定,药品生产企业、药品批发企业是否可以通过互联网向个人消费者销售药品?

学习任务二 相关服务企业应具备的条件

一、为药品生产企业、药品经营企业和医疗机构之间的互联网药品交易提供服务的企业应当具备的条件

(1) 依法设立的企业法人;

(2) 提供互联网药品交易服务的网站已获得从事互联网药品信息服务的资格;

(3) 拥有与开展业务相适应的场所、设施、设备,并具备自我管理和维护的能力;

(4) 具有健全的网络与交易安全保障措施以及完整的管理制度;

(5) 具有完整保存交易记录的能力、设施和设备;

(6) 具备网上查询、生成订单、电子合同、网上支付等交易服务功能;

(7) 具有保证网上交易资料和信息的合法性、真实性的完善的管理制度、设备与技术措施;

(8) 具有保证网络正常运营和日常维护的计算机专业技术人员,具有健全的企业内部管理机构和技术保障机构;

(9) 具有药学或者相关专业本科学历,熟悉药品、医疗器械相关法规的专职专业人员组成的审核部门负责网上交易的审查工作。

二、通过自身网站与本企业成员之外的其他企业进行互联网药品交易的药品生产企业和药品批发企业应当具备的条件

(1) 提供互联网药品交易服务的网站已获得从事互联网药品信息服务的资格;

(2) 具有与开展业务相适应的场所、设施、设备,并具备自我管理和维护的能力;

(3) 具有健全的管理机构,具备网络与交易安全保障措施以及完整的管理制度;

(4) 具有完整保存交易记录的设施、设备;

(5) 具备网上查询、生成订单、电子合同等基本交易服务功能;

(6) 具有保证网上交易的资料和信息的合法性、真实性的完善管理制度、设施、设备与技术措施。

三、向个人消费者提供互联网药品交易服务的企业应当具备的条件

(1) 依法设立的药品连锁零售企业；

(2) 提供互联网药品交易服务的网站已获得从事互联网药品信息服务的资格；

(3) 具有健全的网络与交易安全保障措施以及完整的管理制度；

(4) 具有完整保存交易记录的能力、设施和设备；

(5) 具备网上咨询、网上查询、生成订单、电子合同等基本交易服务功能；

(6) 对网上交易的品种有完整的管理制度与措施；

(7) 具有与网上交易的品种相适应的药品配送系统；

(8) 具有执业药师负责网上实时咨询，并有保存完整咨询内容的设施、设备及相关管理制度；

(9) 从事医疗器械交易服务，应当配备拥有医疗器械相关专业学历、熟悉医疗器械相关法规的专职专业人员。

学习任务三 申报与审批程序

一、申报

申请从事互联网药品交易服务的企业，应当填写国家食品药品监督管理总局统一制发的从事互联网药品交易服务申请表，向所在地省、自治区、直辖市食品药品监督管理部门提出申请，并提交相关材料。

相关材料

(一) 拟提供互联网药品交易服务的网站获准从事互联网药品信息服务的许可证复印件；

(二) 业务发展计划及相关技术方案；

(三) 保证交易用户与交易药品合法、真实、安全的管理措施；

(四) 营业执照复印件；

(五) 保障网络和交易安全的管理制度及措施；

(六) 规定的专业技术人员的身份证明、学历证明复印件及简历；

(七) 仪器设备汇总表；

(八) 拟开展的基本业务流程说明及相关材料；

(九) 企业法定代表人证明文件和企业各部门组织机构职能表。

二、形式审查

省、自治区、直辖市食品药品监督管理部门收到申请材料后，在 5 日内对申请材料进行形式审查。决定予以受理的，发给受理通知书；决定不予受理的，应当书面通知申请人并说明理由，同时告知申请人享有依法申请行政复议或者提起行政诉讼的权利。

对于申请材料不规范、不完整的，省、自治区、直辖市食品药品监督管理部门应当在收到申请材料之日起 5 日内一次告知申请人需要补正的全部内容；逾期不告知的，自收到申请材料之日起即为受理。

三、内容审查

(1) 对于为药品生产企业、药品经营企业和医疗机构提供互联网药品交易服务申请的审核，省级药品监督管理部门受理为药品生产企业、药品经营企业和医疗机构提供互联网药品交易服务的申请后，应当在 10 个工作日内向国家食品药品监督管理总局报送相关申请材料。

国家食品药品监督管理总局按照有关规定对申请材料进行审核，并在 20 个工作日内作出同意或者不同意进行现场验收的决定，并书面通知申请人，同时抄送受理申请的省、自治区、直辖市食品药品监督管理部门。

（2）对于通过自身网站与本企业成员之外的其他企业进行互联网药品交易服务的药品生产企业、药品批发企业和向个人消费者提供互联网药品交易服务的申请人提交材料的审核，省级药品监督管理部门按照有关规定对通过自身网站与本企业成员之外的其他企业进行互联网药品交易服务的药品生产企业、药品批发企业和向个人消费者提供互联网药品交易服务的申请人提交的材料进行审批，并在 20 个工作日内作出同意或者不同意进行现场验收的决定，并书面通知申请人。

四、现场验收

国家食品药品监督管理总局或者省、自治区、直辖市食品药品监督管理部门同意进行现场验收的，应当在 20 个工作日内对申请人按验收标准组织现场验收。

五、发证

验收不合格的，书面通知申请人并说明理由，同时告知申请人享有依法申请行政复议或者提起行政诉讼的权利；验收合格的，国家食品药品监督管理总局或者省、自治区、直辖市食品药品监督管理部门应当在 10 个工作日内向申请人核实并送达同意其从事互联网药品交易服务的互联网药品交易服务机构资格证书。

互联网药品交易服务机构资格证书由国家食品药品监督管理总局统一印制，有效期五年。

 # 学习任务四　经营与管理规定

一、提供互联网药品交易服务企业的相关规定

（1）提供互联网药品交易服务的企业必须在其网站首页显著位置标明互联网药品交易服务机构资格证书号码。

（2）提供互联网药品交易服务的企业必须严格审核参与互联网药品交易的药品生产企业、药品经营企业、医疗机构从事药品交易的资格及其交易药品的合法性。

（3）对首次网上交易的药品生产企业、药品经营企业、医疗机构以及提供互联网药品交易服务的企业必须索取、审核交易各方的资格证明文件和药品批准证明文件并进行备案。

（4）通过自身网站与本企业成员之外的其他企业进行互联网药品交易的药品生产企业和药品批发企业只能交易本企业生产或者本企业经营的药品，不得利用自身网站提供其他互联网药品交易服务。

（5）向个人消费者提供互联网药品交易服务的企业只能在网上销售本企业经营的非处方药，不得向其他企业或者医疗机构销售药品。

二、从事互联网药品交易服务药品生产企业、药品经营企业和医疗机构的相关规定

在互联网上进行药品交易的药品生产企业、药品经营企业和医疗机构必须与经食品药品监督管理部门和电信业务主管部门审核同意的互联网药品交易服务企业进行交易。参与互联网药品交易的医疗机构只能购买药品，不得网上销售药品。

三、提供互联网药品交易服务的企业变更主要事项、歇业、停业的相关规定

（1）提供互联网药品交易服务的企业变更网站网址、企业名称、企业法定代表人、企业地址等事项的，应填写互联网药品交易服务变更申请表，并提前 30 个工作日向原审批部门申请办理变更手续，变更程序与原申请程序相同。变更服务范围的原有的资格证书收回，按本规定重新申请，重新审批。

（2）提供互联网药品交易服务的企业需要歇业、停业半年以上的，应在其停止服务前一个月向所在地省、自治区、直辖市食品药品监督管理部门提出书面备案申请。省、自治区、直辖市食品药品监督管理部门收到备案申请后，应当在 10 个工作日内通知电信管理部门。

（3）在互联网药品交易服务机构资格证书有效期内，歇业、停业的企业需要恢复营业的，应当向其备案的省、自治区、直辖市食品药品监督管理部门申请重新验收，经验收合格，方可恢复营业。

四、互联网药品交易服务机构资格证书的换发与收回

1. 互联网药品交易服务机构资格证书的换发

（1）互联网药品交易服务机构资格证书有效期届满，需要继续提供互联网药品交易服务的，提供互联网药品交易服务的企业应当在有效期届满前6个月内，向原发证机关申请换发互联网药品交易服务机构资格证书。

（2）原发证机关按照原申请程序对换证申请进行审核，认为符合条件的，予以换发新证；认为不符合条件的，发给不予换证通知书并说明理由，原互联网药品交易服务机构资格证书由原发证机关收回并公告注销。

（3）原发证机关应当在互联网药品交易服务机构资格证书有效期届满前作出是否准予换证的决定。逾期未作出决定的，视为准予换证，原发证机关应当在30个工作日内予以补办手续。

2. 互联网药品交易服务机构资格证书的收回　根据提供互联网药品交易服务的企业的书面申请，省、自治区、直辖市食品药品监督管理部门可以收回互联网药品交易服务机构资格证书，报国家食品药品监督管理总局备案并公告注销。互联网药品交易服务机构资格证书被收回的，不得继续从事互联网药品交易服务。

学习小结

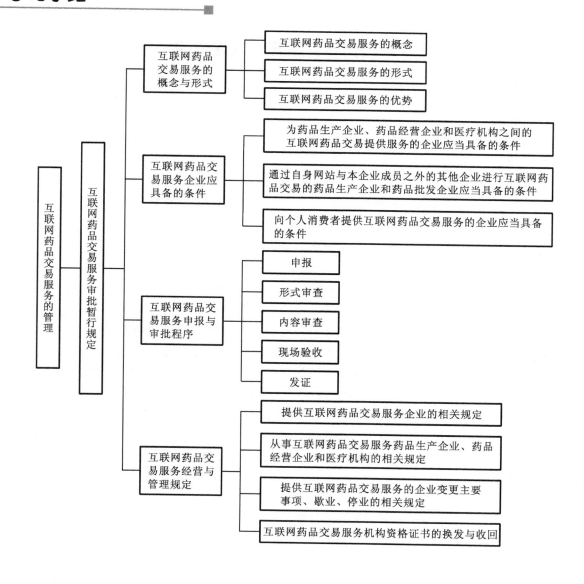

目标检测

一、最佳选择题(每题的备选项中,只有一个最佳答案)

1. 互联网药品交易服务机构资格证书有效期届满,企业应当在有效期届满前( )内,向原发证机关申请换发互联网药品交易服务机构资格证书。

A. 1个月　　　　　B. 3个月　　　　　C. 6个月　　　　　D. 一年　　　　　E. 二年

2. 互联网药品交易服务机构资格证书有效期为( )年。

A. 一年　　　　　B. 二年　　　　　C. 三年　　　　　D. 四年　　　　　E. 五年

二、多选题(每题的备选项中,只有2个或2个以上正确答案,不得错选或少选)

互联网药品交易服务包括哪些?( )

A. 药品经营企业和医疗机构之间的互联网药品交易提供的服务

B. 药品生产、批发企业与本企业成员之外的其他企业进行的互联网药品交易

C. 药品经营企业向个人消费者提供的互联网药品交易服务

D. 药品生产企业和医疗机构之间的互联网药品交易提供的服务

E. 医疗机构向个人消费者提供的互联网药品交易提供的服务

实训项目

互联网药品交易服务过程演练

【实训目的】

通过课堂药品召回过程演练,要求学生掌握有关互联网药品服务的法律法规,提高学生运用所学知识分析问题和解决问题的能力,并说出自己的见解。

【实训方式】

课堂演练、课堂讨论。

【实训内容】

要求学生运用互联网药品服务的理论知识,对以下案例进行分析、演练及课堂讨论。

【实训案例】

海外代购药品假药多风险大

3月10日,扬州市食品药品监管局发布今年首份保健品药品消费警示案例,当下风行网络的进口药品代购,假药横行,暗藏巨大风险。其中有些甚至就是在国内黑窝点制售的仿冒品,去年扬州就曾破获了一起这样的大案。

扬州江都区一位消费者匿名举报,称从某购物网站购买的一款名为"美国黑金"的性保健品,虽标示生产厂家为美国加利福尼亚州欧化大药厂,但包装粗糙,疑是假货。执法人员进行检验时发现,该保健品中竟检出了"西地那非"的药物成分,按照法律该品应按假药论处。最终非法制售"美国黑金"等14种假药的赵某等10余人被抓获,位于广东的3处违法产品生产窝点,以及黑龙江、江苏等地的7处销售窝点也一并被捣毁。现初步查明,该案涉案假药已经流向全国29个省市,目前货值金额已达2000余万元。

执法人员表示,网上售药必须要有食品药品监管部门核发的《互联网药品交易服务资格证》。消费者通过网络购买药品,建议先辨识网站的合法性,千万不要听信虚假宣传。

【实训步骤】

1. 根据班级人数分组,选出一人担任小组长。

2. 以小组为单位课前对本案例进行资料收集和讨论。

3. 由组长根据讨论结果进行演练角色的任务分配。

4. 各小组分别进行互联网药品服务管理过程演练。

5. 各小组演练完毕后派一名成员对互联网药品服务管理进行小结发言。

6. 指导老师根据发言情况进行课堂总结。

7. 学生将案例资料和讨论结果进行归纳整理,并写出书面分析报告。

8. 指导老师根据演练、发言及分析报告情况给出实训考核成绩。

（姜永粮）

工作模块七

医疗机构的药事管理

YaoshiGuanli YuFagui

学习项目十七　医疗机构的药事管理

学习目标

学习目的

本项目介绍了医疗机构药事管理中的调剂和处方管理、制剂管理、药品管理。医疗机构药事部门是药学专业学生实习的主要场所。学习此项目，可帮助学生更好的胜任在医院的实习任务。

能力目标

熟悉医疗机构的药事管理，能正确进行药品调剂，为将来去医院实习打下良好的基础。

知识目标

掌握：医疗机构调剂和处方管理、制剂管理、药品管理的主要内容；

熟悉：医疗机构药事管理的相关概念及管理组织；

了解：医疗机构药剂科的性质、任务及临床药学的基本内容。

学习任务一　医疗机构的药事管理组织

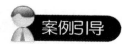

"明星院长"倒下

据检方公布资料，温州某医院院长甘某在担任院长、药事管理委员会主任期间，利用职务便利，为药品代理人员谋取利益，在医院进药和医疗仪器招投标过程中给予帮忙和关照，收受现金 46.7 万元。因受贿罪被一审判处有期徒刑 10 年。

思考：医院药事管理委员会在医院的地位和作用？

医疗机构药事是泛指在医疗机构中一切与药品有关的管理、研究和服务性工作。医疗机构药事管理工作的目的是以医药学科学的理论、方法和技术来规范医疗活动中的用药行为，保证人民用药安全、有效、经济、合理，保障人民身体健康。它既是药事管理体系的重要分支，又是医疗工作的重要组成部分。

医疗机构药事管理是在医疗机构特定环境下的药学工作，与医疗机构中的医疗、护理和医技学科一样，是医疗机构内必不可少的四大系统之一。医疗机构药事管理是指医疗机构内以医院药学为基础，以临床药学为核心，促进临床科学、合理用药的药学技术服务和相关的药品管理工作。其目的是保证药学服务质量，保障患者用药安全、有效、经济、合理。传统的医疗机构药事管理主要是指采购、储存、分发药品的管理，自配制剂的管理，药品的质量管理和经济管理等，即对物的管理。随着医药卫生事业的发展，医疗机构药事管理的重心，逐步转变为以对患者合理用药为中心的系统药事管理。现代医疗机构药事管理的研究内容涉及很多方面，核心内容是保证患者合理用药。根据医疗机构药事管理的内容和任务，设立相应的药事管理委员会和药学部门。

一、药事管理与药物治疗学委员会

根据《医疗机构药事管理规定》(2011年3月),二级以上的医院应成立药事管理与药物治疗学委员会,其他医疗机构可成立药事管理与药物治疗学组。其性质、组成、职责和工作制度如下。

1. 性质 药事管理与药物治疗学委员会(组)是监督、指导医疗机构科学管理药品和合理用药的机构。它不是行政管理部门,也不是医院的常设机构,属于医院的学术组织。

2. 组成 药事管理与药物治疗学委员会(组)由5～7人组成。设主任委员1名,副主任委员1名。医疗机构业务主管负责人任主任委员,药学部门负责人任副主任委员。

二级以上医院药事管理与药物治疗学委员会委员由具有高级技术职务任职资格的药学、临床医学、护理和医院感染管理、医疗行政管理等人员组成。

> **知识链接**
>
> **医院的分级与分等**
>
> 医院按其功能、任务不同划分为一、二、三级。
>
> 一级医院:直接向一定人口的社区提供预防、医疗、保健、康复服务的基层医院、卫生院。
>
> 二级医院:向多个社区提供综合医疗卫生服务和承担一定教学、科研任务的地区性医院。
>
> 三级医院:向几个地区提供高水平专科性医疗卫生服务和执行高等教育、科研任务的区域性以上的医院。
>
> 各级医院经过评审,按照《医院分级管理标准》确定为甲、乙、丙三等,其中三级医院增设特等,因此医院共分三级十等。

3. 职责 药事管理委员会(组)的职责有以下7个方面。

(1) 贯彻执行医疗卫生及药事管理等有关法律、法规、规章,审核制定本机构药事管理和药学工作规章制度,并监督实施。

(2) 制订本机构药品处方集和基本用药供应目录。

(3) 推动药物治疗相关临床诊疗指南和药物临床应用指导原则的制订与实施,监测、评估本机构药物使用情况,提出干预和改进措施,指导临床合理用药。

(4) 分析、评估用药风险和药品不良反应、药品损害事件,并提供咨询与指导。

(5) 建立药品遴选制度,审核本机构临床科室申请的新购入药品、调整药品品种或者供应企业和申报医院制剂等事宜。

(6) 监督、指导麻醉药品、精神药品、医疗用毒性药品及放射性药品的临床使用与规范化管理。

(7) 对医务人员进行有关药事管理法律法规、规章制度和合理用药知识的教育培训;向公众宣传安全用药知识。

4. 工作制度 药事管理委员会(组)应建立健全相应的工作制度。例如会议制度,一般至少每季度召开一次全体委员会议,必要时应一个月召开一次会议,可视医院的规模灵活掌握。会议应有完整的记录,对相关问题形成的决议或建议,应有检查落实措施。

二、药学部门

医疗机构药学部门是药事管理委员会(组)的常设机构,负责药事管理委员会(组)的日常工作。

(一) 药学部门的设置

医疗机构应根据本机构的功能、任务、规模,在保质保量完成医疗机构药事工作的基础上,按照精简、高效的原则设置相应的药学部门。药学部门具体设置的业务科室,主要依据该医疗机构的性质、门诊人数、住院人数、床位数、医疗机构的建筑、药学部门的任务等多种因素综合考虑来定。

1. 药学部门的名称 我国医疗机构药学部门的名称有"药房""药局""药材科""药剂科""药务处""药

学部"等多种称谓,根据医疗机构药学学科的发展、医疗机构规模及其工作内容,一般认为三级医院药学部门应称为药学部或药剂科;二级医院称药剂科或药械科,作为医院的职能科室;一级医院可设立药剂科,作为医技科室。其他医疗机构称作药房,应有专人负责药剂工作。

2. 药学部门的组织机构 综合性医院的药学部或药剂科应设有调剂、制剂、药品保管、药品检验、临床药学、药学信息等部门。

3. 药学部门的职责

(1) 药学部门在医疗机构负责人领导下,负责本机构药事管理,按照《药品管理法》及相关法律法规,监督管理本机构临床用药和各项药学服务。

(2) 药学部门要建立以患者为中心的药学保健工作模式,开展以合理用药为核心的临床药学工作,参与临床药物诊断、治疗,提供药学技术服务,提高医疗质量。

(3) 药学部门必须建立健全技术操作规程和相应的工作制度;制订自配制剂质量标准,负责自配制剂原料和成品的质量检验;抽检购入、储存和调配的药品的质量。

(4) 各项检验记录(原始记录、检验依据、检验结论)必须完整,检验报告书写清楚,并经复核签字后存档。

4. 药学部门的人员构成 医疗机构药学部门的人员包括药学技术人员、工人和职员。我国医院药学技术职务分为药士、药师、主管药师、副主任药师和主任药师。中药学技术职务分为中药药士、中药药师、主管中药师、副主任中药师和主任中药师。

5. 药学部门人员的编制 一般按卫生技术人员总数比例、按床位或两者结合的办法来计算。

(1) 按卫生技术人员总数比例计算:综合医院病床与工作人员之比,根据各医院的规模和担负的任务,卫生部规定,在卫生技术人员中,药剂人员占8%。国家中医药管理局规定,中医医院中药人员占全院人数的12%。

随着临床药学的开展,有专家提出药剂人员应占全院卫生技术人员总数的10%,其中药师以上职称的人员应占药剂人员的30%。县级医院以下根据情况可适当减少。医院因实行药品管理改革所需的财会统计人员,应当增加编制。药剂科还应配有勤杂人员。

(2) 按床位比例计算:卫生部规定,各级药剂人员与病床之比,药师1:(80~100),其他药剂人员为1:(15~18),中药炮制制剂人员为1:(60~80)。即药剂人员的编制为100张病床7~8人,200张病床15~16人,300张病床24~26人,400张病床32~35人,500张病床46~49人。在药学技术人员中,药师以上职称人员、药士、药剂员的比例:有教研任务的大医院三者之比为4:5:1,一般医院为3:6:1,中药房为2:6:2。

6. 药学部门负责人的任职条件

(1) 三级医院药学部门负责人应由具有药学专业或药学管理专业本科以上学历并具有本专业高级技术职务任职资格者担任。

(2) 二级医院药学部门负责人应由具有药学专业或药学管理专业专科以上学历并具有本专业中级以上技术职务任职资格者担任。

(3) 一级医院和其他医疗机构药学部门负责人应由具有药学专业中专以上学历并具有药师以上药学专业技术职务任职资格者担任。

🔗 学习任务二　医疗机构处方管理和调剂业务

一、处方管理

(一) 处方概述

1. 处方的概念 处方(prescription)是由注册的执业医师和执业助理医师(以下简称"医师")在诊疗

活动中为患者开具的、由药学专业技术人员审核、调配、核对,并作为发药凭证的医疗用药的医疗文书。

2. 处方的意义 处方作为医师给患者进行药物治疗的原始记录,直接关系到患者的治疗效果,它具有法律上、技术上和经济上的意义。法律上的意义反映了医、药、护各方在药物治疗活动中的法律权利与义务,并且可以作为追查医疗事故责任的证据;技术上的意义在于它把医师对患者用药物治疗的信息通过处方的方式传递给药师,药师按医师的意图为患者调配药品和指导用药;经济上的意义在于它是药品消耗,药品经济收入的结账凭据和原始依据,同时可以作为调剂部门统计特殊管理和贵重药品的消耗单据。

3. 处方组成

(1)前记:包括医疗机构名称,处方编号,患者姓名、性别、年龄、门诊或住院病历号,科别或病室和床位号、临床诊断、开具日期等,并可添列专科要求的项目。

(2)正文:以 Rp 或 Rx(拉丁文 Recipe 是"请取"的缩写)标示,分列药品名称、规格、数量、用法用量。

(3)后记:医师签名和(或)加盖专用签章,药品金额以及审核、调配、核对、发药的药学技术人员签名。

4. 处方的印制 处方由各医疗机构按规定的格式统一印制。麻醉药品处方、急诊处方、儿科处方、普通处方的印刷用纸应分别为淡红色、淡黄色、淡绿色、白色,并在处方右上角以文字注明。

(二)处方管理规定

1. 处方权限的规定

(1)经注册的执业医师在执业地点取得相应的处方权。

(2)经注册的执业助理医师开具的处方须经所在执业地点执业医师签字或加盖专用签章后才有效。经注册的执业助理医师在乡(民族乡)、镇的医疗、预防、保健机构执业,在注册的执业地点取得相应的处方权。

(3)试用期的医师开具处方,须经所在医疗、预防、保健机构有处方权的执业医师审核并签名或加盖专用签章后方有效。

(4)医师须在注册的医疗、预防、保健机构签名留样及专用签章备案后方可开具处方。

(5)医师被责令暂停执业、被责令离岗培训期间或被注销、吊销执业证书后,其处方权即被取消。

2. 处方书写的规则

(1)处方记载患者的一般项目应清晰、完整,并与病历记载相一致。

(2)每张处方只限一名患者的用药。

(3)处方字迹应当清楚,不得涂改。如有修改,必须在修改处签名并注明修改日期。

(4)处方一律用规范的中文或英文名称书写。医疗机构或医师、药师不得自行编制药品缩写名或用代号。书写药品名称、剂量、规格、用法、用量要准确规范,不得使用"遵医嘱"、"自用"等含糊不清字句。

(5)年龄必须写实足年龄,婴幼儿写日、月龄。必要时,婴幼儿要注明体重。西药、中药、中药饮片要分别开具处方。

(6)西药、中成药处方,每一种药品须另起一行。每张处方不得超过五种药品。

(7)中药饮片处方的书写,可按君、臣、佐、使的顺序排列;药物调剂、煎煮的特殊要求注明在药品之后上方,并加括号。如布包、先煎、后下等;对药物的产地、炮制有特殊要求,应在药名之前写出。

■ 知识链接 ■

中药"君、臣、佐、使"

"君"药:即对处方的主证或主病起主要作用的药物。它体现了处方的主攻方向,其药力居方中之首,是方剂组成中不可缺少的药物。

"臣"药:意义有二,一是辅助君药加强治疗主病和主证的药物,二是针对兼病或兼证起治疗作用的药物。

"佐"药:意义有三,一为佐助药,即协助君、臣药加强治疗作用,或直接治疗次要兼证的药物;二为佐制药,即用以消降或减缓君、臣药的毒性或烈性的药物;三为反佐药,即根据病情需要,使用与君药药性相反而又能在治疗中起相成作用的药物。

"使"药:意义有二,一是引经药,即引方中诸药直达病所的药物;二是调和药,即调和诸药的作用,使其合力祛邪。

（8）用量。一般应按照药品说明书中的常用剂量使用，特殊情况需超剂量使用时，应注明原因并再次签名。

（9）为便于药学专业技术人员审核处方，医师开具处方时，除特殊情况外必须注明临床诊断。

（10）开具处方后的空白处应画一斜线，以示处方完毕。

（11）处方医师的签名式样和专用签章必须与在药学部门留样备查的式样相一致，不得任意改动，否则应重新登记并留样备案。

（12）药品名称以《中华人民共和国药典》收载或药典委员会公布的《中国药品通用名称》或经国家批准的专利药品名为准。如无收载，可采用通用名或商品名。药名简写或缩写必须为国内通用写法。中成药和医院制剂品名的书写应当与正式批准的名称一致。

（13）药品剂量与数量一律用阿拉伯数字书写。剂量应当使用公制单位：重量以克（g）、毫克（mg）、微克（μg）、纳克（ng）为单位；容量以升（L）、毫升（mL）为单位；国际单位（Iu）、单位（u）计算。片剂、丸剂、胶囊剂、冲剂分别以片、丸、粒、袋为单位；溶液剂以支、瓶为单位；软膏及霜剂以支、盒为单位；注射剂以支、瓶为单位，应注明含量；饮片以剂或付为单位。

此外，医师利用计算机开具普通处方时，需同时打印纸质处方，其格式与手写处方一致，打印的处方经签名后有效。药学专业技术人员核发药品时，必须核对打印处方无误后发给药品，并将打印处方收存备查。

3. 处方限量　处方一般不得超过 7 日用量；急诊处方一般不得超过 3 日用量；对于某些慢性病、老年病或特殊情况，处方用量可适当延长，但医师必须注明理由。麻醉药品、精神药品、医疗用毒性药品、放射性药品的处方用量应当严格执行国家有关规定。开具麻醉药品处方时，应有病历记录。

4. 处方的有效时限　处方为开具当日有效。特殊情况下需延长有效期，由开具处方的医师注明有效期限，但有效期最长不得超过 3 天。

5. 处方的保管　处方由调剂、出售处方药品的医疗机构或药品零售企业妥善保存。普通处方、急诊处方、儿科处方保存 1 年，医疗用毒性药品、精神药品及戒毒药品处方保留 2 年，麻醉药品处方保留 3 年。处方保存期满后，经医疗机构或药品零售企业主管领导批准、登记备案，方可销毁。

二、处方点评

处方点评是近年来在中国医院管理系统中发展起来的用药监管模式，是医院将医生处方用药过程中对临床处方进行综合统计分析，从不同层面和不同角度反映医疗机构处方工作的整体和细分情况，为医疗机构管理层进行决策提供科学的数据支持，以达到合理用药，用药监测、管理的目的。

2010 年 2 月 10 日卫生部印发《医院处方点评管理规范（试行）》。处方点评主要是将整个合理用药管理根据医院的需要总结了三个管理规定：不规范处方、用药不适宜处方、超常处方。通过六项点评指标达到多层次管理：单张处方的药品的数量、药品使用是否符合适应证、国家基本药物的使用比例、抗菌药物的使用比例、注射剂型的使用比例、不合理用药比例。此系统中院内包括三个层次的点评管理：医生出具处方时的自我复查、药房药剂师复查评价、院长统计监督，最后卫生局对相关资料监察管理，根据《医院处方点评管理规范（试行）》多层次管理督促医生合理用药模式。传统的处方管理模式，大多以实时提醒督促医生合理用药，缺乏完善的多层次回顾式的处方监察管理系统，对于大量的医生处方只能每月随机抽取 100 张或 1‰ 的处方进行点评，人工查阅统计，没有统一标准对不合理用药进行评价，缺乏说服力和权威性。

通过现代化的技术水平，建立起处方点评的自动化模式，不但可以实时对抽样处方点评，还涵盖了医院所有处方点评细节，不仅仅对处方抗生素、注射剂等用药的情况统计、点评，还增加了安全用药模块。

三、药品调剂管理

调剂（dispensing）是指配药、配方、发药，又称调配处方。调剂是专业性、技术性、管理性、法律性、事务性、经济性综合一体的活动过程，也是药师、医生、护士、患者或家属等协同活动，共同完成的过程。

药品调剂工作是药学技术服务的重要组成部分，是药学部门直接为患者和临床服务的窗口，是药师与病人、医师、护士联系沟通的重要途径和方式。调剂工作的质量反映医疗机构服务质量的一个侧面。调剂工作最终目的是保障人们用药安全、有效。

（一）调剂的步骤

调剂活动可分为六个步骤：收方、审核处方、调配处方、包装贴标签、核对处方、发药。具体要求如下：

1. 收方 调剂人员应逐一从患者或病房护理人员处接受处方或请领单。

2. 审核处方

（1）检查处方的完整性及合法性：药学专业技术人员收到处方后，应当认真逐项检查处方前记、正文和后记书写是否清晰、完整，并确认处方的合法性。

（2）审核处方用药的适宜性：①对规定必须做皮试的药物，处方医师是否注明过敏试验及结果的判定；②处方用药与临床诊断的相符性；③剂量、用法；④剂型与给药途径；⑤是否有重复给药现象；⑥是否有潜在临床意义的药物相互作用和配伍禁忌。

（3）对问题处方的处理原则：①药学专业技术人员对于不规范处方或不能判定其合法性的处方，不得调剂；②认为存在用药安全问题时，应告知处方医师，请其确认或重新开具处方，并记录在处方调剂问题专用记录表上，经办药学专业技术人员应当签名，同时注明时间；③发现药品滥用和用药失误，应拒绝调剂，并及时告知处方医师，但不得擅自更改或者配发代用药品；④对于发生严重药品滥用和用药失误的处方，药学专业技术人员应当按有关规定报告。

3. 调配处方 药学专业技术人员调剂处方时必须做到"四查十对"。①查处方，对科别、姓名、年龄；②查药品，对药名、规格、数量、标签；③查配伍禁忌，对药品性状、用法用量；④查用药合理性，对临床诊断。配方人完成处方调配后，应在处方上签名。

4. 包装与贴标签 配方人应做到：①在包装袋或药瓶标签上标示病人姓名、药品名称、用法、用量等；②依据患者情况加贴个体化用药方法或特殊提示的标签：如"饭前服 3 片"等；③标签上的用法宜通俗易懂，如"每日 3 次，每次 3 片"。

5. 核对处方 负责核对的人员应对调配好的每一患者的所有药品和包装按照"四查十对"进行严格查对。核对无误签名后发出。

6. 发药 发出药品时应按药品说明书或处方医嘱，向患者或其家属进行相应的用药交代与指导，主要内容和注意事项包括：①呼叫患者姓名，并询问患者就诊的科室以帮助确认患者身份；②详细交代每种药品的用法、用量及注意事项，如"用时摇匀"、"孕妇禁服"等；③发药时应注意尊重患者的隐私；④对患者的询问要耐心解答，做好门诊用药咨询工作。

（二）医疗机构调剂工作模式

我国医疗机构的调剂模式主要分为门诊调剂工作模式和住院部调剂工作模式。

1. 门诊调剂工作模式 门诊药房调剂工作按调剂区域分为西药调剂室、中药调剂室、传染科调剂室、急诊调剂室。医疗机构根据调剂人员多少、调剂工作量大小的不同，调剂工作可采用不同的调剂模式，以提高配方的效率，减少差错事故的发生。一般窗口发药常采用以下三种方式：

（1）独立配方法：从收方到发药由调剂人员一人完成。这种方法比较节省人力，但由于审方、核对、发药均由一人进行，所以容易出现差错。适用于小药房、急诊药房等。

（2）流水配方法：将整个配方过程进行具体分工，共同完成。一般由 1 人收方及审查处方，1～2 人配方，1 人核对及发药。这种方法分工具体、责任明确、工作有序、效率较高。药品经第二人核对发出，可减少差错，但需要较多人力，适用于大医院药房。

（3）独立配方与分工协作相结合法：1 人负责收方、审查处方以及配方后的核对、发药，另 1 人负责配方。这种方法吸取了独立配方和流水配方各自的优点，普遍适用于各医院药房，既能节省人力，又能减少差错，是被广泛采用的一种方法。

目前国内部分医院已经采用计算机发药的方式。药剂人员将处方输入计算机后，经审查核对，由与计算机连接的发药机，将药品经传送带输送到发药窗口，然后发出药品，同时计算机将处方中的药品的单价和总金额打印出来。

2. 住院部调剂工作模式 住院部调剂工作不同于门诊调剂，需要将住院患者所需的药剂定期发至病区。目前我国医疗机构主要采用以下三种方式：

（1）凭方发药：医师给住院患者开出处方，护士或患者（家属）凭处方到住院调剂室取药。由调剂室药剂人员按方发药。此种发药方式的优点是药师能直接了解患者的用药情况，便于及时纠正临床不合理用药的现象，保证患者用药安全、有效。缺点是工作量较大，故仅适用于麻醉药品、精神药品、医疗用毒性药品、贵重药品以及出院患者带药、少数的临时用药和紧急用药等情况。

（2）病区小药柜制：为方便患者用药，根据各病区的专业特点和床位数，在病区储备一定数量的常用药品及少量急救药品、止痛药、麻醉药、镇静催眠药等。储备药清单一式两份，分别在药房和病区护士站各留存一份。每日医师查房后，由护士按医嘱取药发给患者使用。一段时间后填写药品请领单向住院调剂室领取补充消耗的药品，药师按请领单将药配齐，经核对后送到病区或由护士核对后领回。这种发药方式便于患者及时用药，减轻了护士和药剂人员的工作量。其缺点：一是药师不易及时了解患者的用药情况，不能及时纠正用药过程中出现的差错；二是对各病区储存的药品由于没有专业人员的管理，且领药人不固定，领药计划不周，又缺少监督管理，这样不仅容易导致药品变质或过期失效，而且容易造成药品积压、浪费，甚至药品流失。

（3）中心摆药制：在病区的适中位置设立病区中心摆药室，其人员由药师和护士组成。药品的请领、保管和账目由药师负责。护士负责摆药及摆药的准备工作。病区护士将治疗单或医嘱送至中心摆药室，由药师或摆药护士将病区每一个患者口服药品的一天服药量，分次摆入药盘的投药杯中，经病区治疗护士核对发给患者服用；由药师将每一病区所有患者一天用量的注射用药品集中发给病区治疗护士，双方核对无误后签字，再由治疗护士将领回的药品在治疗室按患者分床位摆放备用。此种方式便于药品管理，避免药品变质、过期失效、积压、浪费；有利于保证调剂质量和用药监督，可减少差错，提高药疗水平。但摆好的药置于投药杯中，运送中容易污染。

在住院部调剂工作方面，近年来利用微机网络技术构建的中央物流传输系统，把医疗机构内部药品的领用和退换由物流传输系统完成，成为医疗机构现代化管理的前沿。它需要建立独立的药品运输梯，医生在工作站开具医嘱，护士接受医嘱，生成领药单后，可以直接将电子医嘱信息传送到各住院药房，住院药房根据电子医嘱调配处方，通过药品运送梯送往各个病区，并通过监视器监视送药过程，护士在病区完成药品的核对。这种高效快捷的药品运送梯，使医护人员不离岗位完成取药，解放了护士的劳动力，有助于提高护理质量。

（三）调剂质量管理

1. 调剂人员的素质要求

（1）取得药学专业技术资格人员方可从事处方调剂、调配工作。非药学专业技术人员不得从事处方调剂、调配工作。具有药师以上药学专业技术职务任职资格的人员负责处方审核、评估、核对、发药以及安全用药指导。药士从事处方调配工作，因工作需要，经培训考核合格后，也可以承担相应的药品调剂工作。药学专业技术人员签名式样应在本机构药学部门或药品零售企业留样备查。

（2）药学专业技术人员停止在医疗机构或药品零售企业执业时，其处方调剂权即被取消。

2. 调剂工作的质量要求

（1）药学专业技术人员应按操作规程调剂处方药品：认真审核处方，准确调配药品，正确书写药袋或粘贴标签，包装；向患者交付处方药品时，应当对患者进行用药交代与指导。

（2）药学专业技术人员须凭医师处方调剂处方药品，非经医师处方不得调剂。

（3）对处方所列药品，不得擅自更改或者代用。对有配伍禁忌、超剂量的处方，药学专业技术人员应拒绝调配。必要时，经处方医师更正或者重新签字，方可调配。

（4）为保证患者用药安全，药品一经发出，除医方责任外，不得退换。

案例引导

小刘是某医疗机构药房的一名执业药师，一次在为患者调配处方时，发现处方上的一种药物没有了，出于好心，他便用另外一种功能主治相近的药物替代了该药物。

思考:小刘的做法对吗? 为什么?

3. 调剂差错的预防 调剂差错发生率的高低,直接影响调剂的质量,一旦发生差错,轻者贻误治疗,重者给患者带来不应有的痛苦甚至死亡。因此,对差错找出原因,采取有效措施加以防止,是调剂质量管理的重要内容。

(1)差错类型:①处方医师的错误:收方、审方、调配、发药时未能发现医师处方中出现的错误,依照错误处方调配,发给患者。②调配错误:调配时发生药品名称、规格、数量或用量用法方面的错误,未能及时发现而发给患者。③标示错误:配方人员在药袋、药瓶的标签上错标了患者姓名、药品名称、规格或用法用量。④药品管理失控:配发了过期、变质的药品。⑤特殊管理药品未能按国家有关规定执行,造成流弊者。⑥其他:如擅自脱离岗位,延误急重患者的抢救时机等行为。

(2)差错原因:①责任心不强:大部分差错的发生是由于工作人员态度不认真,责任心不强,在配方过程中不按操作规定进行造成的。②专业技术水平不高:未经过系统的药学专业教育和训练,上岗前培训工作未达到要求或人员轮转过于频繁等。③缺乏科学管理:如有的药房药品放置无序,组织管理不力,致使分工不明确,工作抢时间、赶任务,忙中出现差错。

(3)差错的预防:①药剂人员要树立"预防为主"、"安全第一"的思想,增强责任心,增强职业道德的观念,把患者的健康和安全放在首位,全心全意地为人民服务。②严格遵守《药品管理法》的规定,认真执行有关调剂操作规程和规章制度。在处方调配中应严格执行"四查十对"。③实行岗位责任制,对调配人员应按职称及担任职务的不同,提出相应的要求。④加强专业训练,提高业务水平,并要重视药学技术人员的继续教育,使知识不断得到更新,适应工作需要。

四、静脉用药集中调配质量管理规范

为加强医疗机构药事管理,规范临床静脉用药集中调配,提高静脉用药质量,促进静脉用药合理使用,保障静脉用药安全,根据《中华人民共和国药品管理法》和《处方管理办法》,卫生部于 2010 年 4 月 23 日印发《静脉用药集中调配质量管理规范》。

本规范所称静脉用药集中调配,是指医疗机构药学部门根据医师处方或用药医嘱,经药师进行适宜性审核,由药学专业技术人员按照无菌操作要求,在洁净环境下对静脉用药物进行加药混合调配,使其成为可供临床直接静脉输注使用的成品输液操作过程。静脉用药集中调配是药品调剂的一部分。

本规范是静脉用药集中调配工作质量管理的基本要求,适用于肠外营养液、危害药品和其他静脉用药调剂的全过程。医疗机构其他部门开展集中或者分散临床静脉用药调配,参照本规范执行。

(1)人员基本要求:①静脉用药调配中心(室)负责人,应当具有药学专业本科以上学历,本专业中级以上专业技术职务任职资格,有较丰富的实际工作经验,责任心强,有一定管理能力。②负责静脉用药医嘱或处方适宜性审核的人员,应当具有药学专业本科以上学历、5 年以上临床用药或调剂工作经验、药师以上专业技术职务任职资格。③负责摆药、加药混合调配、成品输液核对的人员,应当具有药士以上专业技术职务任职资格。④从事静脉用药集中调配工作的药学专业技术人员,应当接受岗位专业知识培训并经考核合格,定期接受药学专业继续教育。⑤与静脉用药调配工作相关的人员,每年至少进行一次健康检查,建立健康档案。对患有传染病或者其他可能污染药品的疾病,或患有精神病等其他不宜从事药品调剂工作的,应当调离工作岗位。

(2)房屋、设施和布局基本要求:静脉用药调配中心(室)总体区域设计布局、功能室的设置和面积应当与工作量相适应,并能保证洁净区、辅助工作区和生活区的划分,不同区域之间的人流和物流出入走向合理,不同洁净级别区域间应当有防止交叉污染的相应设施。

(3)仪器和设备基本要求:静脉用药调配中心(室)应当有相应的仪器和设备,保证静脉用药调配操作、成品质量和供应服务管理。仪器和设备须经国家法定部门认证合格。

(4)药品、耗材和物料基本要求:静脉用药调配所用药品、医用耗材和物料应当按规定由医疗机构药学及有关部门统一采购,应当符合有关规定。

(5)规章制度基本要求:静脉用药调配中心(室)应当建立健全各项管理制度、人员岗位职责和标准操作规程。

（6）卫生与消毒基本要求：静脉用药调配中心（室）应当制定卫生管理制度、清洁消毒程序。各功能室内存放的物品应当与其工作性质相符合。

（7）具有医院信息系统的医疗机构，静脉用药调配中心（室）应当建立用药医嘱电子信息系统，电子信息系统应当符合《电子病历基本规范（试行）》有关规定。

（8）静脉用药调配中心（室）由医疗机构药学部门统一管理。医疗机构药事管理组织与质量控制组织负责指导、监督和检查本规范、操作规程与相关管理制度的落实。

（9）医疗机构应当制定相关规章制度与规范，对静脉用药集中调配的全过程进行规范化质量管理。

（10）药师在静脉用药调配工作中，应遵循安全、有效、经济的原则，参与临床静脉用药治疗，宣传合理用药，为医护人员和患者提供相关药物信息与咨询服务。如在临床使用时有特殊注意事项，药师应当向护士作书面说明。

 # 学习任务三　医疗机构制剂管理

一、医疗机构制剂许可证

（一）医疗机构制剂的概念

医疗机构制剂，是指医疗机构根据本单位临床需要经批准而配制、自用的固定处方制剂。

（二）医疗机构制剂的特点

1. 医疗机构自配　医疗机构制剂是取得医疗机构制剂必备条件的医疗机构药学部门自配的。

2. 医疗机构自用　医疗机构制剂不得在市场上销售或变相销售。只能凭医师处方在本机构内部使用。特殊情况下，经国务院或省级药品监督管理部门批准，在规定的期限内，可在指定的医疗机构之间调剂使用。

3. 质量合格　医疗机构应按照《医疗机构制剂规范》质量标准进行制剂原料和成品的质量检验，合格的才能使用。

4. 配制规范　医疗机构配制制剂，必须按照国家药品监督管理部门的规定报送有关资料和样品，经所在地省级药品监督管理部门批准，并发给制剂批准文号后方可配制。

5. 品种补缺　医疗机构配制的制剂，应当是本单位临床需要而市场上没有供应的品种。

（三）《医疗机构制剂许可证》的管理

医疗机构配制制剂，必须具有《医疗机构制剂许可证》。其管理如下：

1. 核发　《医疗机构制剂许可证》是医疗机构配制制剂的法定凭证，分正本和副本。正、副本具有同等法律效力，有效期为 5 年。

2. 变更　《医疗机构制剂许可证》变更分为许可事项变更和登记事项变更。许可事项变更是指制剂室负责人、配制地址、配制范围的变更。登记事项变更是指医疗机构名称、医疗机构类别、法定代表人、注册地址等事项的变更。

3. 换发　《医疗机构制剂许可证》有效期届满需要继续配制制剂的，医疗机构应当在有效期届满前 6 个月，向原发证机关申请换发《医疗机构制剂许可证》。

4. 缴销　医疗机构终止配制制剂或者关闭的，由原发证机关缴销《医疗机构制剂许可证》，同时报国家食品药品监督管理局备案。

5. 补办　遗失《医疗机构制剂许可证》的，持证单位应当在原发证机关指定的媒体上登载遗失声明并同时向原发证机关申请补发。遗失声明登载满 1 个月后原发证机关在 10 个工作日内补发《医疗机构制剂许可证》。任何单位和个人不得伪造、变造、买卖、出租、出借《医疗机构制剂许可证》。

二、医疗机构制剂配制质量管理

2001年《医疗机构制剂配制质量管理规范》(GPP)(试行)公布实施,2002年《药品管理法实施条例》的颁布实施,2005年相继施行的《医疗机构制剂注册管理办法》(试行)和《医疗机构制剂配制监督管理办法》(试行)等相关法规和规章对医疗机构制剂的管理进一步作了明确规定,标志着我国医疗机构制剂的管理步入法制化轨道。

医疗机构制剂配制质量管理的内容可以归纳为硬件系统和软件系统两部分。硬件系统包括人员、房屋、设施、设备等;软件系统包括人员管理、机构、质量管理、配制管理、卫生、文件等。

(一)制剂室必须具备的条件

1. 机构与人员

(1)医疗机构制剂配制应在药剂部门设制剂室、药检室和质量管理组织。机构与岗位人员的职责应明确,并配备具有相应素质及相应数量的专业技术人员。

(2)制剂室和药检室的负责人应具有大专以上药学或相关专业学历,具有相应管理的实践经验,有对工作中出现的问题作出正确判断和处理的能力。制剂室和药检室的负责人不得互相兼任。

(3)从事制剂配制操作及药检人员,应经专业技术培训,具有基础理论知识和实际操作技能。凡有特殊要求的制剂配制操作和药检人员还应经相应的专业技术培训。

2. 房屋与设施

(1)制剂室要远离各种污染源。周围的地面、路面、植被等不应对制剂配制过程造成污染。制剂室应有防止污染、昆虫和其他动物进入的有效设施。实验动物房应远离制剂室。

(2)制剂室各工作间应按制剂工序和空气洁净度级别要求合理布局,一般区和洁净区分开;配制、分装与贴签、包装分开;内服制剂与外用制剂分开;无菌制剂与其他制剂分开。应设工作人员更衣室。

(3)各种制剂应根据剂型的需要,工序合理衔接,设置不同的操作间,按工序划分操作岗位。中药材的前处理、提取、浓缩等必须与其后续工序严格分开,并应有有效的除尘、排风设施。

(4)制剂室应具有与所配制剂相适应的物料、成品等库房,并有通风、防潮等设施。

(5)制剂室在设计和施工时,应考虑使用时便于进行清洁工作。洁净室的内表面应平整光滑,无裂缝、接口严密,无颗粒物脱落并能耐受清洗和消毒。墙壁与地面等交界处宜成弧形或采取其他措施,以减少积尘和便于清洁。

(6)制剂室内洁净室(区)要求:①洁净室内各种管道、灯具、风口以及其他公用设施在设计和安装时应避免出现不易清洁的部位;②根据制剂工艺要求,划分空气洁净度级别;③洁净室(区)内空气的微生物数和尘粒数应符合规定,应定期检测并记录;④洁净室(区)应有足够照度,主要工作间的照度宜为300勒克斯;⑤洁净室的窗户、技术夹层及进入室内的管道、风口、灯具与墙壁或顶棚的连接部位均应密封;⑥洁净室(区)应维持一定的正压,并送入一定比例的新风;⑦洁净室(区)内安装的水池、地漏的位置应适宜,不得对制剂造成污染;⑧A级洁净区内不得设地漏。

3. 设备

(1)设备的选型、安装应符合制剂配制要求,易于清洗、消毒或灭菌,便于操作、维修和保养,并能防止差错和减少污染。

(2)纯化水、注射用水的制备、储存和分配应能防止微生物的滋生和污染。储罐和输送管道所用材料应无毒、耐腐蚀,管道的设计和安装应避免死角、盲管。与药品直接接触的设备表面应光洁、平整、易清洗或消毒、耐腐蚀;不与药品发生化学变化和吸附药品。设备所用的润滑剂、冷却剂等不得对药品和容器造成污染。

(3)制剂配制和检验应有与所配制制剂品种相适应的设备、设施与仪器。用于制剂配制和检验的仪器、仪表、量具、衡器等其适用范围和精密度应符合制剂配制和检验的要求,应定期校验,并有合格标志。校验记录应至少保存一年。

(二)制剂配制质量管理的要求

1. 制定管理制度 物料管理制剂配制所用物料的购入、储存、发放与使用等应制定管理制度。

（1）制剂的物料应符合药用要求，不得对制剂质量产生不良影响。制剂配制所用中药材应按质量标准购入，应合理储存与保管。

（2）对合格物料、待验物料及不合格物料应分别存放，并有易于识别的明显标志。不合格的物料，应及时处理。各种物料应按其性能与用途合理存放。对温度、湿度等有特殊要求的物料，应按规定条件储存。挥发性物料的存放，应注意避免污染其他物料。各种物料不得露天存放。物料应按规定的使用期限储存，储存期内如有特殊情况应及时检验。

（3）制剂的标签、使用说明书必须与药品监督管理部门批准的内容、式样、文字相一致，不得随意更改；应专柜存放，专人保管，不得流失。

2. 卫生管理

（1）制剂室应有防止污染的卫生措施和卫生管理制度，并由专人负责。

（2）配制间不得存放与配制无关的物品。配制中的废弃物应及时处理。

（3）更衣室、浴室及厕所的设置不得对洁净室（区）产生不良影响。

（4）配制间和制剂设备、容器等应有清洁规程，内容包括：清洁方法、程序、间隔时间、使用清洁剂或消毒剂、清洁工具的清洁方法和存放地点等。

（5）洁净室（区）应定期消毒。使用的消毒剂不得对设备、物料和成品产生污染。消毒剂品种应定期更换，防止产生耐药菌株。

（6）工作服的选材、式样及穿戴方式应与配制操作和洁净度级别要求相适应。洁净室工作服的质地应光滑、不产生静电、不脱落纤维和颗粒性物质。无菌工作服必须包盖全部头发、胡须及脚部，并能阻留人体脱落物并不得混穿。不同洁净度级别房间使用的工作服应分别定期清洗、整理，必要时应消毒或灭菌。洗涤时不应带入附加的颗粒物质。

（7）洁净室（区）仅限于在该室的配制人员和经批准的人员进入。进入洁净室（区）的人员不得化妆和佩戴饰物，不得裸手直接接触药品。

（8）配制人员应有健康档案，并每年至少体检一次。传染病、皮肤病患者和体表有伤口者不得从事制剂配制工作。

3. 文件管理

（1）制剂室应有下列文件：①《医疗机构制剂许可证》及申报文件、验收、整改记录；②制剂品种申报及批准文件；③制剂室年检、抽验及监督检查文件及记录。

（2）医疗机构制剂室有配制管理、质量管理的各项制度和记录：①制剂室操作间、设施和设备的使用、维护、保养等制度和记录；②物料的验收、配制操作、检验、发放、成品分发和使用部门及患者的反馈、投诉等制度和记录；③配制返工、不合格品管理、物料退库、报损、特殊情况处理等制度和记录；留样观察制度和记录；④制剂室内外环境、设备、人员等卫生管理制度和记录；本规范和专业技术培训的制度和记录。

（3）制剂配制管理文件主要有：配制规程和标准操作规程，以及配制记录。①配制规程包括制剂名称、剂型、处方、配制工艺的操作要求，原料、中间产品、成品的质量标准和技术参数及储存注意事项，成品容器、包装材料和要求等。②标准操作规程包括配制过程中涉及的单元操作（如加热、搅拌、振摇、混合等）具体规定和应达到的要求。③配制记录（制剂单）应包括编号、制剂名称、配制日期、制剂批号、有关设备名称与操作记录、原料用量、成品和半成品数量、配制过程的控制记录及特殊情况处理记录和各工序的操作者、复核者、清场者的签名等。

（4）配制制剂的质量管理文件主要有：①物料、半成品、成品的质量标准和检验操作规程；②制剂质量稳定性考察记录；③检验记录。

有关配制记录和质量检验记录应完整归档，至少保存 2 年备查。

4. 配制管理

（1）配制规程和标准操作规程不得任意修改。如需修改时必须按制定时的程序办理修订、审批手续。

（2）在同一配制周期中制备出来的一定数量常规的制剂为一批，一批制剂在规定限度内具有同一性质和质量。每批制剂均应编制制剂批号。每批制剂均应按投入和产出的物料平衡进行检查，如有显著差异，必须查明原因，在得出合理解释，确认无潜在质量事故后，方可按正常程序处理。

（3）配制操作应有防止制剂被污染和混淆的措施。①每次配制后应清场，并填写清场记录。每次配制前应确认无上次遗留物；②不同制剂（包括同一制剂的不同规格）的配制操作不得在同一操作间同时进行。如确实无法避免时，必须在不同的操作台配制，并应采取防止污染和混淆的措施；③在配制过程中应防止称量、过筛、粉碎等可能造成粉末飞散而引起的交叉污染；④在配制过程中使用的容器须有标明物料名称、批号、状态及数量等的标志。

（4）每批制剂均应有一份能反映配制各个环节的完整记录。操作人员应及时填写记录，填写字迹清晰、内容真实、数据完整，并由操作人、复核人及清场人签字。记录应保持整洁，不得撕毁和任意涂改。需要更改时，更改人应在更改处签字，并需使被更改部分可以辨认。

（5）新制剂的配制工艺及主要设备应按验证方案进行验证。当影响制剂质量的主要因素，如配制工艺或质量控制方法、主要原辅料、主要配制设备等发生改变时，以及配制一定周期后，应进行再验证。所有验证记录应归档保存。

5. 质量管理与自检

（1）质量管理组织负责制剂配制全过程的质量管理。其主要职责：①制定质量管理组织任务、职责；②决定物料和中间品能否使用；③研究处理制剂重大质量问题；④制剂经检验合格后，由质量管理组织负责人审查配制全过程记录并决定是否发放使用；⑤审核不合格品的处理程序及监督实施。

（2）药品检验室负责制剂配制全过程的检验。其主要职责：①制定和修订物料、中间品和成品的内控标准和检验操作规程，制定取样和留样制度；②制定检验用设备、仪器、试剂、试液、标准品（或参考品）、滴定液与培养基及实验动物等管理办法；③对物料、中间品和成品进行取样、检验、留样，并出具检验报告；④监测洁净室（区）的微生物数和尘粒数；⑤评价原料、中间品及成品的质量稳定性，为确定物料储存期和制剂有效期提供数据；⑥制定药检室人员的职责。

（3）医疗机构制剂质量管理组织应定期组织自检。自检应按规定的程序，按规定内容进行检查，以证实与本规范的一致性。自检应有记录并写出自检报告，包括评价及改进措施等。

6. 使用管理

（1）医疗机构制剂应按药品监督管理部门制定的原则并结合剂型特点、原料药的稳定性和制剂稳定性试验结果规定使用期限。

（2）制剂配发必须有完整的记录或凭据。内容包括：领用部门、制剂名称、批号、规格、数量等。制剂在使用过程中出现质量问题时，制剂质量管理组织应及时进行处理，出现质量问题的制剂应立即收回，并填写收回记录。收回记录应包括：制剂名称、批号、规格、数量、收回部门、收回原因、处理意见及日期等。

（3）制剂使用过程中发现的不良反应，应按《药品不良反应监测管理办法》的规定予以记录，填表上报。保留病历和有关检验、检查报告单等原始记录至少一年备查。

 # 学习任务四　医疗机构药品管理

一、医疗机构药品管理的概念和目标

（一）医疗机构药品管理的概念

医疗机构药品管理是指对医疗机构医疗、科研所需药品的采购、存储、分配和使用等方面的管理。从管理对象来看，主要包括一般医疗用药品管理；特殊药品管理；科研用药品，特别是研究中新药的管理；中药材（中药饮片）的管理。从管理类型来看，医疗机构药品管理中既体现了质量管理，也包含了经济管理。

（二）医疗机构药品管理的目标

（1）保证医疗、科研所需药品的及时供应，并保证准确无误。

（2）贯彻国家药事法律、法规，保证所供应的药品质量合格、安全有效。

（3）符合医疗机构的经济、财务管理制度和国家的医疗卫生政策，注重社会效益与经济效益的结合，贯彻减轻患者和国家负担,医疗机构和药房有一定经济效益的原则。

二、药品采购管理

药品采购管理是指对医疗机构药品的供应渠道、采购程序、采购方式、采购计划和采购文件的管理。由于药品是特殊商品,只能让药品等患者,而不能让患者等药品。因此,依法、规范、按需、适时地购进质量合格、价格合理的药品,保证药品的供应,是医疗机构药品采购应遵循的基本原则。医疗机构药品的采购类别:包括一般药品、特殊管理药品、中药材(饮片)、自配制剂的原料、科研用药品等。

(一)药品采购计划的管理

定期、及时的制定一个药品采购计划是做好药品供应工作的基础,是药品采购必需的文件依据。药品采购计划可分为定期性采购计划和临时性采购计划。定期性采购计划又分为年度计划、季度计划、月计划;临时性采购计划又分为一般临时性采购计划和紧急临时性采购计划。

1. 药品采购计划的制订 一个合理的药品采购计划的制订应遵照以下原则和要求:

(1)量入为出、精打细算:①以《国家基本药物目录》、《国家基本医疗保险药品目录》为基础;②以医疗机构各科室上报的申购计划为依据;③以医疗机构近年年度药品消耗的实际品种、数量等情况为补充;④以保持合理的药品库存为原则,正常情况下药品的库存量为1~3个月,特殊情况可适当增减。

(2)统筹兼顾、保证重点:充分考虑各类药品在计划中的比例,按照基本药物优先的原则,保证常用药物和急救药品的供应,限制贵重药品的供应,合理安排新药的供应。

(3)分期编制、未雨绸缪:①采取分批、分阶段的采购策略,根据季节变化调整药品计划;②充分考虑应对突发事件和临床特殊需要的因素,做到"未雨绸缪";③注意收集与分析药品市场的各种信息,充分利用信息资源做好药品计划制定工作。

2. 药品采购计划的审批 应结合医疗机构自身的管理模式,根据计划类型、采购金额以及品种管理要求等因素综合考虑决定。

(1)年度计划:上年度12月中旬编制,经药事管理委员会审核,经主管院长批准执行。

(2)季度计划:年度计划的具体执行程序,由药库管理人员编制后,经药学部门负责人批准。

(3)月计划:季度计划的补充,由药学部门负责人批准执行。

(4)临时性采购计划:一般临时性采购计划由药学部门负责人批准执行;紧急临时性采购计划,采购小组应及时、果断地组织采购,同时,向药学部门直至主管院长报告,并补办规定的程序性文件与手续。

(二)药品采购的质量管理

医疗机构购进药品时,应当按照《药品流通监督管理办法》有关规定,索取、查验、保存供货企业有关证件、资料、票据。

1. 对供货企业有关证件、资料的查验

(1)查验供货企业的合法性:即供货企业应当提供加盖本企业原印章的《药品生产许可证》或《药品经营许可证》和营业执照的复印件。

(2)查验供货品种的合法性:即供货企业应当提供加盖本企业原印章的所销售药品的批准证明文件复印件。

(3)进口药品合法性的查验:即医疗机构在采购进口药品时,供货企业应按照国家有关规定提供加盖本企业原印章的《进口药品注册证》和《进口药品检验报告书》等相关证明文件复印件。

(4)销售人员资质的查验:即对药品生产企业、药品批发企业派出销售人员销售药品时,还应当提供加盖本企业原印章的授权书复印件。授权书原件应当载明授权销售的品种、地域、期限,注明销售人员的身份证号码,并加盖本企业原印章和企业法定代表人印章(或者签名)。销售人员应当出示授权书原件及本人身份证原件,供药品采购方核实。

2. 索取供货企业的票据 从药品生产企业、药品批发企业采购药品时,供货企业开具的票据应标明供货单位名称、药品名称、生产厂商、批号、数量、价格等内容的销售凭证。

3. 供货企业留存资料和销售凭证的保存时间 按规定对留存的药品生产、经营企业的资料和销售凭证,应当保存至超过药品有效期 1 年,但不得少于 3 年。

（三）药品采购方式

传统的药品采购是由医院采购领导小组通过集体谈判的形式,采取定品牌、定渠道、议价、协议的方式进行药品采购。这对保证医院药品质量起到重要作用。随着市场经济的深入发展,药品供应市场的竞争日益加剧,为了体现市场经济的公平竞争,在保证药品质量的前提下,获得高质价廉的药品,降低医疗费用,减轻患者负担,现在国家推行药品集中招标采购制度。

目前通常采用集中招标采购和集中议价采购两种方式采购药品。

1. 药品集中招标采购 药品集中招标采购是指数家医疗机构联合组织的药品招标采购和共同委托招标代理机构组织的药品招标采购。为了规范这项工作,卫生部等五部委制定了《医疗机构药品集中招标采购试点工作若干规定》和《医疗机构药品集中招标采购管理工作规范（试行）》。

（1）原则:坚持质量优先、价格合理、遵循公开、公平、公正和诚实信用原则。

（2）采购方式与适用范围:①集中公开招标是指招标人以招标公告的方式邀请不特定的药品供应商投标的采购方式,主要适用范围是城镇职工基本医疗保险药品目录中的药品、医疗机构临床使用量比较大的药品,原则上实行集中招标采购;②集中邀请招标是指招标人以邀请书的方式邀请三个以上特定的药品供应商投标的采购方式,它只适用于采购标的（品种、批量或金额等）较少、潜在投标人较少或需要在短时间内完成的采购任务。

（3）程序:①各医疗机构制定、提交拟集中招标的药品品种规格和数量;②认真汇总各医疗机构药品采购计划;③依法组织专家委员会审核各医疗机构提出的采购品种、规格,确认集中采购的药品品种、规格、数量,并反馈给医疗机构;④确定采购方式,编制和发送招标采购工作文件;⑤审核药品供应企业（投标人）的合法性及其信誉和能力,确认供应企业（投标人）资格;⑥审核投标药品的批准文件和近期质检合格证明文件;⑦组织开标、评价或谈判,确定中标企业和药品品种品牌、规格、数量、价格、供应（配送）方式以及其他约定;⑧决标或洽谈商定后,组织医疗机构直接与中标企业按招标签订购销合同。购销合同应符合国家有关法规规定,明确购销双方的权利和义务;⑨监督中标企业（或经购销双方同意由中标企业依法委托的代理机构）和有关医疗机构依据招标文件规定和双方购销合同做好药品配送工作。

2. 药品集中议价采购 此种采购方式有四种:即询价采购、竞争性谈判采购、单一来源采购和备案采购。目前,我国主要应用竞争性谈判采购,即指医疗机构以议价采购公告方式邀请不特定的药品供应商做出报价,并进行公开的价格谈判,通过比较评价来确定成交品种的一种采购方式。它适用于所有通过集中公开招标采购不能成交的品种。此采购程序有一个多次议价谈判的过程,这种价格的谈判是公开的,是动态的和多次进行的,这就与集中招标采购方式形成了鲜明的区别。由于集中议价采购只是针对集中招标采购中未能成交的药品品种进行,不能单独使用,只能作为补充,故两者的程序、组织与文件准备及要求都基本相同,只是报价的要求不同、评价品种的范围不同、评价的方法不同。

三、药品质量验收管理

医疗机构购进药品,必须建立并执行质量检查验收制度。内容如下:

（1）为确保购进药品的质量,把好药品的入库质量关,根据《药品管理法》及《药品经营质量管理规范》等法律、法规,特制定本制度。

（2）药品质量验收应由质量验收人员负责,质量验收员应具有高中以上学历,并经岗位培训和地市级以上药品监督管理部门考试合格,取得岗位合格证书后方可上岗。

（3）验收员应根据合法票据,对到货药品进行逐批验收。

（4）验收药品应在待验区内进行,在划定的时限内及时验收。一般药品应在到货后 1 个工作日内验收完毕,需冷藏药品应在到货后 1 h 内验收完毕。

（5）贵重药品应由双人进行验收。

（6）验收时应根据有关法律、法规规定,对药品的包装、标签、说明书以及有关证明文件进行逐一检查:①药品包装的标签和所附说明书上应有生产企业的名称、地址,有药品的通用名称、规格、批准文号、产品批号、生产日期、有效期等。标签或说明书上还应有药品的成分、适应证或功能主治、用法、用量、禁忌、不良反应、注意事项以及贮藏条件等;②验收整件药品包装中应有产品合格证;③验收外用药品,其包装的标签或说明书上要有规定的标识和警示说明。处方药和非处方药按分类管理要求,标签、说明书有相应的警示语或忠告语;非处方药的包装有国家规定的专有标识;④验收中药饮片应有包装,并附有质量合格的标志。每件包装上,中药饮片应标明品名、生产企业、生产日期等内容,实施批准文号管理的中药饮片还应注明药品批准文号;⑤验收进口药品,其内外包装的标签应以中文注明药品的名称、主要成分以及注册证号,其最小销售单元应有中文说明书。进口药品应凭《进口药品注册证》或《医药产品注册证》及《进口药品检验报告书》或《进口药品通关单》验收;进口预防性生物制品、血液制品应有《生物制品进口批件》复印件;进口药材应有《进口药材批件》复印件;⑥验收首营品种,应有与首批到货药品同批号的药品出厂检验报告书。

(7)验收药品应按规定进行抽样检查,验收抽取的样品应具有代表性。对验收抽取的整件药品,验收完成后应加贴明显的验收抽样标记,进行复原封箱。

(8)验收药品时应检查有效期,一般情况下有效期不足6个月的药品不得入库。

(9)对验收不合格的药品,应填写药品拒收报告单,报质量负责人进行审核处理。

(10)应做好药品质量验收记录,记录内容包括供货单位、数量、到货日期、品名、剂型、规格、批准文号、批号、生产厂商、有效期、质量状况、验收结论和验收人员等项目。验收记录应保存至超过药品有效期一年,但不得少于三年。

(11)验收合格的药品,验收员应在药品购进验收记录单上签字或盖章,并注明验收结论。仓库保管员凭验收员签字或盖章的药品购进验收记录单办理入库手续,对货单不符、质量异常、包装不牢固或破损、标志模糊或有其他问题的药品,应予拒收并报质量负责人。

四、药品库存管理

由于药品有其不同的理化性质,在储存过程中,受内在因素和外在因素的影响,可能会发生质量变化。因此,创造适宜的储存条件,采取有效措施,做好药品的储存与养护工作,是医疗机构药品管理的最基本的任务,也是医疗机构保证药品质量的重要环节。

(一)药品储存管理

1. 分类储存管理 药品主要是按其自然属性分类储存,储存中应做到:

(1)药品与非药品分开存放。

(2)中药材、中药饮片、化学药品、中成药应分别储存,分类存放。并做到"十分开":①处方药与非处方药分开;②内用药品与外用药品分开;③性能相互影响、容易串味的品种与其他的药品分开;④新药、贵重药品与其他药品分开;⑤基本医疗保险药品目录的药品与其他药品分开;⑥配制的制剂与外购药品分开;⑦养护条件差异较大(如温度、湿度等)的品种分开存放;⑧用途不同的药品分开存放;⑨按剂型、品种、规格、批号等不同情况分开存放;⑩合格药品与退货药品、超过有效期药品、变质药品等不合格药品分开存放。

(3)特殊管理药品专库或专柜存放,包括麻醉药品、一类精神药品、医疗用毒性药品、放射性药品。

(4)易燃、易爆、强腐蚀性等危险性药品应专库存放。

2. 色标管理 即指用不同颜色的设施来分隔不同性质的库区或货位的管理方式。

一般情况下,合格库区、发货库区、零货称取库区为绿色;待验库区、退货库区为黄色;不合格库区为红色。

3. 堆放管理 药品在库的堆放要求一般有以下几点:①按批号集中堆放;②按有效期远近堆放;③按外包装图示指引或文字的要求堆放;④保持合适的堆垛间隔距离,药品的每一堆垛与地面、墙面、顶面及堆垛之间应保持合适的距离。通常的情况下,与墙面、顶面的距离应大于30 cm,与地面的距离应大于10 cm,与库房内固定的养护设施及其他装置的距离应大于30 cm,堆垛之间的距离应有利于药品搬运(拿取)、识别及安全。

（二）药品养护管理

药品养护管理是指对储存的药品提供必要的合适条件,并在储存期内进行质量检查,以保持药品在储存期内的质量要求。

1. 养护管理的硬件要求

（1）按规定提供合适的温、湿度条件:医疗机构应设立与贮藏要求相适应的冷库,温度控制在 2～10 ℃;阴凉库温度低于 20 ℃;常温库温度为 10～30 ℃。各库的相对湿度应保持在 45％～75％。

（2）配置避光设施:如设计成不采自然光的库房、或为库房的门、窗悬挂深色布帘等避光措施,以便存放易受光线影响而引起质量下降的药品。

（3）配置防虫、防鼠、防霉、防火、防爆及通风设施:库房应保持其结构与外环境的严密性,通风口处应装有严密的金属滤网。

2. 养护管理的软件要求

（1）制定岗位工作制度:在库药品养护管理制度;养护设备、装置维护保养制度;库房（区）清洁卫生制度。

（2）制定监督检查制度:规定人员,规定时间,对在库药品的存放位置与状态、包装标识与状态等内容进行检查;对养护设备、装置的运行状态进行检查,排除故障,消除隐患,保持完好性。

（3）建立检查及异常处理记录:①对在库药品进行质量检查记录;②建立养护设备、装置的运行检查与维护保养记录;③建立药品库房的温、湿度记录。

（三）药品的有效期管理

药品有效期是指药品在规定的贮藏条件下能够符合国家药品标准,保持质量不变而有效的期限。《药品管理法》规定,超过有效期的药品按劣药论处。因此,医疗机构应对在库药品有效期的时间进行控制管理。

1. 我国药品有效期的标注

（1）药品有效期的标注格式:①药品标签中的有效期应当按照年、月、日的顺序标注,年份用四位数字表示,月、日用两位数表示。具体表示为"有效至××××年××月"或者"有效期至××××年××月××日";②也可以用数字和其他符号表示为"有效期至××××.××."或者"有效期至××××／××／××"等。

（2）计算方式:预防用生物制品有效期的标注按照国家批准的注册标准执行,治疗用生物制品有效期的标注自分装日期计算,其他药品有效期的标注自生产日期计算。

（3）药品有效期标注的含义:①有效期若标注到日,起算日期应当为对应年月日的前一天,如有效期 2006 年 10 月 28 日,意为可以使用到 2006 年 10 月 27 日,之后便不准继续使用;②若标注到月,起算月份应当为对应年月的前一个月,如有效期 2006 年 10 月,意为使用到 2006 年 9 月底,2006 年 9 月 30 日之后即不准继续使用。

2. 有效期药品的管理 建立有效期药品的管理制度,做到照章管理,确保质量。

（1）设定控制管理时间:①半年预警报告,即在库药品有效期剩余有六个月时应清点上报;②逐月定期报告,即对于已经明确预警时间的有效期药品应逐月报告。

（2）管理工作原则:①购进药品验收入库时应做好药品有效期登记工作,以便查阅核对;②有效期药品出库时应按批号发货,近期先出;③过期药品不得出库与发放,必须按制度及程序处理,直至销毁。

五、药品的经济管理

药品经济管理是按照经济规律的客观要求,运用经济手段,对医院药品的供应、库存、销售等基本过程进行全面的有效的监督和控制的核算方法。加强医疗机构药品经济管理工作,对于保证医疗需要、合理指导药品储存、减少资金占用、防止药品积压、降低药品损耗、加速药品周转、不断提高资金利用率有十分重要的意义。

（一）药品经济管理制度

医院对药品材料,实行"金额管理,重点统计,实耗实销"的管理办法。即医院对药品经济管理不是数量管理,而是以金额管理为主、重点统计消耗数量为辅的实耗实销的管理方法。其中,"金额管理"是指用金额来控制和核算药品在医院流转中的各个环节。即药库、药房和各科室药品的入库、出库、领用、消耗和结存要按照数量、单价、金额记账。不同的是采用的单价有区别,药库以批发价(或购进价)为准,而药房及各科室则以零售价为准。"重点统计"是保证金额管理的辅助环节,即对本单位的特殊管理药品、贵重药品及自费药品等,在入库、出库、领用、消耗、出售、结存的每一环节都要实行数量统计,以防止流弊或流失。"实耗实销"是医院药品经济管理中核算的需要,对药房和有关科室实际消耗的药品,按照实际金额向财务部门报账核算。

（二）药品分级管理办法

根据药品的性质、需求数量和库存价值,将医疗机构的药品分成三级,采取不同的管理措施实行区别管理。

1. 一级管理

（1）范围:麻醉药品,一类精神药品,医疗用毒性药品的原料药。

（2）管理办法:处方要求单独存放,每日清点,必须做到账物相符。

2. 二级管理

（1）范围:二类精神药品,贵重药品,自费药品。

（2）管理办法:专柜存放,专账登记,贵重药品要每日清点,二类精神药品定期清点。

3. 三级管理

（1）范围:普通药品。

（2）管理办法:金额管理,季度盘点,以存定销。

（三）药品经济管理的质量指标

相对于现代经济管理而言,药品金额管理是一种较为原始而粗放的管理模式,因管理人员素质高低的差异,会出现截然不同的结果,管理规范者,账物相符,损耗符合规定;管理混乱者,账物不符,甚至出现虚报等现象。所以,加强对药品金额管理的考核和控制是十分必要的,其评价指标有以下几方面:

1. 药品加成率 国家目前规定的药品加成率是:西药、中成药为15%;中药饮片为20%～30%。

2. 账物相符率 对于贵重药品、特殊管理药品及其他规定逐日统计的药品,应达100%;库存药品亦应账物相符,损耗率不得超过0.5%。

3. 药品盘点误差率 西药、中成药不超过0.3%;中药饮片不超过0.5%。

长期以来,由于医院用药品种多、数量大、价格变化频繁,故医院药品经济管理一直采用金额管理模式。实践证明,这种管理模式弊端多,漏洞大,很容易造成药品流失。随着计算机网络化技术的发展,我国的一些大医院已开始利用这一先进技术对医院药品管理模式、操作方式、信息流通进行研究,变医院药品的金额管理为数量管理,一种全新的科学化、规范化、制度化的医院药品管理模式正在形成。

六、临床药学管理

随着医药科技的发展和医学服务模式的转变,医院药学也从"以药品为中心"转变到"以患者为中心"的服务模式上来,一个以合理用药为中心的临床药学服务正在医疗机构蓬勃发展。临床药学是把医疗机构中的药学与临床医学紧密结合,使药学直接服务于患者,为保证患者用药安全、有效、经济提供更加科学的依据。

（一）临床药学的概念

临床药学(clinical pharmacy)是一门以患者为对象,以生物药剂学和药物动力学为理论基础,研究药物与机体相互作用的反应,实现安全、有效、合理地使用药品,提高医疗质量,促进患者健康的科学。其内容从药物治疗、药物不良反应监测到药物信息咨询等,涉及范围广,医疗机构可根据各自规模和性质的不同,开展不同程度的项目,探讨药物应用规律,最大限度地保证患者合理用药,提高药物的治疗水平。这是新时期医疗机构药事管工作的一项重要任务。

(二)临床药学业务管理

1. 临床药学管理的要求

(1)临床药学工作应面向患者,在临床诊疗活动中实行医药结合。临床药学专业技术人员应参与临床药物治疗方案设计;建立重点患者药历,实施治疗药物监测,开展合理用药研究;收集药物安全性和疗效等信息,建立药学信息系统,提供用药咨询服务。

(2)逐步建立临床药学临床药师制。临床药师应由具有药学专业本科以上学历并按有关规定取得中级以上药学专业技术资格的人员担任。

(三)临床药学工作主要内容

1. 临床合理用药　临床药师深入临床第一线,直接面对患者,参加查房、病例讨论、会诊、抢救等医疗活动,了解病情,书写药历,参与制订给药方案,对疑难和危重患者的用药问题进行充分的资料查询,向医师提出药物治疗方面的建议,提供咨询服务,对患者进行用药指导、跟踪随访,为合理用药当好参谋。这是临床药学最基本的、最重要的内容。

2. 治疗药物监测　治疗药物监测是开展临床药学工作的重要手段,利用先进的分析检测仪器设备,对于治疗范围窄的药物或个体差异大的药物用于患者治疗时可进行体液检测、特别是血液药物浓度的测定,并根据测定结果,结合药动学、药效学基本理论,调整用药剂量或给药间隔时间,制订个体化给药方案,从而保证药物的安全、有效。

3. 药品不良反应监测　这是临床药学的常规工作之一。应建立监测网络,有专人负责收集和报告药品不良反应,定期组织专家进行关联性评价,重视严重的、新的药品不良反应的报告及相关因素的分析,并及时向临床反馈药品不良反应的相关信息,引起医师用药的警觉,避免严重的不良反应的重复发生,提高用药的安全性。临床药师应协助医师及时发现和处理药品不良反应,并收集、报告。

4. 药物利用与评价　这是近年来开展的一个新的研究领域,从经济学的角度出发,结合临床疗效,对药物的合理使用进行评价,促进卫生资源的合理利用。处方分析是药物利用评价的一项重要内容,通过定期或不定期随机抽查一定数量的处方及病历,可使临床药师熟悉药物的临床应用,了解临床医师用药习惯及用药意图,发现不合理用药现象;可以掌握本单位或本地区的药物使用情况趋势,了解药品的动态消耗规律;可进行不同时期和不同单位之间的比较,评价药物使用的合理性,为医院药事管理提供依据。

5. 药物信息服务　开展药物信息服务对临床药学工作有很大的促进作用。建立药物情报资料室,配备有关专业书籍、期刊、药品说明书、计算机及咨询软件。收集药品供应、使用、评价以及新药研究、开发等方面的信息,同时建立患者药史档案、收集有关药物治疗方面的信息资料,通过药物咨询,编辑出版《药讯》,开展患者用药教育等多种形式,向临床医师提供各类药物信息,促进医药合作,和谐医患关系,规范合理用药。

6. 药物经济学应用　应用现代经济学的研究手段,结合流行病学、决策学、生物统计学等多学科的研究成果,全方位地确定、测量、比较分析不同药物治疗方案间、药物治疗方案和其他方案(如手术治疗)以及不同医疗或社会服务项目(如社会养老和家庭病床等)的成本、效益、效果及效用。

7. 临床药学科学研究　开展临床药动学和药效学研究,探讨药物在患者体内的代谢规律和处置状况,探讨药物效应与浓度之间的关系;开展生物利用度研究,对临床所应用的各种剂型进行生物等效性评价,为合理用药提供科学依据;根据临床药物治疗中多种药物合并应用的情况,开展药物相互作用研究,对各种联合用药方案作出科学评价;开展药品不良反应的机制研究,防止严重不良事件的重复发生。开展新制剂、新剂型的研制,以满足临床需求,弥补市场供应不足。

8. 教育与培训　承担药学院临床药理学、药房管理等课程的教学工作,指导实习、进修人员,教授临床药学实践的技能,对医师、护士、患者进行药物相关知识的培训、教育。

学习小结

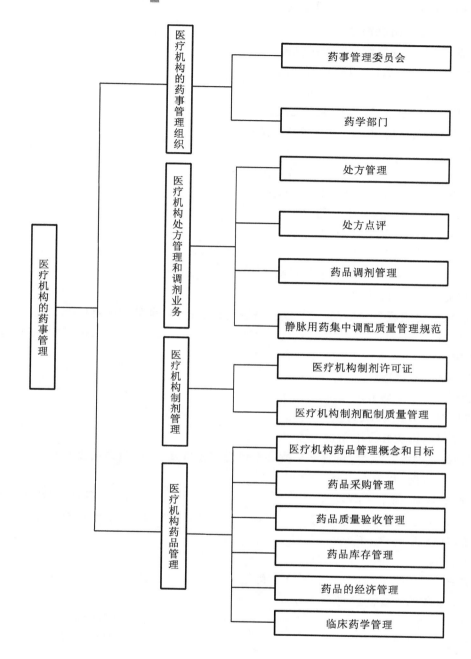

目标检测

一、最佳选择题（每题的备选项中，只有一个最佳答案）

1. 三级医院药事管理委员会由哪些方面专家组成？（　　）

A. 高级职称的医学、医院感染管理、医疗行政管理

B. 中高级职称的药学、临床医学、执业药师、职业医师

C. 高级职称的药学、临床医学、医院感染管理、医疗行政管理

D. 高级职称的医学、药学、行政管理

E. 高级职称的药学、行政管理

2.《处方管理办法》（试行）规定，处方的限量一般不得超过（　　）。

A. 2 日用量   B. 3 日用量   C. 5 日用量

D. 7 日用量   E. 10 日用量

3. 医疗机构制剂必须经( )方可配制。

A. SFDA 批准,并发给制剂批准文号

B. 省级药监局批准,并发给生产批准文号

C. 经省级卫生厅局批准,并符合药典标准

D. 省级药监局批准,并发给制剂批准文号

E. 经省级卫生厅局批准,并发给生产批准文号

4. 医疗机构药品储存场所的相对湿度应保持在( )。

A. 45%～75%   B. ≤75%   C. 45%～65%

D. ≤65%   E. 80%～95%

5. 药师以上技术职务的人员包括( )。

A. 药师、药士、副主任药师、主任药师

B. 药师、主管药师、执业药师、主任药师

C. 药师、药士、执业药师、主任药师

D. 药师、主管药师、副主任药师、主任药师

E. 药师、执业药师、主任药师

二、配伍选择题(每组题目对应同一组选项,备选可重复选用,也可不选用)

A. 1 日常用量   B. 3 日常用量   C. 2 日常用量

D. 7 日常用量   E. 2 日极量

1. 毒性药品每次不超过( )。

2. 二类精神药品每次处方不超过( )。

3. 麻醉药片剂每次处方不超过( )。

4. 麻醉药注射剂每次处方不超过( )。

三、多选题(每题的备选项中,只有 2 个或 2 个以上正确答案,不得错选或少选)

1. 调剂处方时应做到"四查十对",即( )。

A. 查处方,对科别、姓名、年龄   B. 查用药合理性,对临床诊断

C. 查药品,对药名、规格、数量、标签   D. 查配伍禁忌,对药品性状、用法用量

E. 查药品,对科别、姓名、年龄

2. 处方正文包括( )。

A. 药品名称   B. 剂型   C. 规格   D. 数量   E. 用法用量

3. 临床药学工作的主要内容有( )。

A. 临床合理用药   B. 治疗药物监测

C. 药品不良反应监测   D. 药物利用与评价

E. 教育与培训

4. 药品一级管理的范围包括( )。

A. 麻醉药品   B. 一类精神药品

C. 二类精神药品   D. 医疗用毒性药品的原料药

E. 贵重药品

5. 调剂差错的类型有( )。

A. 处方医师的错误   B. 调配错误

C. 标识错误   D. 药品管理失控

E. 特殊管理药品未能按国家有关规定执行,造成流弊者

实训项目

医疗机构的药品调剂

【实训目的】

通过了解实训单位的药品调剂工作,使学生对药品调剂步骤及相关要求加深理解,提高学生的动手操作能力。

【实训单位】

医疗机构

【实训内容】

要求学生按照药品调剂的具体要求,在医疗机构工作人员的指导下,正确进行药品调剂。

【实训步骤】

1. 根据班级人数分组;根据实训单位,要求学生准备相关的资料。

2. 对学生进行安全性教育。

3. 严格按照实训单位的要求进行操作,并遵守实训单位的规章制度。

4. 撰写实训心得体会,具体要求如下:

(1) 字数 800 字左右。

(2) 提出存在的问题及解决措施。

(谢仲德)

工作模块八

其他药品的
相关管理

YaoshiGuanli YuFagui

学习项目十八　特殊药品的管理

学习目标

学习目的

本项目将对麻醉药品、精神药品、医疗用毒性药品、放射性药品、戒毒药品以及疫苗流通和预防接种管理加以介绍。旨在使同学们了解特殊药品管理的重要性，熟悉我国生产和使用的麻醉药品、精神药品、医疗用毒性药品的品种，掌握麻醉药品、精神药品、医疗用毒性药品的生产、经营、使用的管理要点。了解放射性药品、戒毒药品以及疫苗流通和预防接种的管理规定，以保证其合法、安全、合理使用，正确发挥防治疾病的作用，严防滥用和流入非法渠道，构成对人们健康、公共卫生和社会危害。

能力目标

能正确运用互联网等渠道，搜集和整理、学习与特殊药品管理有关的法律法规和规章制度以及与特殊药品管理有关的经典案例。

学会填写"麻醉药品、一类精神药品购用印鉴卡"及办理购用手续；整理、归纳我国麻醉药品、精神药品从生产、经营到使用环节的整个流通程序；正确调剂特殊管理药品处方。

知识目标

掌握：麻醉药品和精神药品生产、经营、使用的管理要点；医疗用毒性药品生产、经营、使用的管理规定。

熟悉：特殊管理药品的范畴、特点；麻醉药品、精神药品滥用的危害；我国生产和使用的麻醉药品、精神药品、医疗用毒性药品的品种。

了解：放射性药品、戒毒药品以及疫苗流通和预防接种的管理规定。

学习任务一　特殊管理药品概述

 案例引导

2011年12月，北京朝阳区内某医疗美容诊所发生一起因医疗美容手术引起患者死亡的事件。经调查，2011年12月28日诊所为患者王某行全面部除皱术。专门聘请某三级综合医院麻醉科主治医师李某为王某进行术前麻醉，所采用的麻醉方法为局部麻醉加静脉麻醉，使用的药品为舒芬太尼3支(1 mL:50 μg/支)、丙泊酚2瓶(50 mL:0.5 g/瓶)。使用后的药品空安瓿交回李某医院。李某称，在为王某使用麻醉药品时，未按规定给患者王某开具麻醉药品专用处方。此外，在麻醉师补写的麻醉记录单中，说明麻醉药品舒芬太尼和丙泊酚的使用方法和剂量没有违反麻醉药品临床指导原则。

思考：1. 试分析例案中麻醉医生李某的行为是否得当，为什么？

2. 我们从中应该吸取什么教训？

一、特殊管理药品的范畴及特殊性

特殊管理药品指如果管理、使用得当，就能发挥药品固有的防病治病功效；反之，如果管理、使用不当，不仅危害人民身心健康，而且危害社会。《药品管理法》第三十五条规定："国家对麻醉药品、精神药品、医疗用毒性药品、放射性药品，实行特殊管理。管理办法由国务院制定。"国家对这些药品进行严格管理，对其研究、生产、供应和使用过程严格控制，以保证医疗、教学、科研的正当需要，使确需使用这些药品的患者能合法、安全、合理使用药品，防止和杜绝生产、供应和使用各个环节可能出现的流弊。

二、药物滥用的危害

1. 药物滥用(drug abuse)的定义 长期地使用过量具有依赖性潜力的药物，这种用药与公认医疗实践的需要无关，导致了成瘾性以及出现精神错乱和其他异常行为，是一种悖于社会常规的非医疗用药。

2. 毒品及其危害 根据国际公约的有关规定，不以医疗为目的，非法使用或滥用的麻醉药品和精神药品即属于毒品。毒品的基本特征是具有依赖性、非法性和危害性。毒品的危害可以概括为"毁灭自己，祸及家庭，危害社会"十二个字。有鉴于此，毒品犯罪是当前世界范围内的一大社会公害已成为人们的共识，制止毒品泛滥已成为世界人民的共同愿望，打击毒品犯罪已成为各国司法机关所共同面临的一项严峻任务。

🔵 学习任务二　麻醉药品和精神药品的管理

👤 案例引导

2014 年 7 月的一天，一名陌生男子送给勉县 7 旬老妇卢某一包种子，声称次年会上门收购。2015 年 4 月，当种子开花后，卢某才发现是罂粟，但为了牟利加之认为自己非法种植罂粟的地点比较偏僻，不会被人发现，遂又多次到该土地里进行施肥和除草。后接匿名举报并经公安机关查证，卢某因犯非法种植毒品原植物罪，被判有期徒刑 1 年，缓刑 1 年零 6 个月，并处罚金 1000 元。

思考：1. 卢某的行为触犯了国家哪些法律法规？
　　　2. 国家对麻醉药品药用原植物的种植有哪些管理规定？

一、麻醉药品和精神药品管理概述

根据《药品管理法》和有关国际公约的有关规定，国务院于 2005 年 8 月 3 日公布了《麻醉药品和精神药品管理条例》(第 442 号国务院令)(以下简称《条例》)。这是我国在《药品管理法》法律框架下全面推进药品监督管理依法行政，进一步完善药品监督管理法律体系的又一重大举措。随后，国家食品药品监督管理总局相继发布了《关于公布麻醉药品和精神药品品种目录的通知》、《麻醉药品和精神药品生产管理办法(试行)》、《麻醉药品和精神药品经营管理办法(试行)》、《关于麻醉药品和精神药品实验研究管理规定的通知》、《麻醉药品和精神药品运输管理办法》、《关于麻醉药品和精神药品管理事宜的通知》、《关于戒毒治疗中心使用麻醉药品和精神药品有关规定的通知》等一系列规范性文件；卫生部也分别发布了《麻醉药品、第一类精神药品购用印鉴卡管理规定》、《医疗机构麻醉药品、第一类精神药品管理规定》等规范性文件。这些规定的实施，使我国麻醉药品和精神药品管理的水平进一步提高。

《条例》确立了一方面要实行严格管理，防止麻醉药品和精神药品流入非法渠道；一方面又要保证人民群众能够合法、安全、合理用药的立法宗旨。《条例》对麻醉药品和精神药品的管理体制作了规定，明确了国务院药品监督管理部门负责全国麻醉药品和精神药品的监督管理工作，国务院其他有关主管部门在各自的职责范围内负责与麻醉药品和精神药品有关的管理工作。

省级药品监督管理部门负责本行政区域内麻醉药品和精神药品的监督管理工作。县级以上地方公安机关负责对本行政区域内造成麻醉药品和精神药品流入非法渠道的行为进行查处。县级以上人民政府其他有关主管部门在各自的职责范围内负责与麻醉药品和精神药品有关的管理工作。

二、麻醉药品和精神药品的管理体制

1. 我国麻醉药品和精神药品的管理体制 国务院药品监督管理部门负责全国麻醉药品和精神药品的监督管理工作,并会同国务院农业主管部门对麻醉药品药用原植物实施监督管理;国务院公安部门负责对造成麻醉药品药用原植物、麻醉药品和精神药品流入非法渠道的行为进行查处;国家卫生和计划生育委员会负责医疗机构特殊管理药品合理使用的管理工作;国务院其他有关主管部门在各自的职责范围内负责与麻醉药品和精神药品有关的管理工作。此外,麻醉药品和精神药品生产、经营企业和使用单位可以依法参加行业协会。行业协会应当加强行业自律管理。

2. 国际麻醉品管制机构

(1) 联合国麻醉药品委员会:联合国麻醉药品委员会(United Nations Commission on Narcotic Drugs,UNCND)简称"麻委会",是联合国经济与社会理事会(ECOSOC)下属六个职能委员会之一,于1946年设立。它作为联合国在国际药物管制事项方面的主要决策机构,委员会目前由40个会员国的成员组成。它的任务是制定麻醉药品和精神药品的国际管制策略和政策;承担麻醉药品和精神药品国际公约所赋予的职能;协调经济与社会理事会行使监督公约执行情况;定期审议世界各国各种麻醉药品和精神药品的走私情况;就国际管制工作及对现行国际管制机构的变动向理事会提出咨询意见和建议。

(2) 国际麻醉品管制局:国际麻醉品管制局(International Narcotics Control Board,INCB)简称"麻管局",是根据《1961年麻醉药品单一公约》设立的,具有独立的半司法机构的性质。它由13名成员组成,均由联合国经济与社会理事会选举产生。麻管局是从事国际麻醉药品管制的工作机构,它向联合国经济与社会理事会的麻醉药品委员会报告工作。

(3) 联合国国际药物管制规划署:联合国国际药物管制规划署(United Nations Drug Control Program,UNDCP)成立于1990年12月12日,是根据联合国大会第45/179号决议设立的。它的前身是联合国麻醉药品司(Division of Narcotic Drugs of the United Nations)和联合国药物滥用管制基金(United Nations Fund for Drug Abuse Control,UNFDAC),行政实体是麻管局秘书处,秘书处主要就实质性问题向麻管局报告。

(4) 世界卫生组织在麻醉品管制和精神药物管制中的作用:由于毒品的泛滥危害人类的健康,WHO十分注意在国际禁毒合作方面发挥自己的职能作用。它的主要职能有:根据权限,调控可以合法生产、出口麻醉药品的国家;根据对麻醉药品、精神药品的研究和判断,向麻醉药品委员会提出修订有关麻醉药品和精神药品公约之附表的建议;提出并组织实施控制滥用麻醉药品和精神药品的国际计划和科学技术问题。在世界卫生组织每年召开的执委会和世界卫生大会上,药物依赖性问题经常被列为讨论的重点议题之一。

(5) 国际刑事警察组织:国际刑警组织(International Criminal Police Organization——Interpol,ICPO)1923年成立于维也纳,第二次世界大战后将总部设在巴黎。它是联系100多个国家的刑事警察部队的国际组织。其目的是在所有成员国的刑事警察当局之间,建立和发展各种有利于预防和制止一般犯罪的组织机构,协助成员国打击跨国毒品罪犯,是国际刑警组织的主要任务之一。中国于1984年加入国际刑警组织,负责与总部联系的机构是"国际刑警中国国家中心局"。

3. 麻醉药品、精神药品管制和禁毒的国际会议和公约 在全球范围对麻醉药品进行管制已近百年。百年来,由于签订了一系列国际公约、纲领,国际合作使麻醉药品和精神药品管制及禁毒工作不断取得进展。见表18-1。

表 18-1 麻醉药品、精神药品管制国际公约

时间	地点	公约名称	内容	参加国
1909	上海	上海国际禁毒会议	通过禁毒决议	

续表

时间	地点	公约名称	内容	参加国
1912	海牙	《海牙禁毒鸦片公约》6章25条	①制定法律管制生鸦片 ②禁止生产、贩卖、吸食熟鸦片 ③切实管制吗啡等麻醉药品 ④规定各国在中国租界禁毒办法	中国、美国、日本、英国、法国、德国等
1931	日内瓦	《限制麻醉药品制造、运销》7章34条	确定麻醉药品定义;需要量估计;生产限制等	参加缔约的有54个国家
1961	纽约	《1961年麻醉药品单一公约》51条	确定各种制度,规定,罚则,受管制物质,国际管制机构	缔约国175个国家
1971	纽约	《1971年精神药物公约》	确定受管制物质,管制办法	缔约国169个国家
1972		《1961年麻醉药品单一公约》议定书22条		
1988	维也纳	《联合国禁止非法贩运麻醉药品和精神药物公约》34条	定义,制裁,管辖区,合作,情报	缔约国162个国家
1990	纽约	禁毒特别联大会议《政治宣言》《全球行动纲领》	大会宣布1991~2000年为"联合禁毒的十年"	

三、麻醉药品和精神药品的概念及品种范围

1. 麻醉药品和精神药品的含义 根据国务院 2005 年 8 月 3 日公布的《麻醉药品和精神药品管理条例》第三条规定,麻醉药品和精神药品,是指列入麻醉药品目录、精神药品目录的药品和其他物质。精神药品分为第一类精神药品和第二类精神药品。

2. 麻醉药品和精神药品的品种范围 麻醉药品共 121 种(见附表一),精神药品共 149 种,其中第一类精神药品 68 种,第二类精神药品 81 种(见附表二)。国家对麻醉药品目录和精神药品目录进行动态管理,对上市销售但尚未列入目录的药品和其他物质或者第二类精神药品发生滥用,已经造成或者可能造成严重社会危害的,国务院药品监督管理部门会同国务院公安部门、国务院卫生主管部门及时将该药品和该物质列入目录或者将该第二类精神药品调整为第一类精神药品。

四、种植及实验研究和生产管理

国家根据麻醉药品和精神药品的医疗、国家储备和企业生产所需原料的需要确定需求总量,对麻醉药品药用原植物的种植、麻醉药品和精神药品的生产实行总量控制。

1. 麻醉药品药用原植物的种植管理 国家食品药品监督管理总局根据麻醉药品和精神药品的需求总量制定年度生产计划。同时,与国务院农业主管部门根据麻醉药品年度生产计划,制定麻醉药品药用原植物年度种植计划。麻醉药品药用原植物种植企业按计划种植,定期向国家食品药品监督管理总局和国务院农业主管部门报告种植情况。

2. 麻醉药品和精神药品的实验研究管理 开展麻醉药品和精神药品实验研究活动应经国家食品药品监督管理总局批准,并必须具备下列条件:①以医疗、科学研究或者教学为目的;②有保证实验所需麻醉药品和精神药品安全的措施和管理制度;③单位及其工作人员 2 年内没有违反有关禁毒的法律、行政法规规定的行为。

经批准开展麻醉药品和精神药品实验研究的,应当在 3 年内完成药物临床前研究,向国家食品药品监督管理总局申报药品注册。麻醉药品和第一类精神药品的临床试验,不得以健康人为受试对象。

3. 麻醉药品和精神药品的生产管理

(1)定点生产制度:国家对麻醉药品和精神药品实行定点生产制度。国家食品药品监督管理总局根据麻醉药品和精神药品的需求总量,按照合理布局、总量控制的原则,确定麻醉药品和精神药品定点生产

企业的数量和布局,并根据年度需求总量对数量和布局进行调整、公布。

（2）定点企业的审批:从事麻醉药品、第一类精神药品生产以及第二类精神药品原料药生产的企业,经所在地省级药品监督管理部门初步审查后,由国家食品药品监督管理总局批准;从事第二类精神药品制剂生产的企业,应当经所在地省级药品监督管理部门批准。

（3）生产管理:定点生产企业生产麻醉药品和精神药品,必须依照药品管理法的规定取得药品批准文号。未取得药品批准文号的,不得生产麻醉药品和精神药品。

（4）定点生产企业的销售管理:定点生产企业只能将麻醉药品和第一类精神药品制剂销售给定点全国性批发企业、区域性批发企业以及经批准购用的其他单位。定点区域性批发企业从定点生产企业购进麻醉药品和第一类精神药品制剂,须经所在地省级药品监督管理部门批准。定点生产企业只能将第二类精神药品原料药销售给定点全国性批发企业,区域性批发企业,专门从事第二类精神药品批发业务的企业,第二类精神药品制剂生产企业以及经备案的其他需用第二类精神药品原料药的企业,应当按照备案的需用计划销售。定点生产企业只能将第二类精神药品制剂销售给全国性批发企业、区域性批发企业、专门从事第二类精神药品批发业务的企业、第二类精神药品零售连锁企业、医疗机构或经批准购用的其他单位。

（5）专有标志管理:麻醉药品和精神药品的标签应当印有国务院药品监督管理部门规定的标志。

五、经营管理、储存运输管理和进出口管理

（一）经营与进出口管理

1. 定点经营制度 国家对麻醉药品和精神药品实行定点经营制度。国家食品药品监督管理总局根据麻醉药品和第一类精神药品全国需求总量,确定跨省、自治区、直辖市从事麻醉药品和第一类精神药品批发业务的企业(以下称全国性批发企业)的布局、数量;根据各省、自治区、直辖市对麻醉药品和第一类精神药品需求的总量,确定在该行政区域内从事麻醉药品和第一类精神药品批发业务的企业(以下称区域性批发企业)的布局、数量。国家食品药品监督管理总局根据年度需求总量的变化对全国性批发企业、区域性批发企业布局、数量定期进行调整、公布。

2. 定点企业的审批 全国性批发企业须经国家食品药品监督管理总局批准;区域性批发企业须经所在地省级药品监督管理部门批准。专门从事第二类精神药品批发业务的企业,也需要经所在地省级药品监督管理部门批准。在批准全国性批发企业以及在批准区域性批发企业时,都应当综合各地区人口数量、交通、经济发展水平、医疗服务情况等因素,确定其所承担供药责任的区域。麻醉药品和第一类精神药品的定点批发企业,必须具有保证供应责任区域内医疗机构所需麻醉药品和第一类精神药品的能力,并具有保证麻醉药品和第一类精神药品安全经营的管理制度。

3. 销售管理

（1）销售范围规定:全国性批发企业:可以向区域性批发企业,或者经批准可以向取得麻醉药品和第一类精神药品使用资格的医疗机构以及其他经过批准的单位销售麻醉药品和第一类精神药品。

区域性批发企业:可以向本省、自治区、直辖市行政区域内取得麻醉药品和第一类精神药品使用资格的医疗机构销售麻醉药品和第一类精神药品。

全国性批发企业和区域性批发企业可以从事第二类精神药品批发业务。第二类精神药品定点批发企业可以向医疗机构、定点批发企业和符合规定的药品零售企业销售第二类精神药品。

（2）销售规定:麻醉药品和第一类精神药品不得零售。禁止使用现金进行麻醉药品和精神药品交易,但是个人合法购买麻醉药品和精神药品的除外。经所在地区的市级药品监督管理部门批准,实行统一进货、统一配送、统一管理的药品零售连锁企业可以从事第二类精神药品零售业务。第二类精神药品零售企业应当凭执业医师出具的处方,按规定剂量销售第二类精神药品,并将处方保存 2 年备查;禁止超剂量或者无处方销售第二类精神药品;不得向未成年人销售第二类精神药品。麻醉药品目录中的罂粟壳只能用于中药饮片和中成药的生产以及医疗配方使用。全国性批发企业和区域性批发企业向医疗机构销售麻醉药品和第一类精神药品,应当将药品送至医疗机构。医疗机构不得自行提货。麻醉药品和精神药品实行

政府定价,在制定出厂和批发价格的基础上,逐步实行全国统一零售价格。具体办法由国务院价格主管部门制定。

4. 购进管理 以生产为目的的购进:药品生产企业需要以麻醉药品和第一类精神药品为原料生产普通药品的,向所在地省级药品监督管理部门报送年度需求计划,由省级药品监督管理部门汇总报国家食品药品监督管理局批准后,向定点生产企业购买;药品生产企业需要以第二类精神药品为原料生产普通药品的,应当将年度需求计划报所在地省级药品监督管理部门,并向定点批发企业或者定点生产企业购买。

以经营为目的的购进:全国性批发企业应当从定点生产企业购进麻醉药品和第一类精神药品。区域性批发企业可以从全国性批发企业购进麻醉药品和第一类精神药品;为减少迂回运输,经所在地省级药品监督管理部门批准,也可以从定点生产企业购进麻醉药品和第一类精神药品。

(二)储存与运输管理

麻醉药品药用原植物种植企业、定点生产企业、全国性批发企业和区域性批发企业以及国家设立的麻醉药品储存单位,应当设置储存麻醉药品和第一类精神药品的专库。该专库符合下列要求:①安装专用防盗门,实行双人双锁管理;②具有相应的防火设施;③具有监控设施和报警装置,报警装置应当与公安机关报警系统联网。

托运、承运和自行运输麻醉药品和精神药品必须采取安全保障措施,防止麻醉药品和精神药品在运输过程中被盗、被抢、丢失。

需要邮寄麻醉药品和精神药品时,寄件人需要提交所在地省级药品监督管理部门出具的准予邮寄证明。邮政营业机构在查验、收存准予邮寄证明后,给予收寄。省级邮政主管部门指定符合安全保障条件的邮政营业机构负责收寄麻醉药品和精神药品。邮政营业机构收寄麻醉药品和精神药品,可以依法对收寄的麻醉药品和精神药品予以查验。

六、使用管理

1.《印鉴卡》管理 医疗机构需要使用麻醉药品和第一类精神药品,须经所在地设区的市级卫生行政部门批准后,取得《麻醉药品、第一类精神药品购用印鉴卡》(简称《印鉴卡》)。医疗机构凭《印鉴卡》向本省级行政区域内的定点批发企业购买麻醉药品和第一类精神药品。

对于首次申请《印鉴卡》的医疗机构,市级卫生行政部门在做出是否批准决定前,还应当组织现场检查,并留存现场检查记录。《印鉴卡》有效期为3年。《印鉴卡》有效期满前3个月,医疗机构重向市级卫生行政部门提出申请。

2. 处方医师资格和处方注意事项 医疗机构按照国务院卫生主管部门的规定,对本单位执业医师进行有关麻醉药品和精神药品使用知识的培训、考核,经考核合格的,授予麻醉药品和第一类精神药品处方资格。执业医师取得麻醉药品和第一类精神药品的处方资格后,方可在本医疗机构开具麻醉药品和第一类精神药品处方,但不得为自己开具该种处方。

3. 配制麻醉药品、精神药品制剂的管理 持有《医疗机构制剂许可证》和《印鉴卡》的医疗机构必须经过所在地省级药品监督管理部门批准,配制临床需要而市场无供应的麻醉药品和精神药品制剂。医疗机构配制的麻醉药品和精神药品制剂只能在本医疗机构使用,不得对外销售。

4. 处方管理 麻醉药品、精神药品处方格式由三部分组成:①前记:医疗机构名称、处方编号,患者姓名、性别、年龄、身份证明编号、门诊病历号,代办人姓名、性别、年龄、身份证明编号,科别、开具日期等,并可添列专科要求的项目。②正文:病情及诊断;以 Rp 或者 R 标示,分列药品名称、规格、数量、用法用量。③后记:医师签章、药品金额以及审核、调配、核对、发药的药学专业技术人员签名。麻醉药品、第一类精神药品注射剂处方为一次用量;其他剂型处方不得超过3日用量;控缓释制剂处方不得超过7日用量。第二类精神药品处方一般不得超过7日用量;对于某些特殊情况,处方用量可适当延长,由医师注明理由。

5. 以戒毒为目的的使用管理 医疗机构、戒毒机构以开展戒毒治疗为目的,可以使用美沙酮或者国家确定的其他用于戒毒治疗的麻醉药品和精神药品。

七、审批程序和监督管理

在确定定点生产企业和定点批发企业时,审批部门应当在经审查符合条件的企业中,根据布局的要求,通过公平竞争的方式初步确定定点生产企业和定点批发企业,并予公布。其他符合条件的企业可以自公布之日起 10 日内向审批部门提出异议。审批部门应当自收到异议之日起 20 日内对异议进行审查,并做出是否调整的决定。

药品监督管理部门应当根据规定的职责权限,对麻醉药品药用原植物的种植以及麻醉药品和精神药品的实验研究、生产、经营、使用、储存、运输活动进行监督检查。

省级以上药品监督管理部门根据实际情况建立监控信息网络,对定点生产企业、定点批发企业和使用单位的麻醉药品和精神药品生产、进货、销售、库存、使用的数量以及流向实行实时监控,并与同级公安机关做到信息共享。

对已经发生滥用,造成严重社会危害的麻醉药品和精神药品品种,国家食品药品监督管理总局采取在一定期限内中止生产、经营、使用或者限定其使用范围和用途等措施。对不再作为药品使用的麻醉药品和精神药品,国家食品药品监督管理总局应当撤销其药品批准文号和药品标准,并予以公布。

麻醉药品和精神药品的生产、经营企业和使用单位对过期、损坏的麻醉药品和精神药品应当登记造册,并向所在地县级药品监督管理机构申请销毁。药品监督管理部门自接到申请之日起 5 日内到场监督销毁。医疗机构对存放在本单位的过期、损坏麻醉药品和精神药品,按照本条规定的程序向卫生主管部门提出申请,由卫生主管部门负责监督销毁。

县级以上人民政府卫生主管部门应当对执业医师开具麻醉药品和精神药品处方的情况进行监督检查。

药品监督管理部门、卫生主管部门和公安机关必须互相通报麻醉药品和精神药品生产、经营企业和使用单位的名单以及其他管理信息。各级药品监督管理部门必须将在麻醉药品药用原植物的种植以及麻醉药品和精神药品的实验研究、生产、经营、使用、储存、运输等各环节的管理中的审批、撤销等事项通报同级公安机关。麻醉药品和精神药品的经营企业、使用单位报送各级药品监督管理部门的备案事项,应当同时报送同级公安机关。

发生麻醉药品和精神药品被盗、被抢、丢失或者其他流入非法渠道的情形的,案发单位应当立即采取必要的控制措施,同时报告所在地县级公安机关和药品监督管理机构。医疗机构发生上述情形的,还应当报告其主管部门。

公安机关接到报告、举报,或者有证据证明麻醉药品和精神药品可能流入非法渠道时,应及时开展调查,并可对相关单位采取必要的控制措施。药品监督管理部门、卫生主管部门以及其他有关部门应配合公安机关开展工作。

八、法律责任

药品监督管理部门、卫生主管部门违反规定,由其上级行政机关或者监察机关责令改正;情节严重的,对直接负责的主管人员和其他直接责任人员依法给予行政处分;构成犯罪的,依法追究刑事责任。

麻醉药品研究机构、药用原植物种植企业、工业生产企业、经营企业和事业单位违反规定,由药品监督管理部门依法给予相应的处罚措施。

《中华人民共和国刑法》第三百五十七条"本法所称的毒品,是指鸦片、海洛因、甲基苯丙胺(冰毒)、吗啡、大麻、可卡因以及国家规定管制的其他能够使人形成瘾癖的麻醉药品和精神药品"。《刑法》第六章"妨害社会管理秩序罪"的第七节规定犯有"走私、贩卖、运输、制造毒品"的,不论数量多少,都应当追究刑事责任,予以刑事处罚。毒品罪的刑事处罚包括:有期徒刑(拘役、管制)、无期徒刑、死刑,并处罚金、没收财产。

学习任务三 医疗用毒性药品的管理

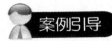
某地药品零售店负责人李某,家住当地乡镇卫生院旁,多年来一直经营着一家自营的药品零售门店,店内经营中西药品多种。李某每年都会从当地一些民间采药人手中收购一些中药材,用于该店配方零售,该地是毒性中药材半夏的产地之一,所收药材中就有生半夏这个品种。

思考:1. 李某的这种行为是否恰当,为什么?

　　　2. 国家对毒性中药材的采购与经营有一些什么规定?

一、医疗用毒性药品概念的品种范围

1. 医疗用毒性药品的概念　医疗用毒性药品(medicinal toxic drug)(以下简称"毒性药品"),系指毒性剧烈、治疗剂量与中毒剂量相近,使用不当会致人中毒或死亡的药品。医疗用毒性药品分为中药和西药两大类。

2. 医疗用毒性药品的品种范围　毒性中药品种(包括原药材和饮片)共27种:砒石(红砒、白砒)、砒霜、生川乌、生马钱子、生甘遂、雄黄、生草乌、红娘虫、生白附子、生附子、水银、生巴豆、白降丹、生千金子、生半夏、斑蝥、青娘虫、洋金花、生天仙子、生南星、红粉(红升丹)、生藤黄、蟾酥、雪上一枝蒿、生狼毒、轻粉、闹羊花。

毒性西药品种(仅指原料,不包括制剂)共11种:去乙酰毛花苷丙、阿托品、洋地黄毒苷、氢溴酸后马托品、三氧化二砷、毛果芸香碱、升汞、水杨酸毒扁豆碱、亚砷酸钾、氢溴酸东莨菪碱、士的宁。

二、毒性药品的生产管理

毒性药品年度生产、收购、供应和配制计划,由省级药品监督管理部门根据医疗需要制定后,下达给指定的毒性药品生产、收购、供应单位,并抄报国家食品药品监督管理部门和国家中医药管理局。生产单位不得擅自改变生产计划自行销售。生产毒性药品及其制剂,必须严格执行生产工艺操作规程,在本单位药品检验人员的监督下准确投料,并建立完整的生产记录,保存5年备查。在生产毒性药品过程中产生的废弃物,必须妥善处理,不得污染环境。

三、毒性药品的经营管理

毒性药品的收购、经营,由各级药品监督管理部门指定的药品经营单位负责;配方用药由国营药店、医疗机构负责。其他任何单位或者个人均不得从事毒性药品的收购、经营和配方业务。

四、毒性药品的使用管理

医疗机构供应和调配毒性药品,凭医师签名的正式处方;国营药店供应和调配毒性药品,凭盖有医师所在的医疗机构公章的正式处方。每次处方剂量不得超过2日极量。调配处方时,必须认真负责,计量准确,按医嘱注明要求,并由配方人员及具有药师以上技术职称的复核人员签字盖章后方可发出。对处方未注明"生用"的毒性中药,应当付炮制品。如发现处方有疑问时,须经原处方医师重新审定后再行调配。处方一次有效,取药后处方保存2年备查。

五、法律责任

对违反毒性药品管理办法规定,擅自生产、收购毒性药品的个人或单位,由县级以上药品监督管理部门没收其全部毒性药品,并处以警告或按非法所得的5～10倍罚款。情节严重、致人伤残或死亡,构成犯罪的,由司法机关依法追究其刑事责任。

 # 学习任务四　放射性药品的管理

一、放射性药品的概念及品种

(一)定义

放射性药品(radioactive pharmaceuticals)是指用于临床诊断或者治疗的放射性核素制剂或者其标记药物。包括裂变制品、推照制品、加速器制品、放射性同位素发生器及其配套药盒、放射免疫分析药盒等。

(二)品种类型

2015 年版《中国药典》共收载 17 种放射性药品标准,按不同分类标准,有不同的分类方法。

1. 按核素分类　含锝[^{99m}Tc]放射性药品 7 种:高锝[^{99m}Tc]酸钠注射液;锝[^{99m}Tc]亚甲基二膦酸盐注射液;锝[^{99m}Tc]依替菲宁注射液;锝[^{99m}Tc]植酸盐注射液;锝[^{99m}Tc]喷替盐酸注射液;锝[^{99m}Tc]焦磷酸盐注射液;锝[^{99m}Tc]聚合白蛋白注射液。

含碘[^{131}I]放射性药品 3 种:邻碘[^{131}I]马尿酸钠注射液;碘[^{131}I]化钠口服溶液;碘[^{131}I]化钠胶囊。

含磷[^{32}P]放射性药品 3 种:胶体磷[^{32}P]酸铬注射液;磷[^{32}P]酸钠盐口服溶液;磷[^{32}P]酸钠盐注射液。

含氙[^{133}Xe]放射性药品 1 种:氙[^{133}Xe]注射液。

含镓[^{67}Ga]放射性药品 1 种:枸橼酸镓[^{67}Ga]注射液。

含铬[^{51}Cr]放射性药品 1 种:铬[^{51}Cr]酸钠注射液。

含铊[^{201}Tl]放射性药品 1 种:氯化亚铊[^{201}Tl]注射液。

2. 按医疗用途分类　目前,我国使用的放射性药品主要用于诊断,即利用放射性药品对人体各脏器进行功能代谢检查以及动脉和静脉体外显像,只有少量放射性药品才用于治疗各种疾病。

(1)用于甲状腺疾病的诊断与治疗;　　(2)用于肾功能检查和胃造影;
(3)用于胃显像;　　　　　　　　　　(4)用于肺部肿瘤鉴别诊断;
(5)用于脑显像;　　　　　　　　　　(6)用于肾上腺显像;
(7)用于心脏与大血管血池显像;　　　(8)用于心肌显像;
(9)用于胎盘定位诊断;　　　　　　　(10)用于肝显像;
(11)用于肾功能诊断;　　　　　　　　(12)用于皮肤病治疗;
(13)用于红细胞寿命测定;　　　　　　(14)用于真性红细胞增多症治疗;
(15)用于控制癌性胸腹水治疗等。

二、放射性药品研究、生产与经营的管理

1. 生产管理　放射性药品生产企业必须建立质量检验机构,严格实施 GMP。产品必须经质量检验,符合国家药品标准的方可出厂。含有短半衰期放射性核素的药品,可以边检验边出厂。但发现质量不符合国家药品标准时,该药品生产企业应当立即停止生产、销售,通知使用单位停止使用,并于 24 小时内报告所在地省级药品监督管理部门。

2. 经营管理　放射性药品经营企业只能向持有《放射性药品生产许可证》、《放射性药品经营许可证》或《放射性药品使用许可证》的单位销售放射性药品。

3. 包装和标签管理　放射性药品的包装必须安全实用,符合放射性药品质量要求。具有与放射性剂量相适应的防护装置。包装(放免试剂盒除外)应当分内包装和外包装两部分。

4. 运输管理　放射性药品的运输与邮寄,按国家运输、邮政等部门制订的规定执行。放射性药品(豁免的除外)道路运输必须使用专用车辆。禁止任何单位和个人随身携带放射性药品乘坐公共交通运输

工具。

5．研究管理

（1）研究机构应具备的条件：申请体内放射性药物实验研究的单位必须具备的条件：①具有核物理、放射化学、药学及相关专业技术人员；②具有与其研究领域相适应的工作场所、仪器设备及相应的规章制度；③具有确保产生的放射性废气、废液、固体废物达到标准排放的处理设施；④具有环境保护主管部门出具的辐射安全证明文件。

（2）研究内容：体内放射性药物研究方案应包括：放射性核素筛选、核素的核性质（半衰期、衰变方式、衰变分支比、射线能量和种类）、工艺路线、质量标准（包括放射性核素鉴别、放射性活度（浓度）、放射性核纯度、放射化学纯度、放射性比活度等项目）、药理、毒理、药代动力学、剂量、剂型、稳定性、医学内辐射吸收剂量等。

（3）注册：申请人按照国务院药品监督管理部门制定的放射性药品注册管理规定组织资料，连同放射性药物实验研究备案登记文件，报送国务院药品监督管理部门。临床试验批准后，申请人从具有放射性药物临床试验资格的医疗机构中确定临床试验负责单位和参加单位，并报国务院药品监督管理部门备案。临床试验结束后，申请人将临床试验等有关资料报国务院药品监督管理部门，国务院药品监督管理部门组织核医药学和其他相关专业技术人员进行审评，认为符合规定的药品，以药品批件形式发给批准文号，同时发布经核准的该放射性药品注册标准及核准的说明书。

三、放射性药品的使用管理

1．基本条件　医疗机构设置核医学科、室（同位素室），经过批准，可以使用放射性药品。医疗机构使用放射性药品必须符合国家放射性同位素卫生防护管理的规定，必须配备与其医疗任务相适应的并经核医学技术培训的技术人员。医疗机构按照国务院卫生主管部门的规定对医学技术人员进行放射性药物职业技术培训，经考核合格后，取得从事使用放射性药品的资格。

2．申请审批程序　医疗机构申请使用放射性药品需要向所在省级药品监督管理部门提出申请。省级药品监督管理部门在收到报送材料之日起 30 日内，根据《放射性药品使用许可证》分类规定，对申请单位进行检查。合格后发给相应类别的《放射性药品使用许可证》。无《放射性药品使用许可证》的单位不得使用放射性药品。

3．管理要求　放射性药品开瓶、稀释、分装时工作人员要穿隔离衣、戴口罩、帽子、胶皮手套、防护眼镜等用品。并应在铅、砖、铅玻璃防护屏后进行。开瓶应在通风橱内进行，开瓶前应按说明书核对放射性药物的标签。然后将放射源置于通风橱内，开瓶要仔细，勿用力过猛，以防打碎玻璃容器，造成污染。稀释与分装放性药物前应仔细核对说明书的项目，稀释口服液可用蒸馏水，静脉注射剂用无菌生理盐水，分装放射性药品时应在铺有吸水纸的搪瓷盘内进行，不要直接在工作台上操作。

放射性药品用于患者前，应对其品种和用量进行严格的核对，特别是在同一时间给几个患者服药时，应仔细核对患者姓名及给药剂量。

发生意外事故（放射性药品的撒、漏等）应及时封闭被污染的现场和迅速切断污染的来源，防止事故的扩大，对受污染人员及时采取必要的去污措施，若污染严重须报告上级有关部门；若发生放射性药品源丢失或被盗，应立即追查去向并向主管部门报告。

放射性药品使用后残留部分被称为放射性废物。放射性废物有固体、液体和气体三种，故称"放射性三废"。"三废"处理不当会造成周围环境的放射性污染，影响工作人员和周围居民的健康，必须妥善处理。

学习任务五　其他特殊药品的管理

一、易制毒化学品的管理

加强易制毒化学品的管理旨在规范易制毒化学品的生产、经营、购买、运输和进口、出口行为，防止易制毒化学品被用于制造毒品,维护经济和社会秩序。

目前,我国易制毒化学品管理的法律依据主要有:《中华人民共和国刑法》(根据 2009 年 8 月 27 日《全国人民代表大会常务委员会关于修改部分法律法规的决定》修正)、《易制毒化学品管理条例》(国务院令第 445 号,2005 年 8 月 26 日)、《药品类易制毒化学品管理办法》(卫生部令第 72 号,2010 年 3 月 18 日)等。

(一) 易制毒化学品的概念和品种分类

(1) 易制毒化学品的概念:易制毒化学品是指国家规定管制的可用于非法制造毒品的原料、配剂等化学物品,包括用于制造毒品的原料前体、试剂、溶剂及稀释剂、添加剂等。易制毒化学品本身并不是毒品。但其具有双重性,易制毒化学品既是一般医药、化工的工业原料,又是生产、制造或合成毒品必不可少的化学品。国家对于这些物品的生产、运输、销售等制定了相应的管理办法,实行严格管制。未经国家有关部门批准许可,携带、运输这些物品进出国(边)境就有可能被毒品犯罪分子用于生产毒品,从而对社会造成危害。

(2) 易制毒化学品的品种分类根据《易制毒化学品管理条例》,易制毒化学品分为三类。第一类是可以用于制毒的主要原料,第二类、第三类是可以用于制毒的化学配剂。目前,我国列管的易制毒化学品品种有 23 种和 1 个麻黄碱类物质。在《易制毒化学品管理条例》附表品种目录的第一类易制毒化学品中有 3 种和一个麻黄碱类为药品类易制毒化学品,即麦角酸、麦角胺、麦角新碱和麻黄碱类物质(包括麻黄碱、伪麻黄碱、消旋麻黄碱、去甲麻黄碱、甲基麻黄碱、麻黄浸膏、麻黄浸膏粉等)以及可能存在的相应盐类。

(二) 药品类易制毒化学品管理的规定

(1) 药品类易制毒化学品管理主体国家食品药品监督管理总局主管全国药品类易制毒化学品生产、经营、购买等方面的监督管理工作。

县级以上地方食品药品监督管理部门负责本行政区域内的药品类易制毒化学品生产、经营、购买等方面的监督管理工作。

(2) 药品类易制毒化学品管理的规定《药品类易制毒化学品管理办法》规定了药品类易制毒化学品生产、经营、购买许可的范围、条件、程序、资料要求和审批时限;明确了药品类易制毒化学品原料药、单方制剂和小包装麻黄碱的购销渠道;规范了生产、经营企业和有关使用单位药品类易制毒化学品安全管理的制度、条件要求。它对于药品类易制毒化学品的源头控制,规范生产经营秩序,保证合法使用和防止流入非法渠道起到了重要作用。

二、兴奋剂的管理

(一) 兴奋剂的概念及其危害

(1) 兴奋剂的概念兴奋剂泛指所有在体育竞赛中禁用的药品。其原意为"供赛马使用的一种鸦片麻醉混合剂"。当时,由于运动员为提高体育竞赛成绩服用的药品大多属于兴奋剂一类的药品,所以,尽管以后被禁用的其他类型药品并不都具有兴奋性(如利尿剂),甚至有的还具有抑制性(如 β-阻断剂),但国际上仍习惯沿用兴奋剂的称谓。

(2) 兴奋剂的危害兴奋剂的危害主要体现在以下四个方面:①危害运动员的身心健康,许多危害甚至是终身的;②使用兴奋剂违背了公平竞争的体育精神,属于欺骗行为;③竞技体育的科学训练有其自身规律,但滥用药品会严重破坏竞技体育训练的基本原则;④使用兴奋剂的行为,有悖于社会主义的道德标准和精神文明建设的根本目标,是严重损害国家荣誉,损害中国人民根本利益的行为。

(二) 管制的兴奋剂类别和品种

1. 兴奋剂的类别 1968 年,国际奥委会规定的违禁药品为四大类,随后逐渐增加,目前已经达到七大类。虽然在分类时的表述有所不同,但基本上都是按照这类物质的药理作用分类。

(1) 刺激剂:刺激剂是最早使用,也是最早禁用的一批兴奋剂,只有这一类兴奋剂对神经肌肉的药理作用才是真正的"兴奋作用"。20 世纪 70 年代以前,运动员所使用的兴奋剂主要属于这一类。

这类药物按药理学特点和化学结构可以分为:①神经刺激药,包括苯丙胺及其相关衍生物以及其盐类；②拟交感神经胺类药物，是一类仿内源性儿茶酚胺的肾上腺素和去甲肾上腺素作用的物质，以麻黄碱和它们的衍生物以及盐类为代表；③咖啡因类，因为带有黄嘌呤基团，此类药物又称为黄嘌呤类；④杂类中枢神经刺激物质，如胺苯唑、戊四唑、尼可刹米和士的宁等。

（2）麻醉止痛剂：按药理学特点和化学结构可分为两大类。①哌啶类：杜冷丁、安诺丁、二苯哌己酮和美沙酮，以及它们的盐类和衍生物，其主要功能性化学基团是哌啶基。②阿片生物碱类：包括吗啡、可待因、狄奥宁（乙基吗啡）、海洛因、羟甲左吗喃和喷他佐辛（镇痛新），以及它们的盐类和衍生物，化学核心基团是从阿片中提取出来的吗啡生物碱。

（3）合成类固醇类：作为兴奋剂使用的合成类固醇，其衍生物和商品剂型品种繁多，多数为雄性激素的衍生物，是目前使用范围最广、使用频度最高的一类兴奋剂，也是药检的重要对象。国际奥委会只是禁用了一些主要品种，但禁用谱在不断扩大。

（4）利尿剂：其临床效应是通过影响肾脏的尿液生成过程，来增加尿量排出，从而缓解或消除水肿等症状。主要目的是运动员通过快速排除体内水分，减轻体重；增加尿量，尽快减少体液和排泄物中其他兴奋剂代谢产物，以此来造成药检的假阴性结果。

（5）β-阻断剂：以抑制性为主，在体育涌动中运用比较少，临床常用于治疗高血压与心律失常等，有普萘洛尔（心得安）、氧烯洛尔（心得平）、普拉洛尔（心得宁）、阿普洛尔（心得舒）和吲哚洛尔（心得静）等。这类药物是1998年国际奥委会决定新增加的禁用兴奋剂。

（6）内源性肽类激素：大多以激素的形式存于人体，例如人生长激素（HGH）、胰岛素、红细胞生成素（EPO）、促性腺素。

（7）血液兴奋剂：又称为血液红细胞回输技术。有报道称，血液回输引起的红细胞数量等血液指标升高可延续3个月。1988年汉城奥运会上，该类药物正式被国际奥委会列入禁用范围。

2. 我国兴奋剂目录　按照联合国教科文组织《反对在体育运动中使用兴奋剂国际公约》和国务院《反兴奋剂条例》的要求，国家体育总局、商务部、卫生部、海关总署、国家食品药品监督管理总局于2010年1月1日联合公布2010年兴奋剂目录。

2010年版的兴奋剂目录共收载药品219个，其中蛋白同化制剂品种75个，太类激素品种7个，麻醉药品品种11个，刺激剂（含精神药品）品种59个，药品类易制毒化学品品种2个，医疗用毒性药品品种1个，其他品种64个；并包括上述可能存在的盐及光学异构体，原料药及单方制剂；蛋白同化制剂品种包括其可能存在的盐、酯、醚及光学异构体等。

（三）兴奋剂的生产经营监督管理

根据国家食品药品监督管理总局《关于进一步加强兴奋剂管理的通知》（国食药监办〔2008〕712号），要求进一步加强国家对兴奋剂的管理，全面落实《反兴奋剂条例》。

（1）规范兴奋剂及其复方制剂生产经营行为，生产企业应当在取得《药品生产许可证》和药品批准文号后方可生产蛋白同化制剂、肽类激素；药品批发企业经省级食品药品监督管理部门批准后，方可从事蛋白同化制剂、肽类激素的批发业务。药品生产企业、药品批发企业在销售蛋白同化制剂、肽类激素时，必须严格按规定渠道销售。要建立客户档案，认真核实购买方资质证明材料、采购人员身份证明等情况，确认无误后方可销售；跟踪核实药品到货情况。销售情况及核实记录保存至药品有效期后2年备查。药品零售企业不得销售除胰岛素以外的蛋白同化制剂、肽类激素；对列入兴奋剂目录管理的药品单方制剂，必须严格凭处方销售；对含有兴奋剂药品的复方制剂，应按照现行药品分类管理规定执行。

含兴奋剂的药品必须按规定在药品说明书或者标签上标注"运动员慎用"字样。未按规定标注的不得销售。

（2）强化蛋白同化制剂、肽类激素生产、经营的监督在保证辖区内相关药品供应的前提下，严格控制经营蛋白同化制剂、肽类激素药品批发企业的数量，并将审批情况及时反馈给国家食品药品监督管理总局。切实做好蛋白同化制剂、肽类激素出口审批工作，跟踪了解出口情况。

（3）加强互联网兴奋剂信息发布和交易行为的监督加强互联网发布兴奋剂信息的监督，禁止未取得《互联网药品信息服务资格证书》的互联网站发布兴奋剂信息，禁止通过互联网违法销售蛋白同化制剂、肽类激素。对违规发布兴奋剂信息或销售蛋白同化制剂、肽类激素的网站,配合有关部门依法严肃处理。

（4）保持和完善联合治理工作机制,依法严肃处理违法违规生产经营行为在地方政府的领导下,完善兴奋剂专项联合治理工作机制,配合有关部门畅通举报渠道,完善信息情报的收集。对接报或发现的违法生产经营线索,及时组织调查,追根溯源,依法查处。涉及其他部门职责的,要及时移送相关部门处理。

三、生物制品批签发的管理

疫苗的批签发管理已经成为我国疫苗监管的一项重要措施,为确保疫苗质量发挥了重要作用。批签发管理制度的实施,加强了疫苗生产用菌、毒种及细胞的管理,规范了疫苗的质量检定和生产过程记录,实现了疫苗生产全过程质量控制,推动了国家生物制品检定实验室对疫苗的标准化和质量控制方法的研究。

（一）生物制品批签发的概念与法律依据

（1）生物制品批签发的概念生物制品批签发（以下简称批签发）,是指国家对疫苗类制品、血液制品、用于血源筛查的体外生物诊断试剂以及国家食品药品监督管理总局规定的其他生物制品,每批制品出厂上市或者进口时进行强制性资料审查或实验室检验的制度。检验不合格或者审核不被批准者,不得上市或者进口。

（2）生物制品批签发的法律依据根据《药品管理法》第四十一条规定:国家食品药品监督管理局规定的生物制品在销售前或者进口时,由指定的药品检验机构进行检验,检验不合格的,不得销售或者进口。《药品管理法实施条例》第三十九条规定:疫苗类制品、血液制品、用于血源筛查的体外生物诊断试剂以及国家食品药品监督管理总局规定的其他生物制品销售前或者进口时,应按规定进行检验或者审核批准。

为此,《疫苗流通和预防接种管理条例》（国务院令第 434 号,2005 年 4 月 19 日）规定,疫苗生产企业、疫苗批发企业在销售疫苗时,应提供有药品检验机构依法签发的生物制品每批检验合格或者审核批准证明复印件,并加盖企业印章;疫苗批发企业经营进口疫苗的,还应当提供进口药品通关单复印件,并加盖企业印章。疾病预防控制机构、接种单位在接收或者购进疫苗时,应当向疫苗生产企业、疫苗批发企业索取前款规定的证明文件,并保存至超过疫苗有效期 2 年备查。

国家食品药品监督管理总局《生物制品批签发管理办法》（第 11 号局令,2004 年 7 月 13 日）也明确规定:国家食品药品监督管理总局根据批签发检验或者审核结果作出批签发决定,并向申请批签发的药品生产企业发出批签发证明文件。

（3）生物制品批签发管理的主体国家食品药品监督管理总局主管全国生物制品批签发工作;承担生物制品批签发检验或者审核工作的药品检验机构由国家食品药品监督管理总局指定。

（二）生物制品批签发管理的生物制品品种

根据国家批签发生物制品品种目录,需要进行批签发管理的疫苗制品品种包括:①疫苗制品共 49 个品种,其中细菌类疫苗 18 个品种,病毒类疫苗 31 个品种;②血液制品 4 个品种;③体外诊断试剂 9 个品种。

（三）生物制品批签发的有关规定

（1）批签发的申请凡是需要按批签发管理的生物制品在生产、检验完成后,药品生产企业应当填写《生物制品批签发申请表》,向承担批签发检验或者审核的药品检验机构申请批签发。

申请批签发时应当提交以下资料及样品:①生物制品批签发申请表;②药品生产企业质量保证部门负责人签字并加盖本部门印章的批制造及检验记录摘要;③检验所需的同批号样品;④与制品质量相关的其他资料;⑤进口预防用疫苗类生物制品应当同时提交生产国国家药品管理当局出具的批签发证明文件,并提供中文译本。

（2）检验、审核与签发批签发检验或者审核工作可单独采取资料审查的形式,也可采取资料审查和样品检验相结合的方式。样品检验分为全部项目检验和部分项目检验。

国家食品药品监督管理总局根据批签发检验或者审核结果作出批签发的决定,并向申请批签发的药品生产企业发出批签发证明文件。承担批签发检验或者审核的药品检验机构应当根据资料审查的需要,派员到申报企业进行现场核查或者抽样。

（3）监督与处罚按照批签发管理的生物制品在销售时，必须提供加盖本企业印章的该批生物制品《生物制品批签发合格证》复印件。销售未获得《生物制品批签发合格证》的生物制品，依照《药品管理法》第四十八条和第七十四条的规定予以处罚。

学习小结

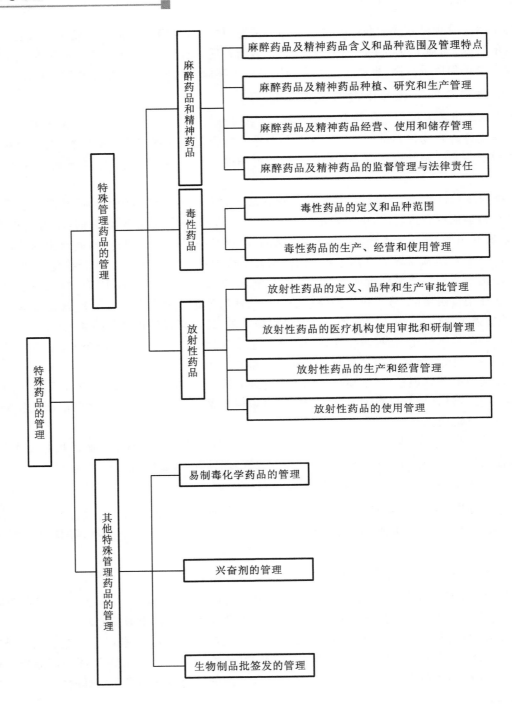

目标检测

一、最佳选择题（每题的备选项中，只有一个最佳答案）

1. 医疗机构麻醉药品、第一类精神药品购用印签卡由何机关发给（　　）。

A. 省级卫生主管部门

B. 省级药品监督管理部门

C. 设区的市级卫生主管部门   D. 设区的市级药品监督管理部门

2. 下列关于麻醉药品管理的论述,错误的是( )。

A. 麻醉药品可以进行委托生产

B. 麻醉药品经营单位不得自行调剂麻醉药品

C. 罂粟壳凭盖有医疗单位公章的医师处方使用,严禁单味药零售

D. 麻醉药品只限用于医疗、教学和科研需要

3. 下列关于精神药品,论述错误的是( )。

A. 精神药品原料药和第一类精神药品制剂不得委托生产

B. 精神药品制剂可以在药店零售

C. 邮寄精神药品时,寄件人应当提交药品监督管理部门出具的准予邮寄证明

D. 精神药品经营单位不得自行调剂精神药品

4. 麻醉药品的生产企业,必须经过哪个部门审批( )。

A. 国家卫生部   B. 国家药品监督管理部门

C. 省卫生厅   D. 省级药监部门

5. 医疗单位调配毒性药品,每次处方剂量不得超过( )。

A. 两日剂量   B. 三日剂量   C. 两日极量   D. 三日极量

二、配伍选择题(每组题目对应同一组选项,备选可重复选用,也可不选用)

A. 药用要求   B. 毒药标志   C. 自行销售   D. 正式处方   E. 污染环境

1. 毒性药品的生产单位不得擅自改变生产计划( )。

2. 毒性药品在生产过程中产生的废弃物不得( )。

3. 凡供应配方和用于中成药生产的药材,必须符合( )。

4. 医疗单位供应和调配毒性药品,凭医生签名的( )。

5. 国营药店供应和调配毒性药品,凭盖有医生所在医疗单位公章的( )。

6. 毒性药品标示量要准确无误,其包装容器上必须印有( )。

A. 运输凭照   B. 麻醉药品购用印签卡   C. 麻醉药品专用章

D. 麻醉药品出口许可证   E. 麻醉药品专用卡

7. 危重患者到指定医疗单位开麻醉药品时须持有( )。

8. 运输麻醉药品和罂粟核(除药用阿片外),生产和供应单位应在运单上货物的发货人记事栏加盖( )。

9. 医疗单位购用麻醉药品时须持有( )。

10. 办理麻醉药品出口手续时,应先申请后发给( )。

11. 运输药用阿片时,办理运输手续必须凭( )。

A. 3 日常用量   B. 2 日常用量

C. 7 天(或 7 日常用量)   D. 2 日极量

E. 4 日常用量

12. 麻醉药品每张处方注射剂不超过( )。

13. 麻醉药品每张处方片剂、酊剂、糖浆剂不超过( )。

14. 第一类精神药品处方每次不超过( )。

15. 第二类精神药品处方每次不超过( )。

16. 麻醉药品连续使用不超过( )。

17. 医疗用毒性药品每次处方不得超过( )。

三、多选题(每题的备选项中,只有 2 个或 2 个以上正确答案,不得错选或少选)

1. 为加强麻醉药品的管理,治疗单位要有( )。

A. 专人负责   B. 专柜负责   C. 专用账册   D. 专用处方   E. 专册登记

2. 毒性药品生产、配制时,必须( )。

A. 严防与其他药品混杂

B. 每次配料,必须双人以上复核,并详细记录每次所用原料和成品数

C. 所用容器和工具要清洁卫生

D. 标示量要准确无误

E. 包装容器要有毒药标志

3. 医疗单位购买的精神药品( )。

A. 只准在本单位使用

B. 不得转售

C. 可以在指定的医疗单位调剂使用

D. 经单位领导同意后,可以转售给其他使用单位

E. 应根据医疗需要合理使用,严禁滥用

4. 全国麻醉药品( )。

A. 供应要有计划

B. 供应计划要经过批准

C. 经营和使用单位要经过批准

D. 经营单位必须规定限量供应给使用单位

E. 储运和供应工作由指定专职人员承担

(胡 伟)

学习项目十九　中药管理

学习目标

学习目的

　　本项目介绍了中药的概念、分类和发展,对《中药材生产质量管理规范》、《野生药材资源保护管理条例》、《中药品种保护条例》等法规作了介绍。要求熟悉并掌握相应的法律法规,使我国的中医药事业进一步走向规范化、现代化和国际化。

能力目标

　　能正确运用中药品种保护的相关知识分析案例。

知识目标

　　掌握:《中药材生产质量管理规范》的主要内容及其认证;《中药品种保护条例》的主要条例;《野生药材资源保护管理条例》的主要内容。

　　熟悉:中药材的管理要点;中药饮片的管理要点。

　　了解:中药行业发展情况及中药现代化发展概况。

素质目标

　　在生产、经营、使用等环节中,懂得分辨哪些中药材为国家重点保护的野生药材物种,并分属于哪一级保护品种,遵守国家的相关规定。

学习任务一　　中药管理概述

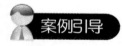

"洋中药"开始进军中国市场

　　进口的天然药物不断进军中国市场,主要来自德国、法国和日本,品种最多不过一、二十种。主要是德国和法国的银杏制剂金纳多、治疗肝病的利加隆、通便药舒立通,以及日本的救心丹、正露丸等,所占比例不过1%。在价格上,进口植物药药价是国产中药的少则3到5倍、多则10倍以上。比如日本产的20粒装救心丹一盒要131元,国产的速效救心丸100丸仅售12元。洋中药的消费群主要限于高收入群体,工薪阶层消费的还是国产中药。目前金纳多的国际市场已是德、法产品的天下。

　　思考:1."洋中药"与传统中药的区别是什么?

　　　　　2."洋中药"与传统中药的价格差异能说明什么?

　　我国劳动人民几千年来在与疾病作斗争的过程中,通过实践,不断认识,逐渐积累了丰富的医药知识。中国医药学已有数千年的历史,是我国人民长期同疾病作斗争的极为丰富的经验总结,对于中华民族的繁荣昌盛有着巨大的贡献。新中国成立以来,中医药事业虽有相当发展,但相对于中医药伟大深厚的理论与实践传统而言,对中医药的投入是微不足道的,尤其是相对于西医的投入和发展而言,更不可同日而语。在医药市场上,有着数千年历史的国产中药正面临着"洋中药"前所未有的挑战。

近年来,外资药企利用中国在知识产权管理上的缺陷,通过合作、收购、兼并来获得中国中药知识产权。日本、韩国、德国等国家的药品企业利用中药方和从中国进口的中药材生产"洋中药",将"洋中药"返销中国市场,赚取巨大利润。

2004年3月31日,欧盟颁布了《传统植物药注册程序指令》,该指令规定,在欧盟市场销售的所有植物药必须按照这一新法规注册,得到上市许可后才能继续销售。同时,该指令规定了7年过渡期,允许以食品等各种身份在欧盟国家销售的草药产品销售至2011年3月31日。直到2012年4月份,我国才实现第一个中药通过检疫注册,到2014年也只有四个品种,我国的中医药产业需要重视这个问题。2009年瑞士药企诺华制药在中国高调宣布,将针对中国市场研发中草药,并欲以5亿元并购中国药企。

反观我国,中药市场的30%已经被"洋中药"占领。这无疑敲响了中国中药知识产权保护的警钟。《中医药创新发展规划纲要(2006—2020年)》中提到,世界上有75个国家已组建了有关天然药物管理机构,51个国家制定了发展传统医学的国家政策,92个国家颁布了草药产品注册的法律法规,54个国家制定了传统医师注册法,61个国家成立了关于传统药物的专家委员会,58个国家至少有一所有关传统药物研究机构。与国外相比,我国在传统医药立法方面相对滞后,这不仅与我国作为中医药大国的地位不相称,而且也影响了中医药在国际上的传播,因此,必须加快中医药法制建设。当前形势下,很有必要通过立法把党的政策以法律的形式确定下来,增加执行政策的刚性,从而使中医药政策切实得到贯彻和执行。因此,中医药立法是中医药事业发展的必然要求。

一、中药概念

中药是指在中医基础理论指导下用以防病治病的药物。中药是我国传统医学的重要组成部分,又称"传统药"。自清末医药输入我国之前,中药也称"官药"或"官料药"。中药主要来源于天然药材及其加工品,有植物药、动物药、矿物药;以植物药居多,且使用广泛,自古以来,中药常称为"本草"。

在我国的辽阔大地和海域,分布着种类繁多、产量丰富的天然药材资源,包括植物、动物和矿物,古代本草书籍所载,已逾3000种,经目前整理,则达8000种左右。这些宝贵资源的开发与有效利用,已有很悠久的历史,也是我国医药学发展的物质基础。几千年来,以之作为防病治病的主要武器,对于保障人民健康和民族繁衍起着不可忽视的作用。

▌知识链接▐

《本草纲目》

《本草纲目》是由明朝伟大的医药学家李时珍(1518—1593年)为修改古代医书中的错误而编,他以毕生精力,亲历实践,对本草学进行了全面的整理,历时29年编成。

全书共有52卷,载有药物1892种,其中新药374种,收集药方11096个,分为16部、60类。它改变了原有上、中、下三品分类法,采取了"析族区类,振纲分目"的科学分类。这种分类法,按从无机到有机,从简单到复杂,从低级到高级,明显含有生物进化的思想。

2011年5月,金陵版《本草纲目》入选世界记忆名录。《本草纲目》是我国,也是世界医药宝库中的一份珍贵遗产。

二、中药的分类及其行业发展概况

(一)中药的分类

中药包含中药材、中药饮片、中成药和民族药。

1.中药材 中药材指药用植物、动物、矿物的药用部分采收后经产地初加工形成的原料药材。大部分中药材来源于植物,药用部位有根、茎、叶、花、果实、种子、皮及全草等,如丹参、桂枝、板蓝根、金银花、苦杏仁、肉豆蔻、紫草。动物药材来自于动物的骨、胆、结石、皮、肉及脏器等,如羚羊角、牛黄、鹿茸、乌鸡。矿物类药材包括可供药用的天然矿物、矿物加工品种以及动物的化石等,如朱砂、石膏、轻粉、芒硝、白降丹、红粉、硫黄等。

2. 中药饮片　中药饮片是指在中医药理论指导下,按照传统加工方法将中药材炮制成一定规格、供中医临床配方使用的制成品,有取药材切片作煎汤饮用之意。就广义而言,凡是供中医临床配方用的全部药材统称"饮片"。狭义则指切制成一定形状的药材,如片、块、丝、段等称为饮片。大多由中药饮片加工企业提供。中药饮片是中国中药产业的三大支柱之一,是中医临床辨证施治必需的传统武器,也是中成药的重要原料,其独特的炮制理论和方法,无不体现着古老中医的精深智慧。随其炮制理论的不断完善和成熟,目前它已成为中医临床防病、治病的重要手段。

3. 中成药　中成药系指根据疗效确切、应用广泛的处方、验方或秘方,以中药材、中药饮片为原料配制加工而成的成方制剂,包括丸、散、膏、丹等各种剂型,是我国历代医药学家经过千百年医疗实践创造、总结的有效方剂的精华。一种是狭义的中成药,它主要指由中药材按一定治病原则配方制成、随时可以取用的现成药品,如中成药中的各种丸剂、散剂、冲剂等,这便是生活中人们常说的中成药;另一种是广义的中成药,它除包括狭义中成药的概念外,还包括一切经过炮制加工而成的草药药材。

中成药必须由依法取得《药品生产许可证》、《药品 GMP 认证证书》的药品生产企业生产制得,具有特定的名称,并标明功能主治、用法用量和规格,如牛黄解毒丸,千金片等。每种中成药的成分及其配比是固定的,不可随意变更。其使用方便、快捷,应用广泛。

4. 民族药　民族药是指我国某些地区少数民族经长期医疗实践的积累并用少数民族文字记载的药品,如蒙药、藏药、苗药、壮药等。据初步统计,全国 55 个少数民族,近 80% 的民族有自己的药物,其中有独立的民族医药体系的约占 1/3。新中国成立以来,由于党和政府的关怀、重视,民族药的发掘、整理、研究工作取得了显著的成果,出版了一批全国和地区性民族药专著。据有关资料报道,目前我国民族药已达 3700 多种。《中国民族药志》是在全面调查、收集我国少数民族所用药物的基础上选编而成的民族药的荟萃,已出版的第 1 卷收载了 39 个民族的 135 种药物,基原种 511 个;第 2 卷收载 35 个民族的 120 种药物,基原种 425 个。《中药大辞典》包含的民族药有藏药 404 种、傣药 400 种、蒙药 323 种、彝药 324 种。

民族药的来源与中药材基本相同,具有本民族医药学特色及较强的地域性,是中药的重要组成部分。

(二) 中药的行业发展概况

1. 古代的中药　我国古籍中记述的"神农尝百草之滋味……一日而遇七十毒"的传说生动而形象地概括了药物知识萌芽的实践过程。随着文字的创造和使用,药物知识也由口耳相传发展为文字记载。在古代经典之中,散记的药物甚少,如《诗经》、《山海经》所载药名,多为百余种而已。到了汉代,我国现存的第一部本草专著《神农本草经》,则载药已达 365 种;其后,梁代陶弘景的《本草经集注》收载药物就增加到了 730 种;唐代《新修本草》发展为 844 种(或作 850 种);而后,宋代唐慎微的《证类本草》,增至 1744 种;明代李时珍的《本草纲目》更集 16 世纪以前本草学之大成,收载药物达 1892 种(实为 1897 种);清代赵学敏的《本草纲目拾遗》,又在《本草纲目》的基础上新增了大量的民间药物,使本草典籍所载药物达到 2600 余种。

2. 当代中药的发展　中药是我国国粹,是我国医疗卫生事业中不可或缺的重要组成部分。中药产业是我国具有传统优势的产业,也是我国医药产业中快速增长的产业,在医药经济中占有很大的比重。

2010 年 1—11 月,我国中药制造业累计实现产品销售收入 2768.19 亿元,同比增长 28.51%,增速比上年同期上升了 5.09 个百分点。11 月末,我国中药制造业资产总计为 3070.27 亿元,同比增长 18.09%,增速比上年同期上升了 4.79 个百分点;企业数为 2350 个,比上年同期增加了 157 个;从业人员年均人数为 49.20 万人,同比增长 7.60%。其中,中药饮片加工业、中成药制造业企业数分别为 810、1540 个,占行业比重分别为 34.47%、65.53%。

以上数据显示,近年来我国中药制造业行业规模继续扩大,产品销售收入、资产、企业数和从业人数均出现不同程度的增长。

目前,中国的中药材种植面积约 2100 万亩(不含林下种植面积),常用品种的种植基地有 430 个,年产量接近 900 万吨。全国中药材成规模种植地块、基地超过 5000 个,其中连片规模超过 1000 亩的基地有 120 多家,且多集中于西部地域广阔地带。中药材交易市场具有极高的资源属性,现代信息化手段的发展催生了众多新的中药材流通模式,如连锁经营、网上交易、期货交易等新业态,全国中药材核心产地供货商 800 余家,全国 70% 以上的中药材购销都集中在 17 个中药材专业市场。2015 年,我国中医药工业总产值将达到 5590 亿元,而与中医药相关的健康产业将达到 15000 亿元之巨。

中国是中药的生产大国,但我国中药类产品的出口受到国际市场的诸多限制,如重金属、农药残留和微生物含量超标,甚至很多企业还尚未掌握国外关于植物药重金属、农药残留标准数据,这也成为制约我国中药类产品出口的最主要因素,因此,实现中医药科学化、现代化和国际化任重道远。

三、中药现代化的发展

中药现代化是指在继承发扬中医药优势特色的基础上,充分利用现代科学技术,推动中药现代化和国际化,遵循国际认可的医药标准规范,研制出高效、稳定、安全、质量可控、服用方便、具有现代剂型特点的新一代中药,以满足时代发展和民众日益增长的医疗保健需求,而且能够进入国际医药市场。

(一)中药现代化的历程

1995 年,"中药现代化"在原国家科委、国家中医药管理局等组织召开的有关中医药发展的"香山会议"第一次被提出来。1996 年,原国家医药管理局又进一步明确了"中药现代化"的定义。2002 年国务院办公厅转发科技部、国家计委、国家经贸委、卫生部、药品监督管理局、知识产权局、中医药管理局、中国科学院制定的《中药现代化发展纲要(2002—2010 年)》,该纲要是我国第一部中药现代化发展的纲领性文件,明确了中药现代化发展的指导思想、基本原则和战略目标,指出中药现代化发展的重点任务及主要措施。2007 年国务院发布了由十六个部门联合制定的《中医药创新发展规划纲要(2006—2020 年)》。

(二)中药现代化发展的指导思想

继承和发扬中医药学理论,运用科学理论和先进技术,推进中药现代化发展;立足国内市场,积极开拓国际市场;以科技为动力,以企业为主体,以市场为导向,以政策为保障,充分利用中医药资源优势、市场优势和人才优势,构筑国家中药创新体系,通过创新和重大关键技术的突破,逐步实现中药产品结构调整和产业升级,形成具有市场竞争优势的现代中药产业。

(三)中药现代化发展的基本原则

1. 继承和创新相结合 继承和发扬中医药学特色和优势,充分利用科学理论和先进技术手段,借鉴现代医药和国际植物药的开发经验,努力挖掘中医药学宝库,不断创新,积极开发具有自主知识产权的中药创新产品,全面提高中药的研究开发能力和生产水平。

2. 资源可持续利用和产业可持续发展 在充分利用资源的同时,保护资源和环境,保护生物多样性和生态平衡。特别要注意对濒危和紧缺中药材资源的修复和再生,防止流失、退化和灭绝,保障中药资源的可持续利用和中药产业的可持续发展。

3. 政府引导和企业为主共同推进 政府通过制定国家战略目标、创造良好发展环境,引导中药现代化发展的方向。企业根据市场的需求和发展,围绕国家战略目标,不断创新。

4. 总体布局与区域发展相结合 充分考虑总体布局,同时根据各地区实际情况,发挥区域优势,促进区域经济发展。配合西部大开发战略的实施,通过中药现代化的发展,促进改善西部的生态环境,发展生态经济,提高西部地区的综合经济实力。

5. 与中医现代化协同发展 在推进中药现代化进程的同时,高度重视中医现代化的发展,实现相互促进,协同发展。加强中医药理论的基础研究,建立能够体现中医药优势和特点的疗效评价体系。

(四)中药现代化发展的战略目标

坚持"继承创新、跨越发展"的方针,依靠科技进步和技术创新,构筑国家现代中药创新体系。制定和完善现代中药标准和规范,开发一批疗效确切的中药创新产品,突破一批中药研究开发和产业关键技术,形成具有市场竞争优势的现代中药产业,保持我国中医药科技的优势地位,实现传统中药产业向现代中药产业的跨越,为国民经济和社会发展及人类健康做出贡献。

(五)中药现代化发展的重点任务

1. 创新平台建设 ①充分吸纳各方面力量,建立和完善现代中药研究开发平台。开展中药筛选、药效评价、安全评价、临床评价、不良反应监测及中药材、中药饮片(包括配方颗粒)、中成药的生产技术、工艺和质量控制研究。②加强中药国家重点实验室、中药国家工程和技术研究中心建设;发挥优势,突出特色,整体布局,建立种植、研究开发、生产有机配合、协调发展的中药产业基地,促进中药现代化的全面发展。③加强中药研究开发平台建设,改善中药研究开发实验条件,提高仪器设备装备水平和实验动物标准,加强信息共享平台建设。

2. 标准化建设 ①加强中药材规范化种植和中药饮片炮制规范研究,建立中药材和中药饮片的质量标准及有害物质限量标准,全面提高中药材和中药饮片的质量。加强常用中药化学对照品研究,建立国家中药标准物质库。②加强符合中药特点的科学、量化的中药质量控制技术研究,提高中成药、中药饮片、中药新药等的质量控制水平。以中药注射剂为重点,逐步扩大指纹图谱等多种方法在中药质量控制中的应用。③大力推行和实施中药材生产质量管理规范、药品生产质量管理规范、药品非临床研究质量管理规范、药品临床试验管理规范和药品经营质量管理规范,规范中药研究、开发、生产和流通过程,不断提高中药行业的标准化水平。

3. 基础理论研究 ①加强多学科交叉配合,深入进行中药药效物质基础、作用机制、方剂配伍规律等研究,积极开展中药基因组学、蛋白组学等的研究。②重视中医药基础理论的研究与创新,特别是与中药现代化发展密切相关的理论研究,如证候理论、组方理论、药性理论,探索其科学内涵,为中药现代化提供发展源泉。

4. 中药产品创新 ①选择经过长期中医临床应用证明疗效确切、用药安全,具有特色的经方、验方,开发中药现代制剂产品。②在保证中药疗效的前提下,改进中药传统制剂,提高质量控制水平,发展疗效确切、质量可控、使用安全的中药新产品,全面提升中药产品质量。③根据国际市场需求,按照有关国家药品注册要求,进行针对性新药研究开发,实现在发达国家进行药品注册,促进我国中药进入发达国家药品主流市场。

5. 优势产业培育 ①加强中药提取、分离、纯化等关键生产技术的研究和先进适用技术的推广应用,提高企业的核心竞争力,加速现代中药产品产业化进程,促进中药大品种、大市场、大企业的发展。②加强中药知识产权保护,开发专利产品,注册专用商标,实施品牌战略;逐步改变以药材和粗加工产品出口为主的局面,扩大中成药出口比例,促进产业结构升级,拓展中药国际市场。③推进市场机制下的企业兼并重组,逐步形成一批产品新颖、技术先进、装备精良、管理有素、具有开拓精神的中药核心企业和数个中药跨国企业,使企业成为中药现代化的实施主体。

6. 中药资源保护和可持续利用 ①开展中药资源普查,建立野生资源濒危预警机制;保护中药种质和遗传资源,加强优选优育和中药种源研究,防止品种退化,解决品种源头混乱的问题。②建立中药数据库和种质资源库,收集中药品种、产地、药效等相关的数据,保存中药材种质资源。③加强中药材野生变家种家养研究,加强中药材栽培技术研究,实现中药材规范化种植和产业化生产;加强植保技术研究,发展绿色药材。④加强中药材新品种培育,开展珍稀濒危中药资源的替代品研究,确保中药可持续发展。

(六)中药现代化发展主要措施

(1)加强中药现代化发展的整体规划,建立高效、协调的管理机制。①加强对推进中药现代化工作的领导,建立部际联席会议制度,加强沟通协调,促进相互合作,形成有利于推进中药现代化发展的高效、协调的管理机制。②各有关部门、各地方应围绕国家中药现代化发展的战略目标和重点任务,结合本部门的职能,根据本地区的优势、特色和实际情况,制订相应的发展规划和重点任务。

(2)建立多渠道的中药现代化投入体系。①国家设立中药现代化发展专项计划,加大对中药现代化科技、产业、人才培养等方面的投入。②各级地方政府应结合当地区域经济发展总体规划,根据本地区的优势、特色和实际情况,增加对中药研究开发和中药产业的投入。③中药企业应进一步加大对研究开发经费的投入,到2010年企业研究开发投入达到销售额的5%以上。④充分利用创业投资机制等市场化手段,拓宽中药新药研究开发和产业化的融资渠道,吸引社会资金投入中药现代化发展。

(3)加大对中药产业的政策支持。①国家将中药产业作为重大战略产业加以发展,支持中药产品结构的战略性调整,支持疗效确切、原创性强的中药大品种的产业化开发,鼓励企业采取新技术新工艺及新设备,提升中药产品的科技含量和市场竞争力。②国家支持中药企业积极开拓国际市场,参与国际竞争。鼓励中药企业根据国际市场需求,采取多种形式扩大出口,特别是扩大高附加值中药产品的国际市场份额;鼓励中药产品进入国际医药主流市场。中药产品出口按照科技兴贸有关政策执行。③推进中药材产业化经营。国家鼓励中药材、中药饮片生产的规模化、规范化、集约化,促进中药材流通方式的改变;鼓励中药工商企业参与中药材基地建设,发展订单农业,保证中药材质量的稳定性。各地对发展中药种植(养殖)应给予各项农业优惠政策支持。中药资源保护、可持续利用和综合开发要纳入国家扶贫、西部开发等计划中予以支持。④制定有利于中药现代化发展的价格和税收政策。价格主管部门要制订鼓励企业生产经营优质和具有自主知识产权的中药产品的价格政策;对企业引进先进技术和进行工艺技术改造及企业开展中药共性、关键生产技术研究所需进口设备按有关规定给予税收优惠。⑤完善中药注册审评办法。对国家重点支持的中药创新产品实行按程序快速审批,并优先纳入国家基本用药目录和医疗保险用药目求。

(4)加强对中药资源及中药知识产权保护管理力度。①根据中药现代化发展的新形势,制定《中药资源保护管理条例》。②从中药资源保护的实际出发,调整保护品种,规范利用野生中药资源的行为,充分体现鼓励中药材人工种植、养殖的基本政策。③制定中药行业的知识产权战略,积极应对国际专利竞争。进一步加大执法力度。保护中药知识产权,促进中药创新。④加快专利审查速度,缩短审查周期,运用专利制度加速技术产业化,创出经济效益。

(5)加速中药现代化人才培养。①适应中药现代化发展需要,有计划地培养造就一批中药学术和技术带头人、高级生产管理和经营人才、国际贸易人才、法律人才、实用技术人才及复合型人才。②积极利用中医药专业院校和其他相关专业院校的力量对专业人员进行培训,同时注重在生产和科研实践中培养人才。③利用合资合作积极培养国内急需的中医药现代化专门人才,鼓励有关人员出国学习先进技术和管理经验,培养国际性人才。④加快科技体制改革,建立有利于人才成长、人才流动的运行机制和环境。

(6)进一步扩大中药的国际交流与合作。①进一步加强中药的国际交流与合作。加强与世界各国和地区在传统医药政策、法规方面的交流,加强传统药物有关标准和规范管理方面的沟通与协作,为中药现代化创造外部条件。②加强中医药的文化宣传,展示中医药发展成就和科学研究成果;继续鼓励和支持中医药高等学校和医疗机构在国外开展正规中医药教育和医疗活动,促进中医药更广泛地走向世界,服务于人类健康。

(7)充分发挥中药行业协会的作用。中药行业协会应履行行业服务、行业自律、行业代表、行业协调的职能,发挥在规范市场行为、信息交流与技术经济合作、推动企业技术创新和产品质量提升、保护知识产权及相关权益等方面的作用,积极推进中药现代化发展。

 # 学习任务二　中药管理有关规定

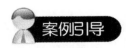 案例引导

某知名中药材大市场卖假药材

2011年,央视东方时空栏目曝光了某知名中药材市场出售假药。药材市场里天麻标识产地均为云南或昭通小草坝,而实际上真正的小草坝天麻所占比例不到10%。中国中药协会中药材市场专业委员会的专家历时半年对全国17个国家级中药材专业市场进行了走访调研,发现药材市场里产地不明的药材不仅只是天麻,进入市场的药材,来源混杂,规格、品种、标识、产地极其混乱,价格极其不统一。调研结果还显示,中药材市场自1996年整顿后,"以假乱真、以次充好"现象虽然受到相当扼制,但是并没有得到根本治

理。鉴于此,中药材市场专业委员会认为,如何利用现代高科技技术手段,对中药材产品进行防伪认证从而达到规范市场交易,保护消费者合法权益,已是当前紧迫的任务。

思考:1. 何谓地道药材?

2. 中药材质量的影响因素有哪些?

一、中药材管理规定

1.《药品管理法》对中药管理的规定 "国家保护野生药材资源,鼓励培育中药材。""国家实行中药品种保护制度。具体办法由国务院制定。""新发现和从国外引种的药材必须经国家药品监督管理部门审核批准后,方可销售。""地区性民间习用药材的管理办法,由国务院药品监督管理部门会同国务院中医药管理部门制定。""中药材的种植、采集和饲养的管理办法,由国务院另行制定。"

"城乡集市贸易市场可以出售中药材、国家另有规定的除外。""城乡集贸市场不得出售中药材以外的药品。""药品经营企业销售中药材,必须标明产地。""实行批准文号管理的中药材、中药饮片品种目录由国务院药品监督管理部门会同国务院中医药管理部门制定。""必须从具有药品生产、经营资格的企业购进药品;但是,购进没有实施批准文号管理的中药材除外。"

2.《药品管理法实施条例》对中药管理的规定 国家鼓励培育中药材。对集中规模化栽培养殖,质量可以控制并符合国务院药品监督管理部门规定条件的中药材品种,实行批准文号管理。

3.《中华人民共和国中医药条例》对中药管理的规定 2003 年 4 月 7 日,国务院总理温家宝签署第 374 号国务院令,公布了《中华人民共和国中医药条例》,自 2003 年 10 月 1 日起施行。

该条例明确,中药的研制、生产、经营、使用和监督管理依照《药品管理法》执行。该条例强调,发展中医药事业应当遵循继承与创新相结合的原则,保持和发扬中医药特色和优势,积极利用现代科学技术,促进中医药理论和实践的发展,推进中医药现代化。

国家鼓励开展中医药专家学术经验和技术专长继承工作,培养高层次的中医临床人才和中药技术人才。

国家保护野生中药材资源,扶持濒危动植物中药材人工代用品的研究和开发利用。

县级以上地方人民政府应当加强中药材的合理开发和利用,鼓励建立中药材种植、培育基地,促进短缺中药材的开发、生产。

4.《国务院关于扶持和促进中医药事业发展的若干意见》对中药管理的规定 2009 年 4 月 21 日,国务院以国发〔2009〕22 号文件发布了《国务院关于扶持和促进中医药事业发展的若干意见》。该文件指出:《中共中央国务院关于深化医药卫生体制改革的意见》提出,要坚持中西医并重的方针,充分发挥中医药作用。为进一步扶持和促进中医药事业发展,落实医药卫生体制改革任务,国务院提出 10 条扶持和促进中医药事业发展的意见,其中第六条专门对提升中药产业发展水平作出了规定。

(1)促进中药资源可持续利用。加强对中药资源的保护、研究开发和合理利用。开展全国中药资源普查,加强中药资源监测和信息网络建设。保护药用野生动植物资源,加快种质资源库建设,在药用野生动植物资源集中分布区建设保护区,建立一批繁育基地,加强珍稀濒危品种保护、繁育和替代品研究,促进资源恢复与增长。结合农业结构调整,建设道地药材良种繁育体系和中药材种植规范化、规模化生产基地,开展技术培训和示范推广。合理调控、依法监管中药原材料出口。

(2)建设现代中药工业和商业体系。加强中药产业发展的统筹规划,制定有利于中药产业发展的优惠政策。组织实施现代中药高技术产业化项目,加大支持力度。鼓励中药企业优势资源整合,建设现代中药产业制造基地、物流基地,打造一批知名中药生产、流通企业。加大对中药行业驰名商标、著名商标的扶持与保护力度。优化中药产品出口结构,提高中药出口产品附加值,扶持中药企业开拓国际市场。

(3)加强中药管理。完善中药注册管理,充分体现中药特点,着力提高中药新药的质量和临床疗效。推进实施中药材生产质量管理规范,加强对中药饮片生产质量和中药材、中药饮片流通监管。加强对医疗机构使用中药饮片和配制中药制剂的管理,鼓励和支持医疗机构研制和应用特色中药制剂。

5.《药品经营质量管理规范》对中药材的管理规定 药品经营企业购进中药材应标明产地;中药材、

中药饮片应与其他药品分开存放;对中药材按其特性,采取干燥、降氧、熏蒸等方法养护,对在库时间较长的中药材,应抽样送检;药品零售企业经营中药饮片应配置所需的调配处方和临方炮制的设备;《药品经营质量管理规范实施细则》规定:中药材应有包装,并附有质量合格的标志。每件包装上,中药材标明品名、产地、供货单位。实施批准文号管理的中药材和中药饮片,在包装上还应标明批准文号。

6.《进口药材管理办法(试行)》对中药材的管理规定 为了加强进口药材的监督管理,保证进出口药材质量,国家食品药品监督管理局于 2005 年 11 月 24 日第 22 号局令发布了《进口药材管理办法(试行)》。其中规定,药材必须从国务院批准的允许药材进口的边境口岸进口,且只能进口该口岸周边国家或者地区所产的药材。

申请药材进口时,申请人应当按照规定如实提交规范完整的材料,反映真实情况,并对其申报资料实质内容的真实性负责。药材进口申请包括首次进口药材申请和非首次进口药材申请。

(1)首次进口药材的申报资料项目及要求:①进口药材申请表;②申请人药品经营许可证或药品生产许可证、营业执照(复印件);③供货方合法登记证明文件(如营业执照等)(复印件);④购货合同(复印件);⑤药材质量标准及其来源;⑥药材基源研究证明资料(证明应由中国境内具有动、植物基源鉴定资质的机构提供)。

(2)非首次进口药材的申报资料项目及要求:①进口药材申请表;②申请人药品经营许可证或药品生产许可证、营业执照(复印件);③供货方合法登记证明文件(如营业执照等)(复印件);④购货合同(复印件);⑤药材质量标准及其来源。

(3)国家对中药材出口实行以下管理要求:①继续贯彻"先国内,后国外"的原则;②如果国内供应、生产严重不足应停止或减少出口;③国内供应如有剩余的,应争取多出口,出口中药材必须办理"出口中药材许可证"后方可办理出口手续。

(4)目前国家对 35 种中药材出口实行审批,品种是:人参、鹿茸、当归、蜂王浆、麝香、三七、杜仲、厚朴、甘草、党参、黄芪、黄连、茯苓、半夏、菊花、山药、枸杞、川芎、贝母、生地、银花、白芍、白术、麦冬、天麻、大黄、冬虫夏草、丹皮、桔梗、元胡、牛膝、连翘、罗汉果、牛黄。

7.《医疗用毒性药品管理办法》对中药材的管理规定 "凡加工炮制毒性中药,必须按照《中华人民共和国药典》或者省、自治区、直辖市卫生行政部门制定的《炮制规范》的规定进行。药材符合药用要求的,方可供应、配方和用于中成药生产。"

"对处方未注明'生用'的毒性中药,应当付炮制品。如发现处方有疑问时,须经原处方医生重新审定后再行调配。处方:当次有效,取药后处方保存二年备查。"

"群众自配民间单、秘、验方需用毒性中药,购买时要持有本单位或者城市街道办事处、乡(镇)人民政府的证明信,供应部门方可发售。每次购用量不得超过 2 日极量。"

二、中药饮片管理规定

2015 版的《中国药典》对中药饮片的定义是:中药材经过炮制后可直接用于中医临床或制剂生产使用的处方药品。

(一)中药饮片质量管理存在的主要问题

①中药饮片的质量标准不够健全;②中药饮片加工炮制不规范;③中药饮片以假充真,以次代好的现象经常发生;④中药饮片购销记录不全,常常无从查证。

(二)中药饮片管理的法律法规

1.《药品管理法》对中药饮片管理的规定 "中药饮片的炮制,必须按照国家药品标准炮制,国家药品标准没有规定的,必须按照省、自治区、直辖市药品监督管理部门制定的炮制规范炮制。省、自治区、直辖市人民政府药品监督管理部门制定的炮制规范应当报国务院药品监督管理部门备案。"

2.《中药饮片包装管理办法(试行)》对中药饮片管理的规定

(1)生产中药饮片,应选用与药品性质相适应及符合药品质量要求的包装材料和容器。严禁选用与药品性质不相适应和对药品质量可能产生影响的包装材料。

（2）中药饮片的包装必须印有或者贴有标签。中药饮片的标签注明品名、规格、产地、生产企业、产品批号、生产日期。实施批准文号管理的中药饮片还必须注明批准文号。

（3）中药饮片在发运过程中必须要有包装。每件包装上必须注明品名、产地、日期、调出单位等，并附有质量合格的标志。

（4）对不符合要求的中药饮片，一律不准销售。2004年7月1日以后仍不符合中药饮片包装要求的行为要依法进行查处。

3.《中药饮片生产企业质量管理办法（试行）》对中药饮片管理的规定 "自2008年1月1日起，所有中药饮片生产企业必须在符合GMP的条件下生产。"

4.《毒性中药材的饮片定点生产企业验收标准》对中药饮片管理的规定 根据国家对毒性药品管理的有关规定和要求，为加强毒性中药材的饮片生产管理，保证人民群众用药安全、有效，严禁不具备毒性中药材饮片生产条件的企业进行生产，防止未经依法炮制的毒性饮片进入药品流通领域，危害人民群众的身体健康，国家中医药管理局决定对毒性中药材的饮片生产企业实行定点发证管理制度。

（1）验收对象：《关于加强毒性中药材的饮片定点生产管理的意见》在国家中医药管理局国中医药生产〔1997〕19号文中规定的申报定点企业范围内，按照《毒性中药材的饮片定点生产企业验收标准》先后进行检查和验收。

（2）申报程序：按照《关于加强毒性中药材的饮片定点生产管理的意见》要求，各省、自治区、直辖市及计划单列市中药生产经营主管部门推荐上报毒性中药材的饮片定点生产企业，对照《毒性中药材的饮片定点生产企业验收标准》，经企业自查，并经省级中药生产经营主管部门初验合格，填报毒性中药材的饮片定点生产企业申请表报国家中医药管理局等待验收。

（3）验收组人员确定：①由国家中医药管理局负责组织中药饮片协作组组长单位和所在省、自治区、直辖市中药生产经营主管部门以及有关专家组成检查验收组，按区域划片，由检查验收组进行检查和验收；②检查验收组成员应具有高级专业技术职称或高年资中级专业技术职称，了解毒性中药饮片基本知识，生产技术和质量标准，熟悉生产情况；③在检查和验收工作中，检查验收组成员对本单位的检查和验收应予回避；④检查验收组成员在进行检查验收前，由国家中医药管理局负责组织进行集中学习、培训，严格遵守检查验收组规定的各项纪律和注意事项；⑤检查验收组组长由国家中医药管理局派员担任，副组长由当地省、自治区、直辖市中药生产经营主管部门派员或中药饮片协作组组长单位担任。

（4）检查验收：国家中医药管理局会同有关省、自治区、直辖市中药生产经营主管部门组成检查验收组，对予以检查验收的生产企业按照《毒性中药材的饮片定点生产企业验收标准》进行检查和验收。为保证验收质量，检查验收组本着认真负责、坚持标准、不搞突击、成熟一个、验收一个的原则进行。检查验收组对被检查验收的单位应逐项评分，并写出验收意见。报国家中医药管理局审批。

（5）定点发证：经验收合格的中药饮片生产企业，由国家中医药管理局颁发《毒性中药材的饮片定点生产企业合格证》和定点生产标志，并对获证企业在全国进行公告。

知识链接

毒性中药材的饮片定点生产企业验收标准必备条件

（1）生产企业必须具有医药、卫生、工商行政管理部门颁布的药品生产企业合格证、许可证、营业执照，出示复印件。

（2）生产企业要符合《医疗用毒性药品管理办法》和《中药饮片生产合格证验收准则》的要求。

（3）"三废"处理条件具有并达到国家有关排放标准。要有本省（区、市）排放污染物申报登记表、环境保护验收表及排污申报登记注册证。

三、中成药管理规定

（一）定义

中成药是在中医药理论指导下，以中药饮片为原料，按规定的处方和标准制成具有一定规格的剂型，可直接用于防治疾病的制剂,包括丸、散、膏、丹等各种剂型。

中成药具有特定的名称和剂型,在标签和说明书上注明了批准文号、品名、规格、处方成分、功效和适应证、用法用量、禁忌、注意事项、生产批号、有效期等内容。相对于中药汤剂来说,中成药无需煎煮,可直接使用,尤其方便急危病证患者的治疗及需要长期治疗的患者使用,且体积小,有特定的包装,存贮、携带方便。

(二)《中成药临床应用指导原则》中的规定

《中成药临床应用指导原则》是由国家中医药管理局会同有关部门组织专家制定的,是临床应用中成药的基本原则。

1. 含毒性中药材的中成药临床应用管理

(1)辨证使用是防止中毒的关键。不同的病证选用不同的药物治疗,有的放矢,方能达到预期效果。另外,还应注意因人、因时、因地制宜,辨证施治,尤其对小儿、老人、孕妇、哺乳期妇女、体弱者,更应注意正确辨证使用中成药。

(2)注意合理配伍。利用药物间的相互作用进行合理配伍用药,既可增强功效,又可减少毒性,如配伍相杀、相畏药。

(3)注意用量。含毒性中药材的中成药安全范围小,容易引起中毒,因而要严格控制剂量。既要注意每次用药剂量,还要注意用药时间,防止药物在体内蓄积中毒,同时还要注意个体差异,如孕妇、老人、儿童、体弱者要考虑机体特点。使用此类药,通常从小剂量开始,逐渐加量,而需长期用药的,必须注意有无蓄积性,可逐渐减量,或采取间歇给药,中病即止,防止蓄积中毒。

(4)建立、健全保管、验收、调配、核对等制度,坚持从正规渠道购进药品。

2. 中成药不良反应的监测 在合理使用中成药的同时,应加强其不良反应的监测工作,逐步建立起完善的中成药不良反应监测体系,减少漏报率。一旦出现不良反应立即停药,并采取相应治疗措施。

特别加强中药注射剂、含毒性中药材中成药的不良反应监测,临床用药前应详细询问过敏史,重视个体差异,辨证施治。制定科学用药方案,避免中西药联合应用的不良反应,掌握含毒性药材中成药的用药规律。建立中药严重不良反应快速反应、紧急处理预案,并建立严重病例报告追踪调查制度。对中药严重不良反应关联性进行分析评价时,必要时应追踪原始病案、药品生产厂家、批号及原料药的产地、采集、加工、炮制与制剂的工艺方法等。

3. 开展中成药临床应用监测、建立中成药应用点评制度 中成药临床使用时应针对实际情况,监测所使用的中成药品种、数量、合理用药情况和不良事件。特别是对风险较大、毒性明确的中成药,如中药注射剂和含毒性中药材的中成药,可进行重点监测。

中成药处方点评内容包括辨证用药、用药剂量、用药方法、给药途径、溶媒、联合用药及配伍合理性、治疗过程中更换药品或停药的合理性等,定期进行中成药处方点评有利于提高临床用药的水平。

临床药师可参与临床药物治疗,监测患者用药全过程,对药物治疗做出综合评价,发现和报告药物不良反应,最大限度地降低药物不良反应及有害的药物相互作用的发生,从而更好地保证中成药的临床合理应用,减少和避免药源性伤害。

学习任务三　野生药材资源保护管理

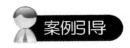 案例引导

国家重点保护野生药材遭盗采

黑龙江省林业公安部门发现,当前刺五加、五味子、防风等国家保护野生药材盗采严重,一些盗采手段具有破坏性,导致一些重要野生药材物种难以再生。在黑龙江省宁安、虎林、亚布力等国家三级保护野生

药材物种五味子产区,由于五味子鲜果的收购价不断上涨,受利益驱使,今年盗采者在七八月份就开始下手,并且加快采摘速度。各辖区林业公安人员抓获的采摘者多用铁制的钩子、镰刀割断五味子藤,致使这些药材遭遇毁灭性挖采。目前,合法收购已经难以大量收到成熟的五味子。杜尔伯特蒙古族自治县是药材防风产地,该地区这种药材也不断遭到乱采滥挖。据了解,《黑龙江省野生药材资源保护条例》明确规定了保护的野生药材物种的管理办法,例如,五味子的采果期为每年9月至11月,禁止割藤和采摘不成熟的果实;防风的采挖期为每年5月至10月,禁止采挖幼苗和打籽植株等。

思考:1. 本案例中所涉及的被盗采中药材属于几级保护野生药材品种?
2. 如何防止野生药材被盗采?

据全国中药材资源普查统计资料表明,我国现有药用的动植物约12700种,其中,野生动植物占80%。在我国重点保护的珍稀濒危野生动物中,属一级保护(濒于灭绝)动物中,药用动物48种,二级保护(数量稀少)动物中有113种药用动物;列入《国家重点保护野生植物名录》的药用植物共419种。

由于我国中药行业长期以来一直处于"吃"资源以换取低成本而过度采收的生产经营方式,再加上人们的环保意识淡薄,对工地、草场、湿地、湖泊、海洋及其滩涂、森林等的不合理利用和过度开发,广泛使用化学农药污染环境,对生态平衡破坏严重等,导致近些年来野生动植物中药材分布区域逐渐缩小,蕴藏量大幅度减少,部分中药材和地产地道中药材的野生资源、野生种质及野生亲缘种质已趋于消失,少数品种已濒临灭绝,呈现出对中药材野生资源越"吃"越少,越少越"吃"的恶性循环中,严重阻碍中医药事业的向前发展。

改革开放以来,随着我国经济的发展和人民生活水平的提高,中医药在人民的医疗保健中起着越来越重要的作用,因而随着中药的需求量日益增加,中药材资源与需求的矛盾也愈加严重。因此,药用动植物资源的保护,已引起了国内外的密切关注。

我国先后成立了国务院环境领导小组和国家濒危动植物管理办公室,专门领导、管理动植物资源的保护,并编写、颁发了《中国植物红皮书》第一册、《珍稀濒危保护植物名录》、《野生药材资源保护管理条例》、《国家重点保护野生动物名录》等书籍和文件,已被列入保护的野生植物达300余种,其中一半以上为药用植物,目前野生资源稀少的中药材如人参、黄连、杜仲等均已在列。已被列入保护的动物类达250余种,其中药用动物达160余种,作为常用药材资源的梅花鹿、大壁虎、黑熊等均榜上有名。

《野生药材资源保护管理条例》是我国对药用野生动植物资源进行保护管理的行政法规。1987年10月30日由国务院发布,自1987年12月1日起施行。我国野生药材资源极为丰富,但乱采滥猎情况十分严重。为保护和合理利用野生药材资源,《野生药材资源保护管理条例》对野生药材资源的管理原则、国家重点保护的野生药材物种、野生药材的采猎规则、野生药材资源保护区的建立和管理、野生药材的经营管理和出口、野生药材的价格、等级标准、奖励和处罚等作了规定。

一、野生药材资源保护的目的和原则

野生药材资源保护的目的是为保护和合理利用野生药材资源,适应人民医疗保健事业的需要。国家对野生药材资源实行保护、采猎相结合的原则,并创造条件开展人工种养。

二、野生药材物种的分级管理

1. 国家重点保护的野生药材物种分为三级管理
一级保护野生药材物种:系指濒临灭绝状态的稀有珍贵野生药材物种。
二级保护野生药材物种:系指分布区域缩小,资源处于衰竭状态的重要野生药材物种。
三级保护野生药材物种:系指资源严重减少的主要常用野生药材物种。
2. 国家重点保护野生药材物种的药材名录 国家重点保护的野生药材物种名录共收载了野生药材物种76种,中药材43种。其中一级保护的野生药材物种3种,中药材4种;二级保护的野生药材物种27种,中药材17种;三级保护的野生药材物种45种,中药材22种。
(1) 一级保护药材名称:虎骨、豹骨、羚羊角、鹿茸(梅花鹿)。

（2）二级保护药材名称：鹿茸（马鹿）、麝香（3个品种）、熊胆（2个品种）、穿山甲、蟾酥（2个品种）、蛤蟆油、金钱白花蛇、乌梢蛇、蕲蛇、蛤蚧、甘草（3个品种）、黄连、人参、杜仲、厚朴（2个品种）、黄柏（2个品种）、血竭。

（3）三级保护药材名称：川贝母（4个品种）、伊贝母（2个品种）、刺五加、黄芩、天冬、猪苓、龙胆（4个品种）、防风、远志（2个品种）、胡黄连、肉苁蓉、秦艽（4个品种）、细辛（3个品种）、紫草（2个品种）、五味子（2个品种）、蔓荆子（2个品种）、诃子、山茱萸、石斛（5个品种）、羌活（2个品种）、阿魏（2个品种）、连翘。

三、野生药材资源的保护措施

（一）对一级保护野生药材物种的管理

禁止采猎一级保护野生药材物种。一级保护野生药材物种属于自然淘汰的，其药用部分由各级药材公司负责经营管理，但不得出口。

（二）对二、三级保护野生药材物种的管理

采猎、收购二、三级保护野生药材物种必须按照批准的计划执行。采猎者必须持有采药证，需要进行采伐或狩猎的，必须申请采伐证或狩猎证。不得在禁止采猎区、禁止采猎期采猎二、三级保护野生药材物种，并不得使用禁用工具进行采猎。二、三级保护野生药材物种属于国家计划管理的品种，由中国药材公司统一经营管理，其余品种由产地县药材公司或其委托单位按照计划收购。二、三级保护野生药材物种的药用部分，除国家另有规定外，实行限量出口。

（三）罚则

违反野生药材资源保护管理的有关规定，药品监督、工商及司法部门应依法给予相应处理。

（1）违反采猎、收购、保护野生药材物种规定的单位或个人，由当地县以上药品生产经营行业主管部门会同同级有关部门没收其非法采猎的野生药材及使用工具，并处以罚。

（2）违反规定，未经野生药材资源保护管理部门批准进入野生药材资源保护区从事科研、教学、旅游等活动者，当地县以上药品生产经营行业主管部门和自然保护区主管部门有权制止，造成损失的，必须承担赔偿责任。

（3）违反保护野生药材物种收购、经营、出口管理的，由工商行政管理部门或有关部门没收其野生药材和全部违法所得，并处以罚款。

（4）保护野生药材资源管理部门的工作人员徇私舞弊的，由所在单位或上级管理部门给予行政处分，造成野生药材资源损失的，必须承担赔偿责任。

（5）破坏野生药材资源情节严重，构成犯罪的，由司法机关依法追究刑事责任。

学习任务四　中药品种保护管理

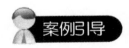

新疆一维吾尔药列为国家中药保护品种

鉴于新疆维吾尔药业有限责任公司生产的炎消迪娜尔儿糖浆对黄疸型肝炎退黄方面的显著疗效，国家食品药品监督管理局于2010年11月4日开始，将炎消迪娜尔儿糖列为中药保护品种，保护期限至2017年11月4日。2003年以来，炎消迪娜尔儿糖浆等多款疗效显著的维吾尔药被疯狂仿制，为提高药品质量，提高民族药的核心竞争力，该公司从药理、药效着手，建立技术壁垒，再度确切疗效，升级制药标准，最终被国家批准为中药保护品种。炎消迪娜尔儿糖浆是首家被列为中药保护品种的维吾尔药。

思考：1. 炎消迪娜尔儿糖浆属于哪级保护？

2. 对于炎消迪娜尔儿糖浆的保护方式有哪些？

一、中药品种保护目的与意义

中药品种保护的目的是为了提高中药品种的质量,保护中药生产企业的合法权益,促进中药事业的发展。

中药品种保护法规的颁布实施,对保护中药名优产品,保护中药研制生产的知识产权,提高中药质量和信誉,推动中药制药企业的科技进步,开发临床安全有效的新药和促进中药走向国际医药市场均具有重要的意义。

二、中药保护品种的范围和等级划分

(一)适用范围

《中药品种保护条例》适用于中国境内生产制造的中药品种,包括中成药、天然药物的提取物及其制剂和中药人工制成品。

中药保护品种必须是列入国家药品标准的品种。申请专利的中药品种,依照专利法的规定办理,不适合本条例。

(二)中药保护品种的等级划分

《中药品种保护条例》对受保护的中药品种划分为一级和二级进行管理,如表 19-1 所示。

表 19-1　申请中药保护品种应具备的条件

保护等级	具备条件(符合下列条件之一)
一级保护	1.对特定疾病有特殊疗效的 2.相当于国家一级保护野生药材物种的人工制成品 3.用于预防和治疗特殊疾病的
二级保护	1.符合上述一级保护的品种或者已经解除一级保护的品种 2.对特定疾病有显著疗效的 3.从天然药物中提取的有效物质及特殊制剂

三、申请中药保护品种的程序

申请办理中药品种保护的程序为:

(1)申请中药品种保护的企业,向国家食品药品监督管理总局行政受理服务中心(以下简称局受理中心)报送 1 份完整资料,并将 2 份相同的完整资料报送申请企业所在地省(区、市)食品药品监管部门。局受理中心在收到企业的申报资料后,应在 5 日内完成形式审查,对同意受理的品种出具中药品种保护申请受理通知书,同时抄送申请企业所在地省(区、市)食品药品监管部门,并将申报资料转送国家中药品种保护审评委员会。

对已受理的中药品种保护申请,将在国家食品药品监督管理总局网站予以公示,自公示之日起至作出行政决定期间,各地一律暂停受理该品种的仿制申请。

(2)各省(区、市)食品药品监管部门在收到企业的申报资料及局受理中心受理通知书后,应在 20 日内完成申报资料的真实性核查和初审工作,并将核查报告、初审意见和企业申报资料(1 份)一并寄至国家中药品种保护审评委员会。国家中药品种保护审评委员会在收到上述资料后,开始进行审评工作。

(3)对批准保护的品种,国家食品药品监督管理总局将在政府网站和指定的专业报刊上予以公告。生产该品种的其他生产企业应自公告发布之日起 6 个月内向局受理中心提出同品种保护申请并提交完整资料;对逾期提出申请的,局受理中心将不予受理。申请延长保护期的生产企业,应当在该品种保护期届满 6 个月前向局受理中心提出申请并提交完整资料。中药品种保护受理审评审批程序见图 19-1。

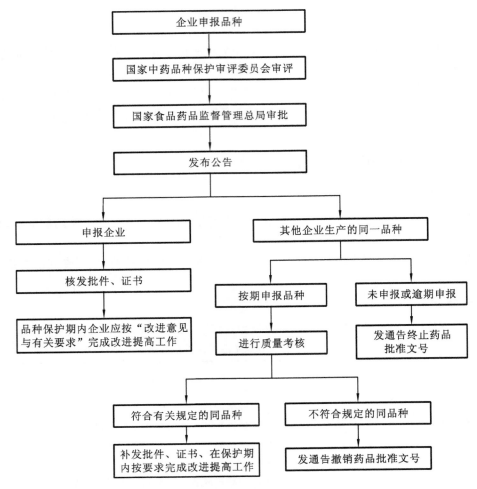

图 19-1　中药品种保护受理审评审批程序

四、中药保护品种的期限和措施

（一）中药品种的保护期限

《中药品种保护条例》对受保护的中药品种划分为一级和二级进行管理。中药一级保护品种的保护期限分别为 30 年、20 年、10 年，中药二级保护品种的保护期限为 7 年。

（二）中药保护品种的措施

1.中药一级保护品种的保护措施

（1）该品种的处方组成、工艺制法在保护期内由获得《中药保护品种证书》的生产企业和有关的药品监督管理部门、一单位和个人负责保密，不得公开。负有保密责任的有关部门、企业和单位应按照国家有关规定，建立必要的保密制度。

（2）向国外转让中药一级保护品种的处方组成、工艺制法，应当按照国家有关保密的规定办理。

（3）因特殊情况需要延长保护期的，由生产企业在该品种保护期满前 6 个月，依照中药品种保护条例的规定程序申报。由国家药品监督管理部门确定延长的保护期限，不得超过第一次批准的保护期限。

2.中药二级保护品种的保护措施　中药二级保护品种在保护期满后可以延长保护期限，时间为 7 年，由生产企业在该品种保护期满前 6 个月依据条例规定的程序申报。

3.罚则

（1）违反规定，将一级保护品种的处方组成、工艺制法泄密者，对其责任人员，由所在单位或上级机关给予行政处分，构成犯罪的，追究刑事责任。

（2）对违反条例，擅自仿制和生产中药保护品种的，由县级以上药品监督管理部门以生产假药依法论处。

（3）伪造《中药保护品种证书》及有关证明文件进行生产、销售的，由县级以上药品监督管理部门没收其全部有关药品及违法所得，并可以处以有关药品正品价格 3 倍以下罚款，对构成犯罪的，由司法机关依法追究刑事责任。

4. 终止保护的情形　在保护期内的品种，有下列情形之一的，国家局将提前终止保护，收回其保护审批件及证书：

（1）保护品种生产企业的《药品生产许可证》被撤销、吊销或注销的；

（2）保护品种的药品批准文号被撤销或注销的；

（3）申请企业提供虚假的证明文件、资料、样品或者采取其他欺骗手段取得保护审批件及证书的；

（4）保护品种生产企业主动提出终止保护的；

（5）累计 2 年不缴纳保护品种年费的；

（6）未按照规定完成改进提高工作的；

（7）其他不符合法律、法规规定的。

已被终止保护的品种的生产企业，不得再次申请该品种的中药品种保护。

学习任务五　《中药材生产质量管理规范(试行)》(GAP)

我国的《中药材生产质量管理规范（试行）》（简称 GAP）于 2002 年 3 月 18 日经国家药品监督管理局局务会议通过，自 2002 年 6 月 1 日起正式实施。实施 GAP 是促进中药标准化、现代化、国际化的重要措施，对保证中药材、中药饮片、中药成药质量都有着十分重要的意义。

中药标准化是中药现代化和中药国际化的基础和先决条件。中药标准化包括药材标准化、饮片标准化和中成药标准化。其中，中药材标准化是基础，没有中药材的标准化就不可能有饮片和中成药的标准化。而中药材的标准化有赖于中药材生产的规范化，因为药材是通过一定的生产过程形成的。药材的生产是整个中药一系列生产的源头，只有抓住了源头才能从根本上解决中药的质量问题及其他问题。

实施《中药材生产质量管理规范（试行）》也是促进中药农业产业化的重要措施。中药材生产本身就是农业结构调整的一部分。

一、GAP 的基本概况

（一）目　的

为规范中药材生产，保证中药材质量，促进中药标准化、现代化，制订本规范。

（二）适用范围

本规范是中药材生产和质量管理的基本准则，适用于中药材生产企业（以下简称生产企业）生产中药材（含植物、动物药）的全过程。

（三）原　则

生产企业应运用规范化管理和质量监控手段，保护野生药材资源和生态环境，坚持"最大持续产量"原则，实现资源的可持续利用。

二、GAP 的主要内容

（一）产地生态环境

（1）生产企业应按中药材产地适宜性优化原则，因地制宜，合理布局。

（2）中药材产地的环境应符合国家相应标准：①空气应符合大气环境质量二级标准；②土壤应符合土壤质量二级标准；③灌溉水应符合农田灌溉水质量标准；③药用动物饮用水应符合生活饮用水质量标准。

（二）种质和繁殖材料

（1）对养殖、栽培或野生采集的药用动植物，应准确鉴定其物种，包括亚种、变种或品种，记录其中文名及学名。

（2）种子、菌种和繁殖材料在生产、储运过程中应实行检验和检疫制度以保证质量和防止病虫害及杂草的传播；防止伪劣种子、菌种和繁殖材料的交易与传播。

（3）应按动物习性进行药用动物的引种及驯化。捕捉和运输时应避免动物机体和精神损伤。引种动物必须严格检疫，并进行一定时间的隔离、观察。

（4）加强中药材良种选育、配种工作，建立良种繁育基地，保护药用动植物种质资源。

（三）栽培与养殖管理

（1）药用植物栽培管理：①根据药用植物生长发育要求，确定栽培适宜区域，并制定相应的种植规程；②根据药用植物的营养特点及土壤的供肥能力，确定施肥种类、时间和数量，施用肥料的种类以有机肥为主，根据不同药用植物物种生长发育的需要有限度地使用化学肥料；③允许施用经充分腐熟达到无害化卫生标准的农家肥。禁止施用城市生活垃圾、工业垃圾及医院垃圾和粪便；④根据药用植物不同生长发育时期的需水规律及气候条件、土壤水分状况，适时、合理灌溉和排水，保持土壤的良好通气条件；⑤根据药用植物生长发育特性和不同的药用部位，加强田间管理，及时采取打顶、摘蕾、整枝修剪、覆盖遮荫等栽培措施，调控植株生长发育，提高药材产量，保持质量稳定；⑥药用植物病虫害的防治应采取综合防治策略。如必须施用农药时，应按照《中华人民共和国农药管理条例》的规定，采用最小有效剂量并选用高效、低毒、低残留农药，以降低农药残留和重金属污染，保护生态环境。

（2）药用动物养殖管理：①根据药用动物生存环境、食性、行为特点及对环境的适应能力等，确定相应的养殖方式和方法，制定相应的养殖规程和管理制度；②根据药用动物的季节活动、昼夜活动规律及不同生长周期和生理特点，科学配制饲料，定时定量投喂。适时适量地补充精料、维生素、矿物质及其他必要的添加剂，不得添加激素、类激素等添加剂。饲料及添加剂应无污染；③药用动物养殖应视季节、气温、通气等情况，确定给水的时间及次数。草食动物应尽可能通过多食青绿多汁的饲料补充水分；④根据药用动物栖息、行为等特性，建造具有一定空间的固定场所及必要的安全设施；⑤养殖环境应保持清洁卫生，建立消毒制度，并选用适当消毒剂对动物的生活场所、设备等进行定期消毒。加强对进入养殖场所人员的管理；⑥药用动物的疫病防治，应以预防为主，定期接种疫苗；⑦合理划分养殖区，对群饲药用动物要有适当密度。发现患病动物，应及时隔离。传染病患动物应处死，火化或深埋；⑧根据养殖计划和育种需要，确定动物群的组成与结构，适时周转；⑨禁止将中毒、感染疫病的药用动物加工成中药材。

（四）采收与初加工

（1）野生或半野生药用动植物的采集应坚持"最大持续产量"原则，应有计划地进行野生抚育、轮采与封育，以利生物的繁衍与资源的更新。

（2）根据产品质量及植物单位面积产量或动物养殖数量，并参考传统采收经验等因素确定适宜的采收时间（包括采收期、采收年限）和方法。

（3）采收机械、器具应保持清洁、无污染，存放在无虫鼠害和禽畜的干燥场所。

（4）采收及初加工过程中应尽可能排除非药用部分及异物，特别是杂草及有毒物质，剔除破损、腐烂变质的部分。

（5）药用部分采收后，经过拣选、清洗、切制或修整等适宜的加工，需干燥的应采用适宜的方法和技术迅速干燥，并控制温度和湿度，使中药材不受污染，有效成分不被破坏。

（6）鲜用药材可采用冷藏、砂藏、罐贮、生物保鲜等适宜的保鲜方法，尽可能不使用保鲜剂和防腐剂。如必须使用时，应符合国家对食品添加剂的有关规定。

（7）加工场地应清洁、通风，具有遮阳、防雨和防鼠、虫及禽畜的设施。

（8）地道药材应按传统方法进行加工。如有改动，应提供充分试验数据，不得影响药材质量。

（五）包装、运输与贮藏

（1）包装前应检查并清除劣质品及异物。包装应按标准操作规程操作，并有批包装记录，其内容应包括品名、规格、产地、批号、重量、包装工号、包装日期等。

（2）所使用的包装材料应是清洁、干燥、无污染、无破损，并符合药材质量要求。

（3）在每件药材包装上，应注明品名、规格、产地、批号、包装日期、生产单位，并附有质量合格的标志。

（4）易破碎的药材应使用坚固的箱盒包装；毒性、麻醉性、贵细药材应使用特殊包装，并应贴上相应的标记。

（5）药材批量运输时，不应与其它有毒、有害、易串味物质混装。运载容器应具有较好的通气性，以保持干燥，并应有防潮措施。

（6）药材仓库应通风、干燥、避光，必要时安装空调及除湿设备，并具有防鼠、虫、禽畜的措施。地面应整洁、无缝隙、易清洁。药材应存放在货架上，与墙壁保持足够距离，防止虫蛀、霉变、腐烂、泛油等现象发生，并定期检查。在应用传统贮藏方法的同时，应注意选用现代贮藏保管新技术、新设备。

（六）质量管理

（1）生产企业应设质量管理部门，负责中药材生产全过程的监督管理和质量监控，并应配备与药材生产规模、品种检验要求相适应的人员、场所、仪器和设备。

（2）质量管理部门的主要职责：①负责环境监测、卫生管理；②负责生产资料、包装材料及药材的检验，并出具检验报告；③负责制订培训计划，并监督实施；④负责制订和管理质量文件，并对生产、包装、检验等各种原始记录进行管理。

（3）药材包装前，质量检验部门应对每批药材，按中药材国家标准或经审核批准的中药材标准进行检验。检验项目应至少包括药材性状与鉴别、杂质、水分、灰分与酸不溶性灰分、浸出物、指标性成分或有效成分含量。农药残留量、重金属及微生物限度均应符合国家标准和有关规定。

（4）检验报告应由检验人员、质量检验部门负责人签章。检验报告应存档。

（5）不合格的中药材不得出场和销售。

（七）人员和设备

（1）生产企业的技术负责人应有药学或农学、畜牧学等相关专业的大专以上学历，并有药材生产实践经验。

（2）质量管理部门负责人应有大专以上学历，并有药材质量管理经验。

（3）从事中药材生产的人员均应具有基本的中药学、农学或畜牧学常识，并经生产技术、安全及卫生学知识培训。从事田间工作的人员应熟悉栽培技术，特别是农药的施用及防护技术；从事养殖的人员应熟悉养殖技术。

（4）从事加工、包装、检验人员应定期进行健康检查，患有传染病、皮肤病或外伤性疾病等不得从事直接接触药材的工作。生产企业应配备专人负责环境卫生及个人卫生检查。

（5）对从事中药材生产的有关人员应定期培训与考核。

（6）中药材产地应设厕所或盥洗室，排出物不应对环境及产品造成污染。

（7）生产企业生产和检验用的仪器、仪表、量具、衡器等其适用范围和精密度应符合生产和检验的要求，有明显的状态标志，并定期校验。

（八）文件管理

（1）生产企业应有生产管理、质量管理等标准操作规程。

（2）每种中药材的生产全过程均应详细记录，必要时可附照片或图像。记录应包括：①种子、菌种和繁殖材料的来源；②生产技术与过程：药用植物播种的时间、数量及面积；育苗、移栽以及肥料的种类、施用时间、施用量、施用方法；农药中包括杀虫剂、杀菌剂及除莠剂的种类、施用量、施用时间和方法等。药用动物养殖日志、周转计划、选配种记录、产仔或产卵记录、病例病志、死亡报告书、死亡登记表、检免疫统计表、饲料配合表、饲料消耗记录、谱系登记表、后裔鉴定表等。药用部分的采收时间、采收量、鲜重和加工、干燥、干燥减重、运输、贮藏等气象资料及小气候的记录等。药材的质量评价、药材性状及各项检测的记录。

（3）所有原始记录、生产计划及执行情况、合同及协议书等均应存档，至少保存 5 年。档案资料应有专人保管。

▎知识链接▎

《中药材生产质量管理规范(试行)》中常见术语

中药材：指药用植物、动物的药用部分采收后经产地初加工形成的原料药材。

中药材生产企业：指具有一定规模、按一定程序进行药用植物栽培或动物养殖、药材初加工、包装、储存等生产过程的单位。

最大持续产量：即不危害生态环境，可持续生产(采收)的最大产量。

地道药材：传统中药材中具有特定的种质、特定的产区或特定的生产技术和加工方法所生产的中药材。

半野生药用动植物：指野生或逸为野生的药用动植物辅以适当人工抚育和中耕、除草、施肥或喂料等管理的动植物种群。

三、GAP 的认证

（一）GAP 认证概述

GAP 公布之后，SFDA 又先后颁布《中药材生产质量管理规范认证管理办法(试行)》及《中药材 GAP 认证检查评定标准(试行)》，自 2003 年 11 月 1 日起开始受理中药材 GAP 认证申请。

《中药材 GAP 认证检查评定标准(试行)》是中药材 GAP 认证现场检查方案制订的依据。该标准检查项目共 104 项，其中关键项目 19 项，一般项目 85 项。关键项目不合格则称为严重缺陷，一般项目不合格则称为一般缺陷。根据申请认证品种确定相应的检查项目。最后对结果进行评定(存在严重缺陷的企业不能通过 GAP 认证；无严重缺陷，且一般缺陷未超过 20％的企业可通过 GAP 认证)。

《中药材 GAP 证书》有效期为 5 年，生产企业应在有效期满前 6 个月，重新申请中药材 GAP 认证。《中药材 GAP 证书》由国家食品药品监督管理局统一印制。证书上应载明证书编号、企业名称、法定代表人、企业负责人、注册地址、种植(养殖)地域(地点)、认证品种、种植(养殖)规模、发证机关、发证日期、有效期限等项目。

（二）中药材 GAP 认证管理部门

《中药材 GAP 认证管理办法》规定，SFDA 负责全国中药材 GAP 认证工作；负责中药材 GAP 认证检查评定标准及相关文件的制订、修订工作；负责中药材 GAP 认证检查员的培训、考核和聘任等管理工作。SFDA 药品认证管理中心(简称局认证中心)承担中药材 GAP 认证申报资料初审和通过中药材 GAP 认证企业的日常监督管理工作。

省、自治区、直辖市食品药品监督管理局(药品监督管理局)负责本行政区域内中药材生产企业的 GAP 认证申报资料初审和通过中药材 GAP 认证企业的日常监督管理工作。

（三）申请中药材 GAP 认证所需资料

申请中药材 GAP 认证的中药材生产企业，其申报的品种至少完成一个生产周期。申报时需填写《中药材 GAP 认证申请表》(一式二份)，并向所在省、自治区、直辖市食品药品监督管理局(药品监督管理局)

提交以下资料:

（1）营业执照（复印件）；

（2）申报品种的种植（养殖）历史和规模、产地生态环境、品种来源及鉴定、种质来源、野生资源分布情况和中药材动植物生长习性资料、良种繁育情况、适宜采收时间（采收年限、采收期）及确定依据、病虫害综合防治情况、中药材质量控制及评价情况等；

（3）中药材生产企业概况,包括组织形式并附组织机构图（注明各部门名称及职责）、运营机制、人员结构,企业负责人、生产和质量部门负责人背景资料（包括专业、学历和经历）、人员培训情况等；

（4）种植（养殖）流程图及关键技术控制点；

（5）种植（养殖）区域布置图（标明规模、产量、范围）；

（6）种植（养殖）地点选择依据及标准；

（7）产地生态环境检测报告（包括土壤、灌溉水、大气环境）、品种来源鉴定报告、法定及企业内控质量标准（包括质量标准依据及起草说明）、取样方法及质量检测报告书,历年来质量控制及检测情况；

（8）中药材生产管理、质量管理文件目录；

（9）企业实施中药材 GAP 自查情况总结资料。

（四）中药材 GAP 认证工作程序

中药材 GAP 认证工作主要包括企业申报认证、现场检查、审核审批等环节,其认证工作程序见图 19-2。

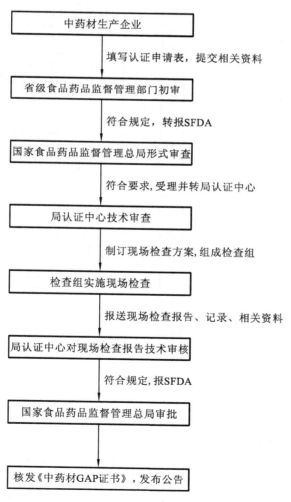

图 19-2　中药材 GAP 认证的程序

学习小结

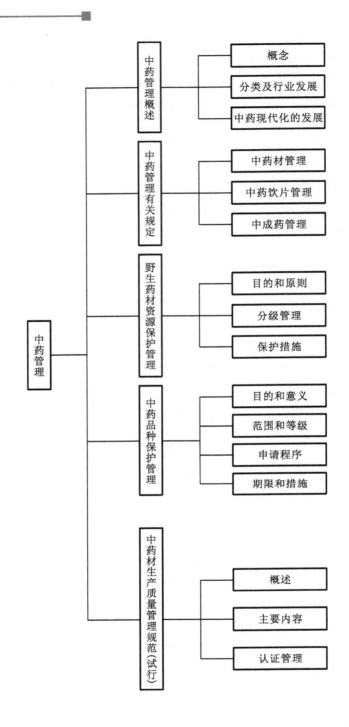

目标检测

一、最佳选择题(每题的备选项中,只有一个最佳答案)

1.《药品管理法》及其《实施条例》的中药管理规定,医疗机构不须从具有药品生产、经营资格的企业购进的是(   )。

A. 处方药
B. 非处方药
C. 没有实施批准文号管理的中药材
D. 实施批准文号管理的中药材
E. 特殊管理药品

2. 《野生药材资源保护管理条例》的适用范围(　　)。

A. 我国采猎、经营野生药材的任何单位或个人

B. 我国采猎、经营野生药材的任何单位

C. 我国采猎、经营野生药材的任何个人

D. 我国境内采猎、经营野生药材的任何单位或个人

E. 我国境内采猎、经营野生药材的任何单位

3. 以下中药品种中,不适用《中药品种保护条例》的是(　　)。

A. 列入国家药品标准的品种　　　　　　　　　B. 中国境内生产制造的中药品种

C. 中药一级保护品种　　　　　　　　　　　　D. 申请专利的中药品种

E. 中药二级保护品种

4. 禁止采猎的野生药材物种是(　　)。

A. 豹　　　　　　　　　　　B. 马鹿　　　　　　　　　　C. 穿山甲

D. 龙胆　　　　　　　　　　E. 防风

5. 中药材 GAP 证书的有效期为(　　)。

A. 10 年　　　　　　　　　　B. 15 年　　　　　　　　　　C. 20 年

D. 5 年　　　　　　　　　　E. 3 年

二、配伍选择题(每组题目对应同一组选项,备选可重复选用,也可不选用)

1. 《GAP(试行)》中对储藏的要求是(　　)。

2. 《GAP(试行)》中对人员的要求是(　　)。

3. 《GAP(试行)》中对质量管理的要求是(　　)。

4. 《GAP(试行)》中对文件管理的要求是(　　)。

5. 《GAP(试行)》中对采收和初加工的要求是(　　)。

A. 从事中药材生产的人员均应具有基本的中药学、农学或畜牧学常识,并经生产技术、安全及卫生学知识培训

B. 药材应存放在货架上,与墙壁保持足够距离,防止虫蛀、霉变、腐烂、泛油等现象发生,并定期检查

C. 所有原始记录、生产计划及执行情况、合同及协议书等均应存档,至少保存 5 年

D. 药材包装前,质量检验部门应对每批药材,按中药材国家标准或经审核批准的中药材标准进行检验

E. 鲜用药材可采用冷藏、砂藏、罐贮、生物保鲜等适宜的保鲜方法,尽可能不使用保鲜剂和防腐剂

三、多项选择题(每题的备选项中,只有 2 个或 2 个以上正确答案,不得错选或少选)

1. 属于一级保护野生药材中药材的是(　　)。

A. 熊胆　　　　　　　　　　B. 豹骨　　　　　　　　　　C. 虎骨

D. 羚羊角　　　　　　　　　E. 穿山甲

2. 有关 GAP 对中药材包装、运输、储藏的规定,下列说法正确的是(　　)。

A. 包装材料应是清洁、干燥、无污染、无破损,并符合药材质量要求

B. 批包装记录包括品名、规格、产地、包装工号、包装日期等,可以不注明批号、重量

C. 毒性、麻醉性、贵细药材应使用特殊包装,并应贴上相应的标记

D. 运载容器应具有较好的通气性,以保持干燥,并应有防潮措施

E. 药材仓库应通风、干燥、避光,必要时安装空调及除湿设备,并具有防鼠、虫、禽畜的措施

四、问答题

1. 中药保护品种的等级划分和保护期限?

2. 中药保护品种的保护措施?

3. 中药材 GAP 认证工作程序?

实训项目

中药管理的调研

【实训目的】

通过了解实训单位的相关中药保护品种的申报工作,使学生对中药品种保护的申报程序加深理解,提高学生分析和解决实际工作中问题的能力。

【实训单位】

药品生产、经营企业和医疗机构

【实训内容】

要求学生了解《中药品种保护条例》的相关内容,熟悉申请中药品种保护的程序,能够对申请中药品种保护过程中出现的实际问题加以分析。

【实训步骤】

1. 根据每班人数分组,要求学生每组准备相关的资料。

2. 对学生进行到企业的纪律教育。

3. 严格按照实训单位的要求进行调研,并遵守实训单位的规章制度。

4. 撰写实训调研报告,具体要求如下:

(1)字数1000字以上。

(2)对实训单位的中药品种保护申请情况进行分析。

(3)提出存在的问题及解决措施。

(丁沐淦)

工作模块九
药品上市后的监督

YaoshiGuanli YuFagui

学习项目二十　药品不良反应的管理

学习任务一　药品不良反应概述

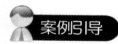

认识药品不良反应

　　市民张先生因咽喉疼痛到医院就诊，医生配了相关感冒药，张先生服用一小时后出现了全身皮疹、瘙痒，立即再次到医院就诊。医生诊断，张先生可能是服用感冒药后出现药疹，立即对他采取了相应的治疗措施并密切观察，半小时后张先生自诉已无瘙痒感，并见皮疹减退，医生嘱咐其停用该感冒药。

　　思考：1. 张先生为何用药后会出现全身皮疹、瘙痒等症状？

　　　　　2. 什么是药品不良反应？

　　随着现在新药开发使药品品种和数量不断增多，以及合并用药与长疗程用药现象不断增加，药品不良反应的严重性逐渐引起人们的高度重视，而药品不良反应监测更成为全球共同关注的热点。

　　1963年，WHO建议在世界范围内建立药品不良反应监测系统，并于1968年建立了国际药品监测合作中心。我国于1989年成立了中国药品不良反应监测中心，1998年成为WHO国际药品监测合作计划的正式成员国。国家药品监督管理局和卫生部于 1999 年 11 月 26 日正式颁布实施了《药品不良反应监测管理办法(试行)》,使我国药品不良反应监测管理工作步入法制化轨道。近年来,随着药品不良反应监测工作的不断推进,该办法已于 2004 年、2011 年经历两次修订和完善。新修订的《药品不良反应报告和监测管理办法》(卫生部令第 81 号)将更加有力地推动了我国药品不良反应监测工作向纵深发展。

新修订的《药品不良反应报告和监测管理办法》(卫生部令第 81 号)于 2011 年 5 月 24 日正式颁布,7 月 1 日正式施行。国家食品药品监督管理局和卫生部于 2004 年 3 月 4 日公布的《药品不良反应报告和监测管理办法》(国家食品药品监督管理局令第 7 号)同时废止。这对于建立健全药品不良反应报告和监测工作体系,推动药品不良反应报告和监测工作发展,落实药品安全监管责任,保证公众用药安全,具有重要的意义。新修订的《药品不良反应报告和监测管理办法》共 8 章 67 条,包括总则、职责、报告与处置、重点监测、评价与控制、信息管理、法律责任和附则。进一步明确了省以下监管部门和药品不良反应监测机构的职责,规范了报告程序和要求,增加了对严重药品不良反应、群体药品不良事件调查核实评价的要求,增加了"药品重点监测的要求",并对生产企业主动开展监测工作提出更明确和更高的要求。

一、药品不良反应的定义

(一)世界卫生组织(WHO)对药品不良反应的定义

WHO 对药品不良反应的定义是指在预防、诊断、治疗疾病或改变生理功能过程中,人接受正常剂量的药物时出现的任何有害的且非预期的反应。

(二)我国对药品不良反应(ADR)的相关定义

新修订的《药品不良反应报告和监测管理办法》对下列用语作了定义:

(1)药品不良反应:合格药品在正常用法用量下出现的与用药目的无关的有害反应。

(2)新的药品不良反应:药品说明书中未载明的不良反应。说明书中已有描述,但不良反应发生的性质、程度、后果或者频率与说明书描述不一致或者更严重的,按照新的药品不良反应处理。

(3)严重药品不良反应:因使用药品引起以下损害情形之一的反应。①导致死亡;②危及生命;③致癌、致畸、致出生缺陷;④导致显著的或者永久的人体伤残或者器官功能的损伤;⑤导致住院或者住院时间延长;⑥导致其他重要医学事件,如不进行治疗可能出现上述所列情况的。

(4)药品不良反应报告和监测:药品不良反应的发现、报告、评价和控制的过程。

▌知识链接▐

易混淆的相关概念

药品不良事件(ADE):药物治疗过程中出现的任何有害的医学事件,不一定与该药有明确的因果关系。

药品群体不良事件:同一药品在使用过程中,在相对集中的时间、区域内,对一定数量人群的身体健康或者生命安全造成损害或者威胁,需要予以紧急处置的事件。

药品质量事故:药品的质量是否有问题,应该根据国家药品检验机构的检验结果,看药品的质量是否符合法定的质量标准。许多药品不良反应是在药品质量检验合格的情况下发生的,不能认为有了不良反应就一定是药品质量有问题,就一定是药品质量事故。

二、药品不良反应的分类

目前,药品不良反应分类有很多种,这里仅介绍一种最简单的药理学分类。这种分类是根据药品不良反应与药理作用的关系将药品不良反应分为 A 型药品不良反应、B 型药品不良型反应和 C 型药品不良型反应三类。详见表 20-1。

表 20-1 药品不良反应的分类

分　　类	发生的原因	特　　点	表　　现
A 型药品不良反应（量变型异常）	由药物的药理作用增强所致	可以预测,常与剂量有关,停药或减量后症状很快减轻或消失,发生率高,但死亡率低	副作用、毒性作用、后遗效应、继发反应等
B 型药品不良反应（质变性异常）	与正常药理作用完全无关的一种异常反应	一般很难以预测,常规毒理学筛选不能发现,发生率低,但死亡率高	特异性遗传素质反应、药物过敏反应等
C 型药品不良反应（迟现性不良反应）	A 型和 B 型反应之外的异常反应,机制不清,尚在探讨之中	一般在长期用药后出现,潜伏期较长,没有明确的时间关系,难以预测	与致癌、致畸以及长期用药后心血管疾病、纤溶系统变化等有关

学习任务二　药品不良反应报告和监测管理

一、药品不良反应监测及报告机构职责

国家食品药品监督管理总局主管全国药品不良反应报告和监测工作,地方各级药品监督管理部门主管本行政区域内的药品不良反应报告和监测工作,应当建立健全药品不良反应监测机构,负责本行政区域内药品不良反应报告和监测的技术工作。各级卫生行政部门负责本行政区域内医疗机构与实施药品不良反应报告制度有关的管理工作。

（一）管理机构及其职责

（1）国家食品药品监督管理总局负责全国药品不良反应报告和监测的管理工作,并履行以下主要职责：

① 与卫生部共同制定药品不良反应报告和监测的管理规定和政策,并监督实施;

② 与卫生部联合组织开展全国范围内影响较大并造成严重后果的药品群体不良事件的调查和处理,并发布相关信息;

③ 对已确认发生严重药品不良反应或者药品群体不良事件的药品依法采取紧急控制措施,作出行政处理决定,并向社会公布;

④ 通报全国药品不良反应报告和监测情况;

⑤ 组织检查药品生产、经营企业的药品不良反应报告和监测工作的开展情况,并与卫生部联合组织检查医疗机构的药品不良反应报告和监测工作的开展情况。

（2）省、自治区、直辖市药品监督管理部门负责本行政区域内药品不良反应报告和监测的管理工作,并履行以下主要职责：

① 根据本办法与同级卫生行政部门共同制定本行政区域内药品不良反应报告和监测的管理规定,并监督实施;

② 与同级卫生行政部门联合组织开展本行政区域内发生的影响较大的药品群体不良事件的调查和处理,并发布相关信息;

③ 对已确认发生严重药品不良反应或者药品群体不良事件的药品依法采取紧急控制措施,作出行政处理决定,并向社会公布;

④ 通报本行政区域内药品不良反应报告和监测情况;

⑤ 组织检查本行政区域内药品生产、经营企业的药品不良反应报告和监测工作的开展情况,并与同级卫生行政部门联合组织检查本行政区域内医疗机构的药品不良反应报告和监测工作的开展情况;

⑥ 组织开展本行政区域内药品不良反应报告和监测的宣传、培训工作。

（3）设区的市级、县级药品监督管理部门负责本行政区域内药品不良反应报告和监测的管理工作;与同级卫生行政部门联合组织开展本行政区域内发生的药品群体不良事件的调查,并采取必要控制措施;组

织开展本行政区域内药品不良反应报告和监测的宣传、培训工作。

（4）县级以上卫生行政部门应当加强对医疗机构临床用药的监督管理,在职责范围内依法对已确认的严重药品不良反应或者药品群体不良事件采取相关的紧急控制措施。

（二）专业机构及其职责

（1）国家药品不良反应监测中心负责全国药品不良反应报告和监测的技术工作,并履行以下主要职责:

① 承担国家药品不良反应报告和监测资料的收集、评价、反馈和上报,以及全国药品不良反应监测信息网络的建设和维护;

② 制定药品不良反应报告和监测的技术标准和规范,对地方各级药品不良反应监测机构进行技术指导;

③ 组织开展严重药品不良反应的调查和评价,协助有关部门开展药品群体不良事件的调查;

④ 发布药品不良反应警示信息;

⑤ 承担药品不良反应报告和监测的宣传、培训、研究和国际交流工作。

（2）省级药品不良反应监测机构负责本行政区域内的药品不良反应报告和监测的技术工作,并履行以下主要职责:

① 承担本行政区域内药品不良反应报告和监测资料的收集、评价、反馈和上报,以及药品不良反应监测信息网络的维护和管理;

② 对设区的市级、县级药品不良反应监测机构进行技术指导;

③ 组织开展本行政区域内严重药品不良反应的调查和评价,协助有关部门开展药品群体不良事件的调查;

④ 组织开展本行政区域内药品不良反应报告和监测的宣传、培训工作。

（3）设区的市级、县级药品不良反应监测机构负责本行政区域内药品不良反应报告和监测资料的收集、核实、评价、反馈和上报;开展本行政区域内严重药品不良反应的调查和评价;协助有关部门开展药品群体不良事件的调查;承担药品不良反应报告和监测的宣传、培训等工作。

（三）药品生产、经营企业和医疗机构的职责

药品生产、经营企业和医疗机构应当建立药品不良反应报告和监测管理制度。药品生产企业应当设立专门机构并配备专职人员,药品经营企业和医疗机构应当设立或者指定机构并配备专(兼)职人员,承担本单位的药品不良反应报告和监测工作。

二、药品不良反应报告和监测管理办法的相关规定

（一）药品不良反应报告与处置

根据《药品不良反应报告和监测管理办法》规定:"药品生产企业(包括进口药品的境外制药厂商)、药品经营企业、医疗机构应当按照规定报告所发现的药品不良反应。国家鼓励公民、法人和其他组织报告药品不良反应。"

1. 基本要求

（1）药品生产、经营企业和医疗机构:①获知或者发现可能与用药有关的不良反应,应当通过国家药品不良反应监测信息网络报告;不具备在线报告条件的,应当通过纸质报表报所在地药品不良反应监测机构,由所在地药品不良反应监测机构代为在线报告。报告内容应当真实、完整、准确。②配合药品监督管理部门、卫生行政部门和药品不良反应监测机构对药品不良反应或者群体不良事件的调查,并提供调查所需的资料。③建立并保存药品不良反应报告和监测档案。

（2）各级药品不良反应监测机构应当对本行政区域内的药品不良反应报告和监测资料进行评价和管理。

根据《药品不良反应报告和监测管理办法》规定,药店药师发现可疑药品不良反应应如何报告?

2. 报告程序及要求

（1）个人发现新的或者严重的药品不良反应,可以向经治医师报告,也可以向药品生产、经营企业或者当地的药品不良反应监测机构报告,必要时提供相关的病历资料。

（2）药品生产、经营企业和医疗机构:①应当主动收集药品不良反应,获知或者发现药品不良反应后应当详细记录、分析和处理,填写《药品不良反应/事件报告表》并报告;②个例药品不良反应报告程序详见图 20-1;③当获知或者发现药品群体不良事件后,应当立即通过电话或者传真等方式报所在地的县级药品监督管理部门、卫生行政部门和药品不良反应监测机构,必要时可以越级报告;同时填写《药品群体不良事件基本信息表》,对每一病例还应当及时填写《药品不良反应/事件报告表》,通过国家药品不良反应监测信息网络报告。

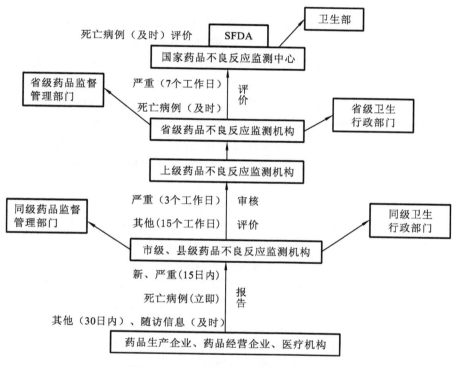

图 20-1 个例药品不良反应报告程序

（3）药品生产企业:①应当对获知的死亡病例进行调查,详细了解死亡病例的基本信息、药品使用情况、不良反应发生及诊治情况等,并在 15 日内完成调查报告,报药品生产企业所在地的省级药品不良反应监测机构。②获知药品群体不良事件后应当立即开展调查,详细了解药品群体不良事件的发生、药品使用、患者诊治以及药品生产、储存、流通、既往类似不良事件等情况,在 7 日内完成调查报告,报所在地省级药品监督管理部门和药品不良反应监测机构;同时迅速开展自查,分析事件发生的原因,必要时应当暂停生产、销售、使用和召回相关药品,并报所在地省级药品监督管理部门。③对进口药品和国产药品在境外发生的严重药品不良反应(包括自发报告系统收集的、上市后临床研究发现的、文献报道的),应当填写《境外发生的药品不良反应/事件报告表》,自获知之日起 30 日内报送国家药品不良反应监测中心。国家药品不良反应监测中心要求提供原始报表及相关信息的,药品生产企业应当在 5 日内提交。④对进口药品和国产药品在境外因药品不良反应被暂停销售、使用或者撤市的,应当在获知后 24 h 内书面报国家食品药品监督管理局和国家药品不良反应监测中心。⑤应当对本企业生产药品的不良反应报告和监测资料进行定期汇总分析,汇总国内外安全性信息,进行风险和效益评估,撰写定期安全性更新报告。定期安全性更新报告的汇总时间以取得药品批准证明文件的日期为起点计,上报日期应当在汇总数据截止日期后 60 日内。国产药品的定期安全性更新报告向药品生产企业所在地省级药品不良反应监测机构提交。进口药品(包括进口分包装药品)的定期安全性更新报告向国家药品不良反应监测中心提交。

（4）药品经营企业:发现药品群体不良事件应当立即告知药品生产企业,同时迅速开展自查,必要时应当暂停药品的销售,并协助药品生产企业采取相关控制措施。

(5)医疗机构:发现药品群体不良事件后应当积极救治患者,迅速开展临床调查,分析事件发生的原因,必要时可采取暂停药品的使用等紧急措施。

(6)药品监督管理部门:可以采取暂停生产、销售、使用或者召回药品等控制措施。

(7)卫生行政部门:应当采取措施积极组织救治患者。

(8)设区的市级、县级药品不良反应监测机构:①应当对收到的药品不良反应报告的真实性、完整性和准确性进行审核;②获知药品群体不良事件后,应当立即与同级卫生行政部门联合组织开展现场调查,并及时将调查结果逐级报至省级药品监督管理部门和卫生行政部门。

(9)省级药品不良反应监测机构:①获知药品群体不良事件后,与同级卫生行政部门联合对设区的市级、县级的调查进行督促、指导,对药品群体不良事件进行分析、评价,对本行政区域内发生的影响较大的药品群体不良事件,还应当组织现场调查,评价和调查结果应当及时报国家食品药品监督管理总局和卫生部;②应当对收到的定期安全性更新报告进行汇总、分析和评价,于每年4月1日前将上一年度定期安全性更新报告统计情况和分析评价结果报省级药品监督管理部门和国家药品不良反应监测中心。

(10)国家药品不良反应监测中心:①对全国范围内影响较大并造成严重后果的药品群体不良事件,应当与卫生部联合开展相关调查工作;②应当对收到的进口药品和国产药品在境外发生药品不良反应报告进行分析、评价,每半年向国家食品药品监督管理总局和卫生部报告,发现提示药品可能存在安全隐患的信息应当及时报告;③应当对收到的定期安全性更新报告进行汇总、分析和评价,于每年7月1日前将上一年度国产药品和进口药品的定期安全性更新报告统计情况和分析评价结果报国家食品药品监督管理局和卫生部。

3. 报告范围

(1)新药:①新药监测期内的国产药品应当报告该药品的所有不良反应;其他国产药品,报告新的和严重的不良反应。设立新药监测期的国产药品,应当自取得批准证明文件之日起每满1年提交一次定期安全性更新报告,直至首次再注册,之后每5年报告一次;其他国产药品,每5年报告一次。国产药品的定期安全性更新报告向药品生产企业所在地省级药品不良反应监测机构提交。②设立新药监测期的国产药品,应当自取得批准证明文件之日起每满1年提交一次定期安全性更新报告,直至首次再注册,之后每5年报告一次;其他国产药品,每5年报告一次。

(2)进口药品:①自首次获准进口之日起5年内,报告该进口药品的所有不良反应;满5年的,报告新的和严重的不良反应。首次进口的药品,自取得进口药品批准证明文件之日起每满一年提交一次定期安全性更新报告,直至首次再注册,之后每5年报告一次。进口药品(包括进口分包装药品)的定期安全性更新报告向国家药品不良反应监测中心提交。②首次进口的药品,自取得进口药品批准证明文件之日起每满一年提交一次定期安全性更新报告,直至首次再注册,之后每5年报告一次。

(二)重点监测

1. 药品生产企业 应当经常考察本企业生产药品的安全性,对新药监测期内的药品和首次进口5年内的药品,应当开展重点监测,并按要求对监测数据进行汇总、分析、评价和报告;对本企业生产的其他药品,应当根据安全性情况主动开展重点监测。

2. 省级以上药品监督管理部门 根据药品临床使用和不良反应监测情况,可以要求药品生产企业对特定药品进行重点监测;必要时,也可以直接组织药品不良反应监测机构、医疗机构和科研单位开展药品重点监测。可以联合同级卫生行政部门指定医疗机构作为监测点,承担药品重点监测工作。

3. 省级以上药品不良反应监测机构 负责对药品生产企业开展的重点监测进行监督、检查,并对监测报告进行技术评价。

> ▐ **知识链接** ▐
>
> 药品重点监测:是指为进一步了解药品的临床使用和不良反应发生情况,研究不良反应的发生特征、严重程度、发生率等,开展的药品安全性监测活动。

（三）评价与控制

（1）对药品生产企业的要求：对收集到的药品不良反应报告和监测资料进行分析、评价，并主动开展药品安全性研究。对已确认发生严重不良反应的药品，应当通过各种有效途径将药品不良反应、合理用药信息及时告知医务人员、患者和公众；采取修改标签和说明书，暂停生产、销售、使用和召回等措施，减少和防止药品不良反应的重复发生。对不良反应大的药品，应当主动申请注销其批准证明文件。应当将药品安全性信息及采取的措施报所在地省级药品监督管理部门和国家食品药品监督管理总局。

（2）对药品经营企业和医疗机构的要求：应当对收集到的药品不良反应报告和监测资料进行分析和评价，并采取有效措施减少和防止药品不良反应的重复发生。

（3）对药品不良反应监测机构的要求：省级药品不良反应监测机构应当每季度对收到的药品不良反应报告进行综合分析，提取需要关注的安全性信息，并进行评价，提出风险管理建议，及时报省级药品监督管理部门、卫生行政部门和国家药品不良反应监测中心。省级以上药品不良反应监测机构根据分析评价工作需要，可以要求药品生产、经营企业和医疗机构提供相关资料，相关单位应当积极配合。国家药品不良反应监测中心应当每季度对收到的严重药品不良反应报告进行综合分析，提取需要关注的安全性信息，并进行评价，提出风险管理建议，及时报国家食品药品监督管理总局和卫生部。

（4）对药品监督管理部门的要求：省级药品监督管理部门根据分析评价结果，可以采取暂停生产、销售、使用和召回药品等措施，并监督检查，同时将采取的措施通报同级卫生行政部门。国家食品药品监督管理局根据药品分析评价结果，可以要求企业开展药品安全性、有效性相关研究。必要时，应当采取责令修改药品说明书，暂停生产、销售、使用和召回药品等措施，对不良反应大的药品，应当撤销药品批准证明文件，并将有关措施及时通报卫生部。

（四）信息管理

1）各级药品不良反应监测机构应当对收到的药品不良反应报告和监测资料进行统计和分析，并以适当形式反馈。

2）国家药品不良反应监测中心应当根据对药品不良反应报告和监测资料的综合分析和评价结果，及时发布药品不良反应警示信息。

3）省级以上药品监督管理部门应当定期发布药品不良反应报告和监测情况。

4）下列信息由国家食品药品监督管理总局和卫生部统一发布：

（1）影响较大并造成严重后果的药品群体不良事件；

（2）其他重要的药品不良反应信息和认为需要统一发布的信息。

前款规定统一发布的信息，国家食品药品监督管理总局和卫生部也可以授权省级药品监督管理部门和卫生行政部门发布。

5）在药品不良反应报告和监测过程中获取的商业秘密、个人隐私、患者和报告者信息应当予以保密。

6）鼓励医疗机构、药品生产企业、药品经营企业之间共享药品不良反应信息。

7）药品不良反应报告的内容和统计资料是加强药品监督管理、指导合理用药的依据。

（五）处罚

1）药品生产企业有下列情形之一的，由所在地药品监督管理部门给予警告，责令限期改正，可以并处五千元以上三万元以下的罚款：

（1）未按照规定建立药品不良反应报告和监测管理制度，或者无专门机构、专职人员负责本单位药品不良反应报告和监测工作的；

（2）未建立和保存药品不良反应监测档案的；

（3）未按照要求开展药品不良反应或者群体不良事件报告、调查、评价和处理的；

（4）未按照要求提交定期安全性更新报告的；

（5）未按照要求开展重点监测的；

（6）不配合严重药品不良反应或者群体不良事件相关调查工作的；

（7）其他违反本办法规定的。

药品生产企业有前款规定第(4)项、第(5)项情形之一的,按照《药品注册管理办法》的规定对相应药品不予再注册。

　　2) 药品经营企业有下列情形之一的,由所在地药品监督管理部门给予警告,责令限期改正;逾期不改的,处三万元以下的罚款:

　　(1) 无专职或者兼职人员负责本单位药品不良反应监测工作的;

　　(2) 未按照要求开展药品不良反应或者群体不良事件报告、调查、评价和处理的;

　　(3) 不配合严重药品不良反应或者群体不良事件相关调查工作的。

　　3) 医疗机构有下列情形之一的,由所在地卫生行政部门给予警告,责令限期改正;逾期不改的,处三万元以下的罚款。情节严重并造成严重后果的,由所在地卫生行政部门对相关责任人给予行政处分:

　　(1) 无专职或者兼职人员负责本单位药品不良反应监测工作的;

　　(2) 未按照要求开展药品不良反应或者群体不良事件报告、调查、评价和处理的;

　　(3) 不配合严重药品不良反应和群体不良事件相关调查工作的。

　　药品监督管理部门发现医疗机构有前款规定行为之一的,应当移交同级卫生行政部门处理。卫生行政部门对医疗机构作出行政处罚决定的,应当及时通报同级药品监督管理部门。

　　4) 各级药品监督管理部门、卫生行政部门和药品不良反应监测机构及其有关工作人员在药品不良反应报告和监测管理工作中违反本办法,造成严重后果的,依照有关规定给予行政处分。

　　5) 药品生产、经营企业和医疗机构违反相关规定,给药品使用者造成损害的,依法承担赔偿责任。

学习小结

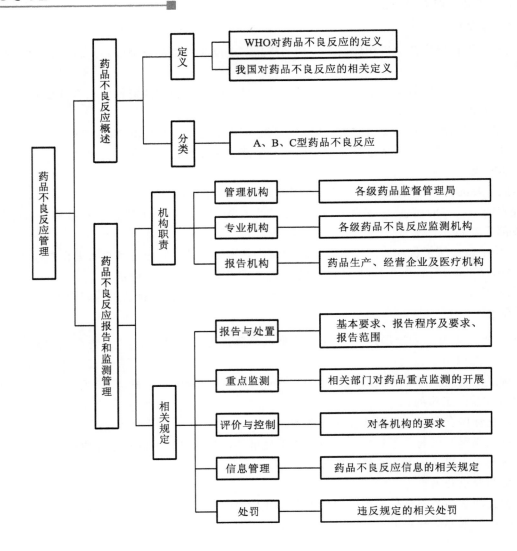

目标检测

一、最佳选择题(每题的备选项中,只有一个最佳答案)

1. 药品不良反应是指(   )。

A. 合格药品在正常用法用量下出现的与用药目的无关的有害反应

B. 不合格药品在正常用法用量下出现的与用药目的无关的有害反应

C. 合格药品在使用后出现的与用药目的无关的有害反应

D. 合格药品在正常用法用量下出现的与用药目的无关的或意外的有害反应

E. 不合格药品在使用后出现的与用药目的无关的或意外的有害反应

2. 药品不良反应报告内容应当(   )。

A. 真实、完整、详细   B. 详细、完整、准确   C. 可靠、完整、准确

D. 真实、完整、准确   E. 可靠、真实、详细

3. 药品生产、经营企业和医疗机构发现或者获知新的、严重的药品不良反应应当在(   )日内报告。

A. 5 日   B. 15 日   C. 30 日   D. 每季度   E. 每年

二、配伍选择题(每组题目对应同一组选项,备选可重复选用,也可不选用)

A. A 型药品不良反应   B. B 型药品不良反应

C. C 型药品不良反应   D. D 型药品不良反应

E. E 型药品不良反应

1. 根据药理作用的关系将药品不良反应进行分类,其中哪一类可以预测?(   )

2. 一般在长期用药后出现,潜伏期较长,没有明确的时间关系,难以预测(   )。

三、多选题(每题的备选项中,只有 2 个或 2 个以上正确答案,不得错选或少选)

下列情况属于严重药品不良反应的是(   )。

A. 致癌、致畸、致出生缺陷

B. 导致显著的或者永久的人体伤残或者器官功能的损伤

C. 肝功能异常

D. 导致住院或者住院时间延长

E. 导致其他重要医学事件

实训项目

药品不良反应报告过程演练

【实训目的】

通过了解实训单位的药品不良反应报告工作,使学生对药品不良反应的报告程序及相关要求加深理解,提高学生分析和解决实际工作问题的能力。

【实训方式】

课堂演练、课堂讨论

【实训内容】

要求学生按照《药品不良反应报告和监测管理办法》的具体要求,对药品不良反应报告过程中的问题加以分析。

【实训案例】

胞磷胆碱钠注射液再次出现药品不良反应

2014 年 11 月,安徽联谊药业股份有限公司生产的胞磷胆碱钠注射液(批号为 131228 和 131229)曾在

广西和河南出现多起药品不良反应,胞磷胆碱钠注射液临床主要用于治疗颅脑损伤和脑血管意外所导致的神经系统后遗症。患者用药后出现寒战、发热等症状。

【实训步骤】

1. 根据班级人数分组,选出一人担任小组长。

2. 以小组为单位课前对本案例进行资料收集和讨论。

3. 由组长根据讨论结果进行演练角色的任务分配。要求学生完成对药品不良反应的确认、明确相关部门职责、药品不良反应的报告、药品不良反应的监测、药品不良反应的处理等各项工作。

4. 各小组分别进行药品不良反应报告过程演练。

5. 各小组演练完毕后派一名成员进行小结发言。

6. 指导老师根据发言情况进行课堂总结。

7. 学生将案例资料和讨论结果进行归纳整理,并写出书面分析报告。

8. 指导老师根据演练、发言及分析报告情况给出实训考核成绩。

9. 撰写实训调研报告,具体要求如下:

(1) 字数1000字以上。

(2) 对实训单位的药品不良反应报告情况进行分析。

(3) 提出存在的问题及解决措施。

(钱俊轩)

学习项目二十一　药品召回管理

学习任务一　药品召回管理基本知识

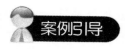 案例引导

生脉注射液药品召回

　　2014年11月27日,吉林省集安益盛药业股份有限公司接到吉林省食品药品监督管理局、通化市食品药品监督管理局的通知。公司生产的生产批号为14031701的生脉注射液,在广东省出现10例药品不良反应事件,经广东省食品药品检验所检验,该批药品热原不合格。公司知悉上述情况后,迅速启动应急处理程序,对该批药品进行紧急召回。益盛药业成立了由公司质量管理部、生产部、工艺技术部等相关部门组成的调查小组,对该批药品的供应商资质、原辅料使用情况、生产过程监控情况、批生产记录、批检验记录、留样观察情况、仓储及发运等各环节进行回顾分析,逐一排查原因。

　　思考:1. 谁是此次药品召回的主体?

　　　　　2. 按照我国《药品召回管理办法》的相关规定,药品召回应如何组织实施?

　　药品是一种关系到人民身体健康和生命安全的特殊商品。从我国近年的"欣弗"、"齐二药"、"甲氨蝶

吟"等恶性事件之后,促使人们更加关注药品安全问题,建立药品召回制度的呼声也日益强烈。为加强药品安全监管,保障公众用药安全,2007 年 12 月 10 日,备受关注的《药品召回管理办法》(下简称《办法》)正式由国家食品药品监督管理局公布实施,这标志着我国药品召回制度的正式建立。药品召回制度是减少存在安全隐患药品对公众用药安全造成危害的一种行之有效的手段,美国、日本、加拿大等许多国家和地区已经建立并成功实施,中国首部药品召回法规的颁布实施不仅实现了与国际接轨,对中国医药企业的发展和市场规范也将起深远的影响。

一、药品召回的定义

1. 美国药品召回定义及强制召回情形 美国是全球最早诞生产品召回制度的国家,也是至今世界上实际运用产品召回措施最频繁的国家。1966 年美国国会通过的《国家交通及机动车安全法》在全球开创了产品召回制度的先河。此后,这一制度在美国又逐步扩大到与人体安全健康有关的众多产品。

(1)美国药品召回的定义:指公司对市场销售产品的撤回或更正,该产品属于违反了现行法律。召回不包括正常库存周转、调整修理(非违法)的市场撤出或未上市销售的库存回收。

(2)强制召回情形:美国《食品药品化妆品法》、《国家儿童疫苗伤害法》、《联邦法典》(第 21 章第 1270 部)分别规定:①对医疗器械引起严重的健康不良后果致死时;②生物制品对公众健康具有实际的或可能的危害;③植入类医疗器械可能传播病毒时,FDA 有权实施强制性召回。

2. 我国药品召回的定义 根据我国《药品召回管理办法》规定,药品召回是指药品生产企业(包括进口药品的境外制药厂商)按照规定的程序收回已上市销售的存在安全隐患的药品。这里的安全隐患是指由于研发、生产等原因可能使药品具有的危及人体健康和生命安全的不合理危险。已经确认为假药劣药的,不适用召回程序。

根据药品安全隐患的严重程度,药品召回可分为不同的等级,如一级召回、二级召回等。安全隐患越严重,级别越高。不同等级的药品召回要求的召回时间有所不同,级别越高,要求药品在越短的时间内召回。

大多数的药品召回是由于生产原因使该药品的某些批次出现质量问题而召回,其他批次的合格药品的整体风险效益不受影响。当药品暂停生产、销售和使用或者撤市时,药品生产企业通常也需要召回相关的药品。

根据《药品召回管理办法》规定,为什么已确认为假药劣药的不适合用召回程序?

二、药品召回责任划分

1. 药品生产企业的责任 按《药品召回管理办法》规定,药品生产企业是药品召回的主体,应履行以下责任:①应建立和完善药品召回制度,收集药品安全的相关信息,对可能具有安全隐患的药品进行调查、评估,召回存在安全隐患的药品;②应当建立和保存完整的购销记录,保证销售药品的可溯源性;③进口药品的境外制药厂商与境内药品生产企业一样是药品召回的责任主体,履行相同的义务。进口药品的境外制药厂商在境外实施药品召回的,应当及时报告国家食品药品监督管理总局;在境内进行召回的,由进口单位按照本办法的规定负责具体实施。

2. 药品经营企业及使用单位的责任 ①发现其经营、使用的药品存在安全隐患的,应当立即停止销售或者使用该药品,通知药品生产企业或者供货商,并向药品监督管理部门报告;②应当协助药品生产企业履行召回义务,按照召回计划的要求及时传达、反馈药品召回信息,控制和收回存在安全隐患的药品;③应当建立和保存完整的购销记录,保证销售药品的可溯源性。

3. 各级药品监督管理部门的责任 ①国家食品药品监督管理总局监督全国药品召回的管理工作;②召回药品的生产企业所在地省、自治区、直辖市药品监督管理部门负责药品召回的监督管理工作,其他省、自治区、直辖市药品监督管理部门应当配合、协助做好药品召回的有关工作;③国家食品药品监督管理总局和省、自治区、直辖市药品监督管理部门应当建立药品召回信息公开制度,采用有效途径向社会公布存在安全隐患的药品信息和药品召回的情况。

三、药品安全隐患的调查与评估

（一）药品安全隐患的调查与评估的主体

（1）药品生产企业应当建立健全药品质量保证体系和药品不良反应监测系统，收集、记录药品的质量问题与药品不良反应信息，并按规定及时向药品监督管理部门报告。

（2）药品生产企业应当对药品可能存在的安全隐患进行调查。药品监督管理部门对药品可能存在的安全隐患开展调查时，药品生产企业应当予以协助。

（3）药品经营企业、使用单位应当配合药品生产企业或者药品监督管理部门开展有关药品安全隐患的调查，提供有关资料。

（二）药品安全隐患调查的内容

药品安全隐患调查的内容应当根据实际情况确定，可以包括：

（1）已发生药品不良事件的种类、范围及原因。

（2）药品使用是否符合药品说明书、标签规定的适应证、用法用量的要求。

（3）药品质量是否符合国家标准，药品生产过程是否符合 GMP 等规定，药品生产与批准的工艺是否一致。

（4）药品储存、运输是否符合要求。

（5）药品主要使用人群的构成及比例。

（6）可能存在安全隐患的药品批次、数量及流通区域和范围。

（7）其他可能影响药品安全的因素。

（三）药品安全隐患评估的主要内容

（1）该药品引发危害的可能性，以及是否已经对人体健康造成了危害。

（2）对主要使用人群的危害影响。

（3）对特殊人群，尤其是高危人群的危害影响，如老年、儿童、孕妇、肝肾功能不全者、外科病人等。

（4）危害的严重与紧急程度。

（5）危害导致的后果。

四、药品召回分类

（一）主动召回

1. 主动召回情形

（1）当药品生产企业发现药品存在安全隐患，应采取主动召回，根据《药品召回管理办法》，药品生产企业应当对收集的信息进行分析，对可能存在安全隐患的药品应按要求进行调查评估。

（2）进口药品的境外制药厂商在境外实施药品召回的，应当及时报告国家食品药品监督管理总局；在境内进行召回的，由进口单位按《药品召回管理办法》的规定负责具体实施。

2. 调查评估报告应当包括以下内容 ①召回药品的具体情况，包括名称、批次等基本信息；②实施召回的原因；③调查评估结果；④召回分级。

3. 召回计划应当包括以下内容 ①药品生产销售情况及拟召回的数量；②召回措施的具体内容，包括实施的组织、范围和时限等；③召回信息的公布途径与范围；④召回的预期效果；⑤药品召回后的处理措施；⑥联系人的姓名及联系方式。

4. 主动召回的评价 药品生产企业在召回完成后，应当对召回效果进行评价，向所在地省、自治区、直辖市药品监督管理部门提交药品召回总结报告。省、自治区、直辖市药品监督管理部门应当自收到总结报告之日起 10 日内对报告进行审查，并对召回效果进行评价，必要时组织专家进行审查和评价。审查和评价结论应当以书面形式通知药品生产企业。

经过审查和评价,认为召回不彻底或者需要采取更为有效的措施的,药品监督管理部门应当要求药品生产企业重新召回或者扩大召回范围。

5. 药品召回程序 如图 21-1 所示。

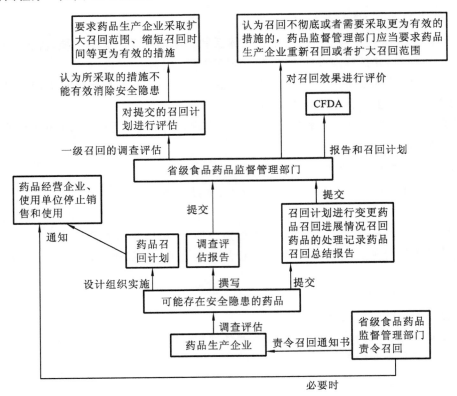

图 21-1 药品召回程序图

6. 药品召回级别及相关时限规定 如表 21-1 所示。

表 21-1 药品召回级别及相关时限规定

分级　　　　时限	一 级 召 回	二 级 召 回	三 级 召 回
定义	使用该药品可能引起严重健康危害的	使用该药品可能引起暂时的或者可逆的健康危害的	使用该药品一般不会引起健康危害,但由于其他原因需要收回的
通知停止销售和使用时限	24 h 内	48 h 内	72 h 内
向所在地省级药品监督管理部门提交报告和计划时限	1 日内	3 日内	7 日内
报告药品召回进展时限	每日	每 3 日	每 7 日
省级药品监督管理部门收到总结报告进行审查时限	10 日内		

(二) 责令召回

(1) 责令召回的定义责令召回是指药品监督管理部门经过调查评估,认为存在安全隐患,药品生产企业应当召回药品而未主动召回的,应当责令药品生产企业召回药品。必要时,药品监督管理部门可以要求药品生产企业、经营企业和使用单位立即停止销售和使用该药品。

(2) 责令召回的组织实施 药品监督管理部门作出责令召回决定,应当将责令召回通知书送达药品生产企业,通知书包括以下内容:①召回药品的具体情况,包括名称、批次等基本信息;②实施召回的原因;③调查评估结果;④召回要求,包括范围和时限等。

药品生产企业在收到责令召回通知书后,应当按规定通知药品经营企业和使用单位,制定、提交召回计划,并组织实施;药品生产企业应按照规定向药品监督管理部门报告药品召回的相关情况,进行召回药品的后续处理。

学习任务二 药品召回的法律责任

为鼓励企业主动召回存在安全隐患的药品,《药品召回管理办法》依据《行政处罚法》的规定,增加了对积极履行召回义务的企业减免处罚的条款,违法行为轻微并及时纠正,没有造成危害后果的,不予处罚。但不免除其依法应当承担的其他法律责任。并对药品生产、经营企业和使用单位以及药品管理部门的违法行为均作了规定。

一、药品生产企业违法的相关规定

药品生产企业发现药品存在安全隐患而不主动召回药品的,责令召回药品,药品生产企业责令召回而拒绝召回药品的,并处应召回药品货值金额 3 倍的罚款;造成严重后果的,由原发证部门撤销药品批准证明文件,直至吊销《药品生产许可证》。详见表 21-2。

表 21-2 药品生产企业违法行为及法律责任

违 法 行 为	法 律 责 任
1.药品生产企业发现药品存在安全隐患而不主动召回药品的 2.药品生产企业责令召回而拒绝召回药品的	1.责令召回药品,并处应召回药品货值金额 3 倍的罚款 2.造成严重后果的,由原发证部门撤销药品批准证明文件,直至吊销《药品生产许可证》
1.药品生产企业未在规定时间内通知药品经营企业、使用单位停止销售和使用需召回药品的 2.药品生产企业未按照药品监督管理部门要求采取改正措施或者召回药品的 3.药品生产企业未按规定销毁药品的	予以警告,责令限期改正,并处 3 万元以下罚款
1.未按本办法规定建立药品召回制度、药品质量保证体系与药品不良反应监测系统的 2.拒绝协助药品监督管理部门开展调查的 3.未按照本办法规定提交药品召回的调查评估报告和召回计划、药品召回进展情况和总结报告的 4.变更召回计划,未报药品监督管理部门备案的	1.予以警告,责令限期改正 2.逾期未改正的,处 2 万元以下罚款

二、药品经营和使用单位违法的相关规定

详见表 21-3。

表 21-3 药品经营和使用单位违法行为及法律责任

违 法 行 为	法 律 责 任
药品经营企业、使用单位发现其经营、使用的药品存在安全隐患: 1.未立即停止销售或者使用该药品 2.未通知药品生产企业或者供货商 3.未向药品监督管理部门报告	1.责令停止销售和使用,并处 1000 元以上 5 万元以下罚款 2.造成严重后果的,由原发证部门吊销《药品经营许可证》或者其他许可证
药品经营企业、使用单位拒绝配合药品生产企业或者药品监督管理部门开展有关药品安全隐患调查、拒绝协助药品生产企业召回药品的	予以警告,责令改正,可以并处 2 万元以下罚款

三、药品监督管理部门的法律责任

（1）药品监督管理部门确认药品生产企业因违反法律、法规、规章规定造成上市药品存在安全隐患，依法应当给予行政处罚，但该企业已经采取召回措施主动消除或者减轻危害后果的，依照《行政处罚法》的规定从轻或者减轻处罚；违法行为轻微并及时纠正，没有造成危害后果的，不予处罚。

（2）药品监督管理部门及其工作人员不履行职责或者滥用职权的，按照有关法律、法规规定予以处理。

▌ **知识拓展** ▌

《药品管理法》相关法律责任

第九十九条　药品监督管理人员滥用职权、徇私舞弊、玩忽职守，构成犯罪的，依法追究刑事责任；尚不构成犯罪的，依法给予行政处分。

学习小结

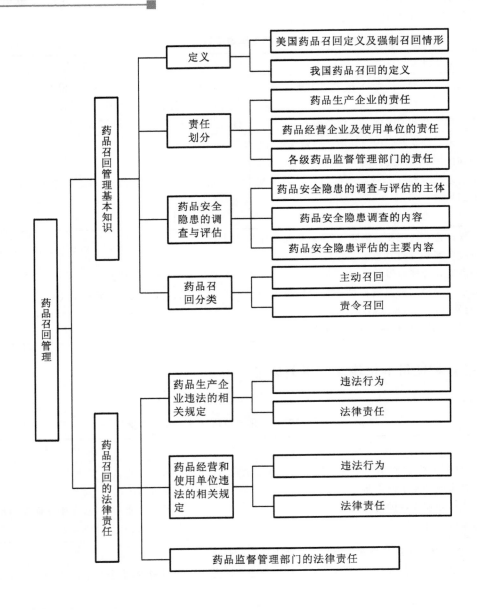

■目标检测

一、最佳选择题（每题的备选项中，只有一个最佳答案）

1.《药品召回管理办法》始终贯穿了（ ）是药品安全第一责任人的思想。
A. 药品科研机构 　　　　　　 B. 药品生产企业 　　　　　　 C. 药品经营企业
D. 药品使用单位 　　　　　　 E. 药品监督管理部门

2. 根据药品安全隐患的严重程度，药品召回分为（ ）级。
A. 一级 　　 B. 二级 　　 C. 三级 　　 D. 四级 　　 E. 五级

3. 使用该药品可能引起暂时的或者可逆的健康危害的属于（ ）。
A. 一级 　　 B. 二级 　　 C. 三级 　　 D. 四级 　　 E. 五级

4. 药品一级召回应该在（ ）通知停止销售和使用。
A. 12 h 内 　　 B. 24 h 内 　　 C. 48 h 内 　　 D. 36 h 内 　　 E. 72 h 内

二、配伍选择题（每组题目对应同一组选项，备选可重复选用，也可不选用）

A. 药品生产企业 　　　　　　 B. 药品批发企业 　　　　　　 C. 医疗机构
D. 药品零售企业 　　　　　　 E. 药品监督管理部门

1. 作出责令召回决定的是（ ）。
2. 作出主动召回决定的是（ ）。

A. 1 日内 　　 B. 2 日内 　　 C. 3 日内 　　 D. 5 日内 　　 E. 7 日内

根据《药品召回管理办法》药品生产企业在启动药品召回后，应将调查评估报告和召回计划提交所在地省级药品监督管理部门备案的时限如下。

3. 一级召回时间在（ ）。
4. 二级召回时间在（ ）。
5. 三级召回时间在（ ）。

三、多选题（每题的备选项中，只有 2 个或 2 个以上正确答案，不得错选或少选）

药品经营企业、使用单位发现经营、使用的药品存在安全隐患的违法行为有哪些？（ ）
A. 未立即停止销售 　　　　　　　　　　 B. 未立即停止使用该药品
C. 未通知药品生产企业 　　　　　　　　 D. 未通知供货商
E. 未向药品监督管理部门报告

■实训项目

药品召回过程演练

【实训目的】

通过课堂药品召回过程演练，要求学生掌握有关药品召回管理的法律法规，提高学生运用所学知识分析问题和解决问题的能力，并说出自己的见解。

【实训方式】

课堂演练、课堂讨论

【实训内容】

要求学生运用药品召回管理的理论知识，对以下案例进行分析、演练及课堂讨论。

【实训案例】

丹麦利奥制药有限公司主动召回注射用夫西地酸钠

夫西地酸钠（立思丁）主要用于治疗由各种敏感细菌，尤其是葡萄球菌引起的各种感染，如骨髓炎、败血症、心内膜炎,反复感染的囊性纤维化、肺炎、皮肤及软组织感染,外科及创伤性感染等。国家食品药品监督管理局收到英维达国际贸易(上海)有限公司报告,丹麦利奥制药有限公司委托英维达国际贸易(上海)有限公司主动召回在中国市场上所有批次的注射用夫西地酸钠(商品名:立思丁)。目前,尚未有由此质量投诉事件引起的药品不良事件,丹麦利奥制药有限公司已在全球对该产品实施召回。

【实训步骤】

1. 根据班级人数分组,选出一人担任小组长。

2. 以小组为单位课前对本案例进行资料收集和讨论。

3. 由组长根据讨论结果进行演练角色的任务分配。要求学生完成对药品召回的类型及级别进行确认、制定药品召回计划、"模拟召回通知"收到时间的确认、向客户发出通知、相关入库和销售记录的整理反馈、对外新闻稿的起草、模拟召回产品的赔偿方案的制订、全部拟召回产品信息的确认和反馈、召回总结报告等各项工作。

4. 各小组分别进行药品召回过程演练。

5. 各小组演练完毕后派一名成员对药品召回管理进行小结发言。

6. 指导老师根据发言情况进行课堂总结。

7. 学生将案例资料和讨论结果进行归纳整理,并写出书面分析报告。

8. 指导老师根据演练、发言及分析报告情况给出实训考核成绩。

(熊 慧)

附 录

 附表一　麻醉药品品种目录(2013年版)

序号	中 文 名	英 文 名	备 注
1	醋托啡	Acetorphine	
2	乙酰阿法甲基芬太尼	Acetyl-alpha-methylfentanyl	
3	醋美沙多	Acetylmethadol	
4	阿芬太尼	Alfentanil	
5	烯丙罗定	Allylprodine	
6	阿醋美沙多	Alphacetylmethadol	
7	阿法美罗定	Alphameprodine	
8	阿法美沙多	Alphamethadol	
9	阿法甲基芬太尼	Alpha-methylfentanyl	
10	阿法甲基硫代芬太尼	Alpha-methylthiofentanyl	
11	阿法罗定	Alphaprodine	
12	阿尼利定	Anileridine	
13	苄替啶	Benzethidine	
14	苄吗啡	Benzylmorphine	
15	倍醋美沙多	Betacetylmethadol	
16	倍他羟基芬太尼	Beta-hydroxyfentanyl	
17	倍他羟基-3-甲基芬太尼	Beta-hydroxy-3-methylfentanyl	
18	倍他美罗定	Betameprodine	
19	倍他美沙多	Betamethadol	
20	倍他罗定	Betaprodine	
21	贝齐米特	Bezitramide	
22	大麻和大麻树脂与大麻浸膏和酊	Cannabis and Cannabis Resin and Extracts and Tinctures of Cannabis	
23	氯尼他秦	Clonitazene	
24	古柯叶	Coca Leaf	
25	可卡因*	Cocaine	
26	可多克辛	Codoxime	

序号	中 文 名	英 文 名	备 注
27	罂粟浓缩物 *	Concentrate of Poppy Straw	包括罂粟果提取物 *，罂粟果提取物粉 *
28	地索吗啡	Desomorphine	
29	右吗拉胺	Dextromoramide	
30	地恩丙胺	Diampromide	
31	二乙噻丁	Diethylthiambutene	
32	地芬诺辛	Difenoxin	
33	二氢埃托啡 *	Dihydroetorphine	
34	双氢吗啡	Dihydromorphine	
35	地美沙多	Dimenoxadol	
36	地美庚醇	Dimepheptanol	
37	二甲噻丁	Dimethylthiambutene	
38	吗苯丁酯	Dioxaphetyl Butyrate	
39	地芬诺酯 *	Diphenoxylate	
40	地匹哌酮	Dipipanone	
41	羟蒂巴酚	Drotebanol	
42	芽子碱	Ecgonine	
43	乙甲噻丁	Ethylmethylthiambutene	
44	依托尼秦	Etonitazene	
45	埃托啡	Etorphine	
46	依托利定	Etoxeridine	
47	芬太尼 *	Fentanyl	
48	呋替啶	Furethidine	
49	海洛因	Heroin	
50	氢可酮 *	Hydrocodone	
51	氢吗啡醇	Hydromorphinol	
52	氢吗啡酮 *	Hydromorphone	
53	羟哌替啶	Hydroxypethidine	
54	异美沙酮	Isomethadone	
55	凯托米酮	Ketobemidone	
56	左美沙芬	Levomethorphan	
57	左吗拉胺	Levomoramide	
58	左芬啡烷	Levophenacylmorphan	
59	左啡诺	Levorphanol	
60	美他佐辛	Metazocine	
61	美沙酮 *	Methadone	
62	美沙酮中间体	Methadone Intermediate	4-氰基-2-二甲氨基-4，4-二苯基丁烷
63	甲地索啡	Methyldesorphine	

续表

序号	中 文 名	英 文 名	备 注
64	甲二氢吗啡	Methyldihydromorphine	
65	3-甲基芬太尼	3-Methylfentanyl	
66	3-甲基硫代芬太尼	3-Methylthiofentanyl	
67	美托酮	Metopon	
68	吗拉胺中间体	Moramide Intermediate	2-甲基-3-吗啉基-1，1-二苯基丁酸
69	吗哌利定	Morpheridine	
70	吗啡*	Morphine	包括吗啡阿托品注射液*
71	吗啡甲溴化物	Morphine Methobromide	包括其他五价氮吗啡衍生物，特别包括吗啡-N-氧化物，其中一种是可待因-N-氧化物
72	吗啡-N-氧化物	Morphine-N-oxide	
73	1-甲基-4-苯基-4-哌啶丙酸酯	1-Methyl-4-phenyl-4-piperidinol propionate(ester)	MPPP
74	麦罗啡	Myrophine	
75	尼可吗啡	Nicomorphine	
76	诺美沙多	Noracymethadol	
77	去甲左啡诺	Norlevorphanol	
78	去甲美沙酮	Normethadone	
79	去甲吗啡	Normorphine	
80	诺匹哌酮	Norpipanone	
81	阿片*	Opium	包括复方樟脑酊*、阿桔片*
82	奥列巴文	Oripavine	
83	羟考酮*	Oxycodone	
84	羟吗啡酮	Oxymorphone	
85	对氟芬太尼	Para-fluorofentanyl	
86	哌替啶*	Pethidine	
87	哌替啶中间体 A	Pethidine Intermediate A	4-氰基-1-甲基-4-苯基哌啶
88	哌替啶中间体 B	Pethidine Intermediate B	4-苯基哌啶-4-羧酸乙酯
89	哌替啶中间体 C	Pethidine Intermediate C	1-甲基-4-苯基哌啶-4-羧酸
90	苯吗庚酮	Phenadoxone	
91	非那丙胺	Phenampromide	
92	非那佐辛	Phenazocine	
93	1-苯乙基-4-苯基-4-哌啶乙酸酯	1-Phenethyl-4-phenyl-4-piperidinol acetate(ester)	PEPAP
94	非诺啡烷	Phenomorphan	
95	苯哌利定	Phenoperidine	
96	匹米诺定	Piminodine	
97	哌腈米特	Piritramide	
98	普罗庚嗪	Proheptazine	

续表

序号	中 文 名	英 文 名	备 注
99	丙哌利定	Properidine	
100	消旋甲啡烷	Racemethorphan	
101	消旋吗拉胺	Racemoramide	
102	消旋啡烷	Racemorphan	
103	瑞芬太尼*	Remifentanil	
104	舒芬太尼*	Sufentanil	
105	醋氢可酮	Thebacon	
106	蒂巴因*	Thebaine	
107	硫代芬太尼	Thiofentanyl	
108	替利定	Tilidine	
109	三甲利定	Trimeperidine	
110	醋氢可待因	Acetyldihydrocodeine	
111	可待因*	Codeine	
112	右丙氧芬*	Dextropropoxyphene	
113	双氢可待因*	Dihydrocodeine	
114	乙基吗啡*	Ethylmorphine	
115	尼可待因	Nicocodine	
116	烟氢可待因	Nicodicodine	
117	去甲可待因	Norcodeine	
118	福尔可定*	Pholcodine	
119	丙吡兰	Propiram	
120	布桂嗪*	Bucinnazine	
121	罂粟壳*	Poppy Shell	

注：1. 上述品种包括其可能存在的盐和单方制剂(除非另有规定)。

2. 上述品种包括其可能存在的异构体、酯及醚(除非另有规定)。

3. 品种目录有 * 的麻醉药品为我国生产及使用的品种。

 # 附表二　精神药品品种目录(2013年版)

第一类

序号	中 文 名	英 文 名	备 注
1	布苯丙胺	Brolamfetamine	DOB
2	卡西酮	Cathinone	
3	二乙基色胺	3-[2-(Diethylamino)ethyl]indole	DET
4	二甲氧基安非他明	(±)-2,5-Dimethoxy-*alpha*-methyl-phenethylamine	DMA
5	(1,2-二甲基庚基)羟基四氢甲基二苯吡喃	3-(1,2-dimethylheptyl)-7,8,9,10-tetrahydro-6,6,9-trimethyl-6*H*dibenzo[*b*,*d*]pyran-1-ol	DMHP

续表

序号	中 文 名	英 文 名	备 注
6	二甲基色胺	3-[2-(Dimethylamino)ethyl]indole	DMT
7	二甲氧基乙基安非他明	(±)-4-ethyl-2,5-dimethoxy-α-methyl-phenethylamine	DOET
8	乙环利定	Eticyclidine	PCE
9	乙色胺	Etryptamine	
10	羟芬胺	(±)-N-[alpha-methyl-3,4-(methylenedioxy)phenethyl]hydroxylamine	N-hydroxy MDA
11	麦角二乙胺	(+)-Lysergide	LSD
12	乙芬胺	(±)-N-ethyl-alpha-methyl-3,4-(methylenedioxy)phenethylamine	N-ethyl MDA
13	二亚甲基双氧安非他明	(±)-N,alpha-dimethyl-3,4-(methylene-dioxy)phenethylamine	MDMA
14	麦司卡林	Mescaline	
15	甲卡西酮	Methcathinone	
16	甲米雷司	4-Methylaminorex	
17	甲羟芬胺	5-methoxy-α-methyl-3,4-(methylenedioxy)phenethylamine	MMDA
18	4-甲基硫基安非他明	4-Methylthioamfetamine	
19	六氢大麻酚	Parahexyl	
20	副甲氧基安非他明	P-methoxy-alpha-methylphenethylamine	PMA
21	赛洛新	Psilocine	
22	赛洛西宾	Psilocybine	
23	咯环利定	Rolicyclidine	PHP
24	二甲氧基甲苯异丙胺	2,5-Dimethoxy-*alpha*,4-dimethyl phenethylamine	STP
25	替苯丙胺	Tenamfetamine	MDA
26	替诺环定	Tenocyclidine	TCP
27	四氢大麻酚	Tetrahydrocannabinol	包括同分异构体及其立体化学变体
28	三甲氧基安非他明	(±)-3,4,5-Trimethoxy-alpha-methyl phenethylamine	TMA
29	苯丙胺	Amfetamine	
30	氨奈普汀	Amineptine	
31	2,5-二甲氧基-4-溴苯乙胺	4-Bromo-2,5-dimethoxyphenethylamine	2-CB
32	右苯丙胺	Dexamfetamine	
33	屈大麻酚	Dronabinol	δ-9-四氢大麻酚及其立体化学异构体
34	芬乙茶碱	Fenetylline	
35	左苯丙胺	Levamfetamine	
36	左甲苯丙胺	Levomethamfetamine	

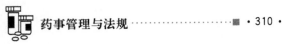

续表

序号	中 文 名	英 文 名	备 注
37	甲氯喹酮	Mecloqualone	
38	去氧麻黄碱	Metamfetamine	
39	去氧麻黄碱外消旋体	Metamfetamine Racemate	
40	甲喹酮	Methaqualone	
41	哌醋甲酯*	Methylphenidate	
42	苯环利定	Phencyclidine	PCP
43	芬美曲秦	Phenmetrazine	
44	司可巴比妥*	Secobarbital	
45	齐培丙醇	Zipeprol	
46	安非拉酮	Amfepramone	
47	苄基哌嗪	Benzylpiperazine	BZP
48	丁丙诺啡*	Buprenorphine	
49	1-丁基-3-(1-萘甲酰基)吲哚	1-Butyl-3-(1-naphthoyl)indole	JWH-073
50	恰特草	Catha edulis Forssk	Khat
51	2,5-二甲氧基-4-碘苯乙胺	2,5-Dimethoxy-4-iodophenethylamine	2C-I
52	2,5-二甲氧基苯乙胺	2,5-Dimethoxyphenethylamine	2C-H
53	二甲基安非他明	Dimethylamfetamine	
54	依他喹酮	Etaqualone	
55	[1-(5-氟戊基)-1H-吲哚-3-基](2-碘苯基)甲酮	(1-(5-Fluoropentyl)-3-(2-iodobenzoyl)indole)	AM-694
56	1-(5-氟戊基)-3-(1-萘甲酰基)-1H-吲哚	1-(5-Fluoropentyl)-3-(1-naphthoyl)indole	AM-2201
57	γ-羟丁酸*	Gamma-hydroxybutyrate	GHB
58	氯胺酮*	Ketamine	
59	马吲哚*	Mazindol	
60	2-(2-甲氧基苯基)-1-(1-戊基-1H-吲哚-3-基)乙酮	2-(2-Methoxyphenyl)-1-(1-pentyl-1H-indol-3-yl)ethanone	JWH-250
61	亚甲基二氧吡咯戊酮	Methylenedioxypyrovalerone	MDPV
62	4-甲基乙卡西酮	4-Methylethcathinone	4-MEC
63	4-甲基甲卡西酮	4-Methylmethcathinone	4-MMC
64	3,4-亚甲二氧基甲卡西酮	3,4-Methylenedioxy-N-methylcathinone	Methylone
65	莫达非尼	Modafinil	
66	1-戊基-3-(1-萘甲酰基)吲哚	1-Pentyl-3-(1-naphthoyl)indole	JWH-018
67	他喷他多	Tapentadol	
68	三唑仑*	Triazolam	

续表

第二类

序号	中文名	英文名	备注
1	异戊巴比妥 *	Amobarbital	
2	布他比妥	Butalbital	
3	去甲伪麻黄碱	Cathine	
4	环己巴比妥	Cyclobarbital	
5	氟硝西泮	Flunitrazepam	
6	格鲁米特 *	Glutethimide	
7	喷他佐辛 *	Pentazocine	
8	戊巴比妥 *	Pentobarbital	
9	阿普唑仑 *	Alprazolam	
10	阿米雷司	Aminorex	
11	巴比妥 *	Barbital	
12	苄非他明	Benzfetamine	
13	溴西泮	Bromazepam	
14	溴替唑仑	Brotizolam	
15	丁巴比妥	Butobarbital	
16	卡马西泮	Camazepam	
17	氯氮䓬	Chlordiazepoxide	
18	氯巴占	Clobazam	
19	氯硝西泮 *	Clonazepam	
20	氯拉䓬酸	Clorazepate	
21	氯噻西泮	Clotiazepam	
22	氯噁唑仑	Cloxazolam	
23	地洛西泮	Delorazepam	
24	地西泮 *	Diazepam	
25	艾司唑仑 *	Estazolam	
26	乙氯维诺	Ethchlorvynol	
27	炔己蚁胺	Ethinamate	
28	氯氟䓬乙酯	Ethyl Loflazepate	
29	乙非他明	Etilamfetamine	
30	芬坎法明	Fencamfamin	
31	芬普雷司	Fenproporex	
32	氟地西泮	Fludiazepam	
33	氟西泮 *	Flurazepam	
34	哈拉西泮	Halazepam	
35	卤沙唑仑	Haloxazolam	
36	凯他唑仑	Ketazolam	
37	利非他明	Lefetamine	SPA
38	氯普唑仑	Loprazolam	

序号	中文名	英文名	备注
39	劳拉西泮 *	Lorazepam	
40	氯甲西泮	Lormetazepam	
41	美达西泮	Medazepam	
42	美芬雷司	Mefenorex	
43	甲丙氨酯 *	Meprobamate	
44	美索卡	Mesocarb	
45	甲苯巴比妥	Methylphenobarbital	
46	甲乙哌酮	Methyprylon	
47	咪达唑仑 *	Midazolam	
48	尼美西泮	Nimetazepam	
49	硝西泮 *	Nitrazepam	
50	去甲西泮	Nordazepam	
51	奥沙西泮 *	Oxazepam	
52	奥沙唑仑	Oxazolam	
53	匹莫林 *	Pemoline	
54	苯甲曲秦	Phendimetrazine	
55	苯巴比妥 *	Phenobarbital	
56	芬特明	Phentermine	
57	匹那西泮	Pinazepam	
58	哌苯甲醇	Pipradrol	
59	普拉西泮	Prazepam	
60	吡咯戊酮	Pyrovalerone	
61	仲丁比妥	Secbutabarbital	
62	替马西泮	Temazepam	
63	四氢西泮	Tetrazepam	
64	乙烯比妥	Vinylbital	
65	唑吡坦 *	Zolpidem	
66	阿洛巴比妥	Allobarbital	
67	丁丙诺啡透皮贴剂 *	Buprenorphine Transdermal patch	
68	布托啡诺及其注射剂 *	Butorphanol and its injection	
69	咖啡因 *	Caffeine	
70	安钠咖 *	Caffeine Sodium Benzoate	CNB
71	右旋芬氟拉明	Dexfenfluramine	
72	地佐辛及其注射剂 *	Dezocine and Its Injection	
73	麦角胺咖啡因片 *	Ergotamine and Caffeine Tablet	
74	芬氟拉明	Fenfluramine	
75	呋芬雷司	Furfenorex	
76	纳布啡及其注射剂	Nalbuphine and its injection	
77	氨酚氢可酮片 *	Paracetamol and Hydrocodone Bitartrate Tablet	

续表

序号	中文名	英文名	备注
78	丙己君	Propylhexedrine	
79	曲马多＊	Tramadol	
80	扎来普隆＊	Zaleplon	
81	佐匹克隆	Zopiclone	

注：1. 上述品种包括其可能存在的盐和单方制剂（除非另有规定）。

2. 上述品种包括其可能存在的异构体（除非另有规定）。

3. 品种目录有＊的精神药品为我国生产及使用的品种。

参考答案

CANKAODAAN

学习项目一　药事与药事管理

一、最佳选择题
1. B　2. C　3. B　4. A
二、配伍选择题
1. A　2. E　3. B
三、多选题
1. ABDE　2. ABDE
四、简答题
略。

学习项目二　药 事 组 织

一、最佳选择题
1. C　2. D　3. D
二、配伍选择题
1. A　2. D
三、多选题
ABCD

学习项目三　药品与药品质量监督管理

一、最佳选择题
1. D　2. B　3. C　4. D　5. C
二、配伍选择题
1. B　2. A　3. D　4. B　5. E　6. D
三、多选题
1. ABCDE　2. BCDE　3. ACD

学习项目四　药学技术人员

一、最佳选择题
1. B　2. C　3. C　4. B　5. B
二、配伍选择题
1. A　2. E　3. B　4. C
三、多选题
1. ABCD　2. ABCE　3. ABCDE　4. ABCD　5. BCD

学习项目五　职业道德准则

一、最佳选择题

1. D　2. C　3. E

二、配伍选择题

1. A　2. B　3. C

三、多选题

1. ABCDE　2. ABCDE　3. ABCDE

学习项目六　行政法的相关知识

一、最佳选择题

1. C　2. A　3. B

二、配伍选择题

1. A　2. E　3. C　4. A　5. B　6. C　7. D

三、多选题

1. ABC　　2. CDE

学习项目七　药品管理法及实施条例

一、最佳选择题

1. A　2. A　3. B　4. A　5. C

二、配伍选择题

1. A　2. B　3. A　4. A　5. C　6. A　7. B　8. B

三、多选题

1. ABCDE　2. ABCDE　3. ABCDE

学习项目八　国家药物政策与相关制度

最佳选择题

1. A　2. D　3. B　4. D　5. B

学习项目九　药品的注册管理

一、最佳选择题

1. C　2. B　3. B

二、配伍选择题

1. A　2. C

三、多选题

ABCD

学习项目十　药品知识产权保护

一、最佳选择题

1. A　2. E　3. D　4. E

二、配伍选择题

1. D　2. B　3. B

三、多选题

ABDE

学习项目十一　药品生产监督管理

一、最佳单选题

1. B　2. C　3. A　4. D　5. C　6. B　7. C　8. B　9. D　10. A

二、多选题

1. ABD　2. ABCD　3. ABCDE　4. ACD　5. ABCDE

学习项目十二　药品标识物管理

最佳选择题

1. B　2. C　3. B　4. C　5. A

学习项目十三　药品经营管理

一、最佳选择题

1. E　2. A　3. D　4. B　5. B　6. A　7. A　8. B　9. B　10. C

二、配伍选择题

1. A　2. B　3. C　4. D　5. C　6. B　7. A　8. A　9. D　10. B　11. A　12. D　13. B

三、多选题

1. ABDE　2. ADE　3. ABE　4. ABDE　5. ABCDE　6. ABDE　7. BCE　8. ABCDE

学习项目十四　药品流通监督管理

一、最佳选择题

1. B　2. C　3. A

二、配伍选择题

1. D　2. A

三、多选题

1. ABCD　2. ABCD　3. ABCD　4. ABCD

学习项目十五　药品广告管理

一、最佳选择题

1. E　2. A　3. A　4. A

二、配伍选择题

1. A　2. B　3. C

三、多选题

1. AD　2. ABCDE

学习项目十六　互联网药品交易服务的管理

一、最佳选择题

1. A　2. E

二、多选题

ABCD

项目十七　医疗机构的药事管理

一、最佳选择题

1. C　2. D　3. B　4. A　5. D

二、配伍选择题

1．E　2．D　3．B　4．C

三、多选题

1．ABCD　2．ABCDE　3．ABCDE　4．ABD　5．ABC

学习项目十八　特殊药品的管理

一、单选题

1．C　2．A　3．B　4．B　5．C

二、配伍选择题

1．C　2．E　3．A　4．D　5．D　6．B　7．E　8．C　9．B　10．D　11．A　12．B　13．A　14．A　15．C　16．C　17．D

三、多选题

1．ABCDE　2．ABCDE　3．ABE　4．ABCDE

学习项目十九　中药管理

一、最佳选择题

1．C　2．D　3．D　4．A　5．D

二、配伍选择题

1．B　2．A　3．D　4．C　5．E

三、多项选择题

1．BCD　2．ACDE

四、问答题

略。

学习项目二十　药品不良反应的管理

一、最佳选择题

1．A　2．D　3．B

二、配伍选择题

1．A　2．C

三、多选题

ABDE

学习项目二十一　药品召回管理

一、最佳选择题

1．B　2．C　3．B　4．B

二、配伍选择题

1．E　2．A　3．A　4．C　5．E

三、多选题

ABCD

参考学时

教 学 内 容	理论学时	实践学时	小计
学习模块一　药事管理基本知识	6		6
学习模块二　药学从业人员管理	4		4
学习模块三　药品管理立法	6		6
学习模块四　药品研发阶段的管理	6		6
学习模块五　药品生产阶段的管理	4	4	8
学习模块六　药品经营与流通阶段的管理	8	4	12
学习模块七　医疗机构的药事管理	6	4	10
学习模块八　其他药品的相关管理	6		6
学习模块九　药品上市后的监管	6		6
合　计	56	12	64

参 考 文 献
CANKAOWENXIAN

[1]　杨世民.药事管理与法规[M].2版.北京：人民卫生出版社,2013.

[2]　杨家林,王强,王社利.药事管理与法规[M].武汉：华中科技大学出版社,2012.

[3]　李梅.药事法规[M].北京：中国中医药出版社,2015.

[4]　郭玉娟,马静洁.药事管理与法规[M].北京：人民军医出版社,2012.

[5]　梁毅.新版 GMP 教程[M].北京：中国医药科技出版社,2011.

[6]　吴蓬,杨世民.药事管理学[M].北京：人民卫生出版社,2010.

[7]　马凤余,候飞燕.药事管理与法规[M].北京：化学工业出版社,2013.

[8]　国家食品药品监督管理总局执业药师资格认证中心.药事管理与法规[M].7版.北京：中国医药出版社,2016.

[9]　张鑫,贾雷.药事管理 [M].2版.北京：高等教育出版社,2012.

[10]　徐世义,张琦岩.药事管理与法规[M].2版.西安：第四军医大学出版社,2015.